卫生部"十二五"规划教材

全国高等医药教材建设研究会"十二五"规划教材

全国高职高专教材　供五年一贯制护理学专业用

妇产科护理学

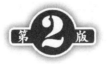

第2版

主　编　程瑞峰

副主编　闫瑞霞　欧阳锦平

编　者（以姓氏笔画为序）

　　　闪玉章（安徽省淮南卫生学校）

　　　闫瑞霞（潍坊护理职业学院）

　　　李翠玲（大兴安岭职业学院）

　　　李德琴（襄樊职业技术学院）

　　　欧阳锦平（安徽省阜阳卫生学校）

　　　罗　琼（厦门医学高等专科学校）

　　　郑　琼（温州医学院护理学院）

　　　郑巧灵（江西护理职业技术学院）（兼秘书）

　　　项薇薇（承德护理职业学院）

　　　费　娜（哈尔滨市卫生学校）

　　　倪胜莲（北京大学第三医院）

　　　程瑞峰（江西护理职业技术学院）

人民卫生出版社

图书在版编目（CIP）数据

妇产科护理学 / 程瑞峰主编 . —2 版 . —北京：人民卫生出版社，2011.8
ISBN 978-7-117-14648-7

Ⅰ. ①妇…　Ⅱ. ①程…　Ⅲ. ①妇科学：产科学：护理学 –
高等职业教育 – 教材　Ⅳ. ①R473.71

中国版本图书馆 CIP 数据核字（2011）第 145581 号

| 人卫智网 | www.ipmph.com | 医学教育、学术、考试、健康，购书智慧智能综合服务平台 |
| 人卫官网 | www.pmph.com | 人卫官方资讯发布平台 |

妇 产 科 护 理 学
第 2 版

主　　编：程瑞峰
出版发行：人民卫生出版社（中继线 010-59780011）
地　　址：北京市朝阳区潘家园南里 19 号
邮　　编：100021
E - mail：pmph @ pmph.com
购书热线：010-59787592　010-59787584　010-65264830
印　　刷：北京汇林印务有限公司
经　　销：新华书店
开　　本：787×1092　1/16　　印张：21
字　　数：521 千字
版　　次：2004 年 7 月第 1 版　2023 年 5 月第 2 版第 26 次印刷
标准书号：ISBN 978-7-117-14648-7
定价（含光盘）：35.00 元
打击盗版举报电话：010-59787491　E-mail：WQ @ pmph.com
质量问题联系电话：010-59787234　E-mail：zhiliang @ pmph.com
数字融合服务电话：4001118166　E-mail：zengzhi @ pmph.com

第二轮全国高职高专五年一贯制护理学专业卫生部规划教材

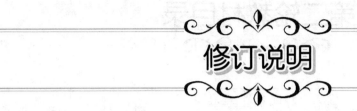

修订说明

　　第一轮全国高职高专五年一贯制护理学专业卫生部规划教材是由全国护理学教材评审委员会和卫生部教材办公室 2004 年规划并组织编写的,在我国高职高专五年一贯制护理学专业教育的起步阶段起到了非常积极的作用,很好地促进了该层次护理学专业教育和教材建设的发展和规范化。

　　全国高等医药教材建设研究会、全国卫生职业教育护理学专业教材评审委员会在对我国高职高专护理学专业教育现状(专业种类、课程设置、教学要求)和第一轮教材使用意见调查的基础上,按照《教育部关于加强高职高专教育人才培养工作的意见》等相关文件的精神,组织了第二轮教材的修订工作。

　　本轮修订的基本原则为:①体现"三基五性"的教材编写基本原则:基本理论和基本知识以"必须、够用"为度,可适当扩展,强调基本技能的培养。在保证教材思想性和科学性的基础上,特别强调教材的适用性与先进性。同时,教材融传授知识、培养能力、提高素质为一体,重视培养学生的创新能力、获取信息的能力、终身学习的能力,突出教材的启发性。②符合和满足高职高专教育的培养目标和技能要求:本套教材以高职高专护理学专业培养目标为导向,以护士执业技能的培养为根本,力求达到学生通过学习本套教材具有基础理论知识适度、技术应用能力强、知识面较宽、综合素质良好等特点。③注意与本科教育和中等职业教育的区别。④注意体现护理学专业的特色:本套教材的编写体现对"人"的整体护理观,使用护理程序的工作方法,并加强对学生人文素质的培养。⑤注意修订与新编的区别:本轮修订是在上版教材的基础上进行的修改、完善,力求做到去粗存精,更新知识,保证教材的生命力和教学活动的良好延续。⑥注意全套教材的整体优化:本套教材注重不同教材内容的联系与衔接,避免遗漏和不必要的重复。⑦注意在达到整体要求的基础上凸显课程个性:全套教材有明确的整体要求。如每本教材均有实践指导、教学大纲、中英文名词对照索引、参考文献;每章设置学习目标、思考题、知识链接等内容,以帮助读者更好地使用本套教材。在此基础上,强调凸显各教材的特色,如技能型课程突出技能培训,人文课程增加知识拓展,专业课程增加案例导入或分析等。⑧注意包容性:本套教材供全国不同地区、不同层次的学校使用,因此教材的内容选择力求兼顾全国多数使用者的需求。

　　全套教材共 29 种,配套教材 15 种,配套光盘 12 种,于 2011 年 9 月前由人民卫生出版社出版,供全国高职高专五年一贯制护理学专业师生使用,也可供其他学制使用。

第二轮教材目录

序号	教材名称	配套教材	配套光盘	主编	指导评委
1	人体结构学	✓	✓	杨壮来　牟兆新	赵汉英
2	病理学与病理生理学	✓	✓	陈命家	姜渭强
3	生物化学			赵汉芬	黄　刚
4	生理学			潘丽萍	陈命家
5	病原生物与免疫学	✓		许正敏	金中杰
6	护理药理学	✓	✓	徐　红	姚　宏
7	护理学导论	✓	✓	王瑞敏	杨　红
8	基础护理技术	✓	✓	李晓松	刘登蕉
9	健康评估	✓		薛宏伟	李晓松
10	护理伦理学			曹志平	秦敬民
11	护理心理学		✓	蒋继国	李乐之
12	护理管理与科研基础	✓		殷　翠	姜丽萍
13	营养与膳食			林　杰	路喜存
14	人际沟通			王　斌	李　莘
15	护理礼仪		✓	刘桂瑛	程瑞峰
16	内科护理学	✓	✓	马秀芬　张　展	云　琳
17	外科护理学	✓	✓	党世民	熊云新
18	妇产科护理学	✓	✓	程瑞峰	夏海鸥
19	儿科护理学	✓		黄力毅　张玉兰	梅国建
20	社区护理学			周亚林	高三度
21	中医护理学			陈文松	杨　军
22	老年护理学	✓		罗悦性	尚少梅
23	康复护理学			潘　敏	尚少梅
24	精神科护理学		✓	周意丹	李乐之
25	眼耳鼻咽喉口腔科护理学			李　敏	姜丽萍
26	急危重症护理学	✓		谭　进	党世民
27	社会学基础			关振华	路喜存
28	护理美学基础		✓	朱　红	高贤波
29	卫生法律法规			李建光	王　瑾

评审委员会名单

尚少梅　北京大学护理学院

王　瑾　天津医学高等专科学校

杨　红　重庆医药高等专科学校

杨　军　江汉大学卫生技术学院

姚　宏　本溪卫生学校

云　琳　河南职工医学院

赵汉英　云南医学高等专科学校

秘　　书：皮雪花　人民卫生出版社

第 2 版前言

第 1 版全国高职高专五年一贯制护理学专业卫生部规划教材《妇产科护理学》是由全国护理学教材评审委员会和卫生部教材办公室 2004 年规划并组织编写的,该教材对推动我国高职高专护理学专业教育的发展起到了良好作用。

为适应教育部五年一贯制大专(高职)人才培养模式改革的需求和我国高等职业技术教育的发展趋势,提高护理人员的职业素养和职业实践能力,全国高等医药教材建设研究会开展了对我国高职高专教育现状的普遍调研,并按照《教育部关于加强高职高专教育人才培养工作的意见》等有关文件精神,启动了第二轮五年一贯制护理学专业卫生部规划教材的修订工作,《妇产科护理学》是其中之一。

本次修订除保持上版教材的系统性、完整性、规范化的优点外,着重体现如下特色:①从教学改革的角度出发,以培养具有高等职业技术能力为重点,以培养创新性、实践型技术人员为特色,融传授知识、培养能力、提高素质为一体,尽可能做到"面向临床,学用一致",为学生能在各级各类医院、急救中心、康复疗养中心、社区医疗服务中心从事妇产科护理工作奠定良好的基础。②体现护理学专业特色,尤其注重护理学的思维与工作特点,充分体现以"人的健康为中心"的整体护理理念,按照"护理程序"组织编写,突出体现人文关怀、护理技术操作人性化。③注重全套教材的整体优化和知识更新,本次修订以 2011 年新修订的执业护士考试大纲为基本依据,内容的深度和广度力求达到高职高专教育的培养目标和技能要求。④创新编写体例,章节前设置导入案例激发学生学习兴趣,正文中插入知识链接拓展学科视野,章末设置了思考题以帮助学生复习、巩固本章知识。⑤在达到整体要求的基础上突出《妇产科护理学》的课程个性,在课程设计上加大了实践环节(实践与理论课时比例由原来的 1∶3 调整到 4∶5)。⑥立体化配套,本次修订编写了配套教材和配套光盘。配套教材中有重点难点提示、实践指导和与执业护士考试接轨的习题集等内容;配套光盘中有视频、图片等内容。

在本教材的编写过程中得到了江西护理职业技术学院、广西医科大学护理学院和各编者所在单位的大力支持,使教材的编写工作得以顺利进行,在此表示诚挚的谢意。

本教材的内容及编排难免存在疏漏和不妥之处,殷切期望使用本教材的广大师生和同行提出宝贵意见,以改进完善。

程瑞峰

2011 年 7 月

目　录

第一章　女性生殖系统解剖

1. 掌握骨盆的组成与分界,内、外生殖器的功能与组成。
2. 熟悉骨盆各平面及其径线、内生殖器邻近器官。
3. 了解骨盆轴与骨盆倾斜度,骨盆底的组成。
4. 培养学生团结协作的精神和科学严谨的学习态度。

每一个准妈妈都期盼能正常分娩健康的宝宝,渴望了解女性骨盆和生殖器官等相关知识,我们应怎样对她们进行必要的知识宣教呢?

女性生殖系统包括内、外生殖器及其相关组织和邻近器官,骨盆为内生殖器所在,且与分娩关系密切。

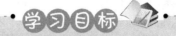

第一节　女　性　骨　盆

女性骨盆(pelvis)是胎儿娩出时必经的骨性产道,其大小和形态直接影响分娩过程。

一、女性骨盆的组成与分界

(一) 女性骨盆的组成

1. 骨盆的骨骼　骨盆由骶骨、尾骨和左右两块髋骨组成。每块髋骨由髂骨、坐骨和耻骨融合而成。骶骨由 5～6 块骶椎组成,上缘向前突出称骶岬,尾骨由 4～5 块尾椎组成(图 1-1)。

2. 骨盆的关节　两耻骨之间借纤维软骨相连,形成耻骨联合(pubic symphysis);两髂骨与骶骨相连,形成骶髂关节;骶骨和尾骨之间形成骶尾关节。

3. 骨盆的韧带　连接骨盆各部之间有两对重要的韧带,一对是骶骨、尾骨与坐骨结节之间的骶结节韧带,另一对是骶骨、尾骨与坐骨棘之间的骶棘韧带。妊娠期受性激素的影响,韧带松弛有利于分娩。

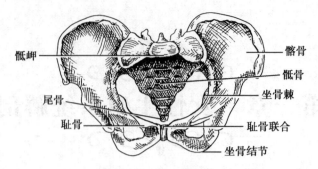

图 1-1 正常女性骨盆

（二）女性骨盆的分界

以耻骨联合上缘、两侧髂耻缘、骶岬上缘的连线为界,将骨盆分为假骨盆和真骨盆两部分。假骨盆又称大骨盆,在骨盆分界线以上,虽然与分娩无直接关系,但通过骨盆外测量可间接了解真骨盆的大小。真骨盆又称小骨盆,即骨产道(bony birth canal),在骨盆分界线以下,是胎儿娩出的通道。真骨盆有上、下两口,上端为骨盆入口,下端为骨盆出口,两口之间为骨盆腔(pelvic cavity)。骨盆腔后壁为骶骨和尾骨,两侧为坐骨、坐骨棘与骶棘韧带,前壁为耻骨联合、耻骨支,耻骨两降支相连构成耻骨弓(图 1-2)。

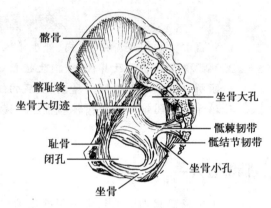

图 1-2 骨盆的分界和韧带

二、骨盆各平面及其径线

为了便于理解分娩时胎儿通过产道的全过程,将骨盆分为 3 个假想的平面。

（一）骨盆入口平面(pelvic inlet plane)

即真假骨盆的交界面,呈横椭圆形,有 4 条径线(图 1-3)。

1. 入口前后径 又称真结合径,指耻骨联合上缘中点至骶骨岬前缘中点的距离,平均值 11cm。是胎先露衔接的重要径线。

2. 入口横径 为两侧髂耻缘间最长的距离,平均值 13cm。

3. 入口斜径 左右各一,左骶髂关节上缘至右髂耻隆突间的距离,为左斜径;右骶髂关节上缘至左髂耻隆突间的距离,为右斜径。平均值 12.75cm。

（二）中骨盆平面(mid plane of pelvis)

是骨盆的最小平面,前方为耻骨联合下缘,两侧为坐骨棘,后方在骶骨下端。有 2 条径线。

1. 中骨盆前后径 耻骨联合下缘中点至第四、五骶椎之间的距离,平均值 11.5cm。

2. 中骨盆横径 也称坐骨棘间径,为两坐骨棘之间的距离,平均值 10cm。坐骨棘在临床上经肛诊和阴道检查可触及,是分娩时判断胎先露下降程度的重要标志。

（三）骨盆出口平面(pelvic outlet plane)

由两个在不同平面的三角形组成。前三角顶端为耻骨联合下缘,两侧为耻骨降支;后三

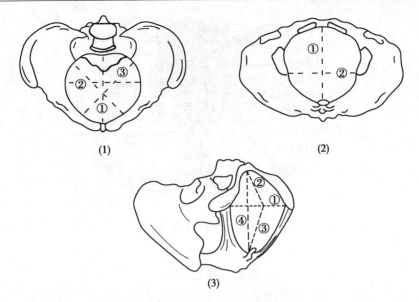

图 1-3　骨盆各平面及径线

角顶端为骶尾关节,两侧为骶结节韧带,共同的底边为坐骨结节间径,有 4 条径线。

1. 出口前后径　耻骨联合下缘至骶尾关节的距离,平均值 11.5cm。

2. 出口横径　又称坐骨结节间径,为两坐骨结节内缘间的距离,平均值 9cm。此径线的长短与分娩机制关系密切。

3. 出口前矢状径　耻骨联合下缘至坐骨结节间径中点间的距离,平均值 6cm。

4. 出口后矢状径　骶尾关节至坐骨结节间径中点间的距离,平均值为 8.5cm。若出口横径较短,而出口横径与出口后矢状径之和若>15cm 时,正常大小的胎头可利用后三角区经阴道娩出。

三、骨盆轴与骨盆倾斜度

1. 骨盆轴(pelvic axis)　连接骨盆各假想平面中心点的曲线称为骨盆轴。此轴上段向下向后,中段向下,下段向下向前,分娩时胎儿沿此轴娩出。

2. 骨盆倾斜度(inclination of pelvis)　妇女站立时,骨盆入口平面与地面形成的角度称为骨盆倾斜度,一般为 60°。若角度过大可影响胎头衔接。

第二节　女性内、外生殖器及邻近器官

一、外 生 殖 器

女性外生殖器(external genitalia)是指生殖器官外露的部分,又称外阴。其界线为两股内侧从耻骨联合至会阴之间的组织(图 1-4)。

1. 阴阜(mons pubis)　为耻骨联合前面隆起的部分,皮下脂肪组织丰富。青春期该处开始生长阴毛,呈尖端向下的三角形。

2. 大阴唇(labium majus)　为两股内侧一对隆起的皮肤皱襞,自阴阜向后延伸止于会阴,有阴毛生长,内侧面湿润似黏膜,有皮质腺和汗腺,含丰富的皮下脂肪、血管、淋巴和神经。

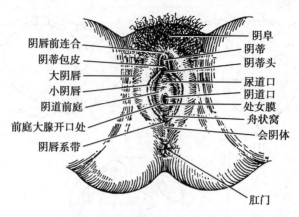

阴唇前连合　　　　阴阜
阴蒂包皮　　　　　阴蒂
大阴唇　　　　　　阴蒂头
小阴唇　　　　　　尿道口
阴道前庭　　　　　阴道口
　　　　　　　　　处女膜
前庭大腺开口处　　舟状窝
阴唇系带　　　　　会阴体
　　　　　　　　　肛门

图 1-4　女性外生殖器

外阴血肿的护理

　　由于大阴唇血供丰富,皮下组织疏松,当局部受伤时,出血迅速,易形成大阴唇血肿,有活动性出血者应迅速缝合止血。对小于 5cm 的血肿,应立刻进行冷敷,使血管收缩,减少出血,也可用棉垫、丁字带加压包扎,防止血肿扩散。如血肿较大,应切开血肿,进行血管结扎及血肿清除,术后应用抗生素预防感染。

　　3. 小阴唇(labium minus)　位于大阴唇内侧的一对薄皮肤皱襞,表面湿润似黏膜,富含神经末梢。小阴唇前端相互融合包绕阴蒂,大、小阴唇后端会合形成阴唇系带。

　　4. 阴蒂(clitoris)　位于两侧小阴唇顶端,与男性阴茎海绵体组织相似,可勃起,富含神经末梢,极敏感。

　　5. 阴道前庭(vaginal vestibule)　为两侧小阴唇之间的菱形区域,前为阴蒂,后为阴唇系带,在此区域内有以下结构:

　　(1)尿道外口(external orifice of urethra):位于阴蒂头后下方,其后壁有一对腺体,称为尿道旁腺,容易有细菌潜伏。

　　(2)阴道口(vaginal orifice)及处女膜(hymen):阴道口位于尿道口后方及肛门的前方,其周围覆有一层薄膜称处女膜,膜中央有孔,可因性交或剧烈运动时破裂,受分娩影响产后仅留有处女膜痕。

　　(3)前庭大腺(major vestibular gland):又称巴氏腺,位于两侧大阴唇后部,如黄豆大小,腺管开口于小阴唇与处女膜之间的沟内,性兴奋时分泌黏液,润滑阴道口,若感染时腺管口闭塞,可形成前庭大腺囊肿或脓肿。

二、内 生 殖 器

　　女性内生殖器(internal genitalia)包括阴道、子宫、输卵管和卵巢(图 1-5)。临床常将输卵管和卵巢合称为子宫附件。

　　(一)阴道(vagina)

　　1. 功能　是性交器官,也是月经血排出和胎儿娩出的通道。

　　2. 解剖结构　为一上宽下窄的肌性管道,前壁长 7～9cm,后壁长 10～12cm。上端环绕子宫颈,下端开口于阴道前庭,称阴道口。环绕宫颈周围的部分称阴道穹隆,按其位置分为前、后、左、右四部分。后穹隆最深,与盆腔最低的直肠子宫凹陷相邻(图1-6),临床上可经此处穿刺或引流,作为辅助诊断和治疗方法之一。

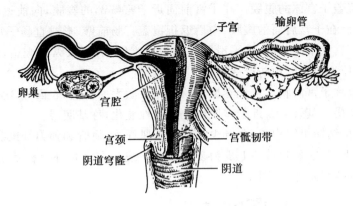

图 1-5　女性内生殖器

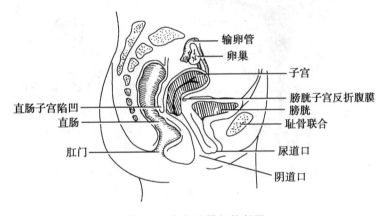

图 1-6　内生殖器矢状断面

3. 组织结构　阴道壁由黏膜、肌层和纤维组织膜构成,有许多横行皱襞,故有较大伸展性,有利于分娩时胎儿的通过。

(二) 子宫(uterus)

1. 功能　产生月经及孕育胎儿发育成熟;为精子到达输卵管的通道;分娩时子宫收缩使胎儿及其附属物娩出。

2. 解剖结构　位于骨盆腔中央,膀胱与直肠之间。呈前倾前屈位,似倒置扁梨形。成年女性子宫长7~8cm,宽4~5cm,厚2~3cm,重约50g,容量约5ml。子宫上部较宽称为宫体,子宫体顶部称为宫底,子宫底两侧称为宫角。子宫下部较窄呈圆柱形称为宫颈。宫体与宫颈之间的比例因年龄不同而异,成年女性为2:1,婴幼儿为1:2。

子宫的内腔称宫腔,为上宽下窄的三角形,两侧通向输卵管。宫体与宫颈之间最狭窄部分称为子宫峡部(isthmus uteri),非孕期长约1cm,妊娠末期伸长变薄至7~10cm,形成子宫下段,为软产道的一部分。子宫峡部上端因解剖上最狭窄,称为解剖学内口,下端的黏膜组织由子宫内膜转变为宫颈黏膜,称为组织学内口。子宫颈内腔呈梭形,称为宫颈管,成年女性长约2.5~3.0cm,其下端通向阴道,称为宫颈外口。未产妇的宫颈外口呈圆形,经产妇的宫颈外口呈横裂状。

3. 组织结构

（1）子宫体：子宫壁由外向内由浆膜层、肌层和黏膜层 3 层组织构成。

1）浆膜层：覆盖子宫体的腹膜。在子宫前面近子宫峡部的腹膜，向前返折覆盖膀胱，形成膀胱子宫陷凹。在子宫后面的腹膜，向后返折覆盖直肠前壁，形成直肠子宫陷凹。

2）肌层：是子宫壁最厚一层，由平滑肌和弹力纤维组成，肌束纵横交错，血管穿行其间，当子宫收缩时能压迫血管以预防产后出血。

3）黏膜层：也称子宫内膜。从青春期开始受卵巢激素的影响，表面 2/3 发生周期性变化产生月经，称功能层。其余 1/3 近子宫肌层无周期性变化，称基底层。

（2）子宫颈：由结缔组织构成，含有少量的平滑肌纤维、血管和弹力纤维。宫颈管黏膜上皮为单层高柱状上皮，宫颈阴道部上皮为复层鳞状上皮。在宫颈外口柱状上皮与鳞状上皮交界处，是宫颈癌的好发部位（图 1-7）。

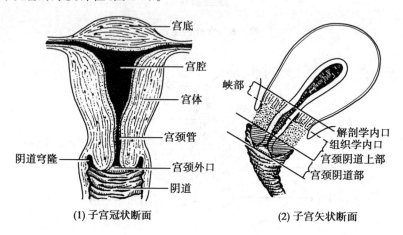

(1) 子宫冠状断面　　　　**(2) 子宫矢状断面**

图 1-7　子宫各部

4. 子宫韧带　子宫有 4 对韧带，以维持子宫正常位置（图 1-8）。

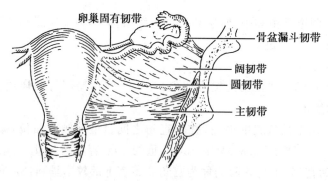

图 1-8　子宫各韧带

（1）圆韧带（round ligament）：起自两侧子宫角的前面，向前下行，经腹股沟管终止于大阴唇前端，维持子宫前倾的位置。

（2）阔韧带（broad ligament）：为子宫两侧延伸达骨盆壁的腹膜皱襞，上缘内 2/3 包裹输卵管，外 1/3 移行为骨盆漏斗韧带，维持子宫在盆腔正常位置。

（3）主韧带（cardinal ligament）：位于宫颈和骨盆侧壁之间，固定宫颈位置及防止子宫下垂。

（4）宫骶韧带（uterosacral ligament）：自宫颈侧后方绕过直肠达第 2、3 骶椎前面，将宫颈向后上方牵引，间接维持子宫前倾位置。

（三）输卵管（oviduct）

1. 功能 是精子与卵子相遇受精的场所，也是向子宫腔输送受精卵的通道。

2. 解剖结构 为一对细长而弯曲的管道，内侧与宫角相连通向宫腔，外侧游离开口于腹腔，长约 8～14cm。由内向外依次分为 4 部分：间质部、峡部、壶腹部和伞部。伞部有"拾卵"作用。

3. 组织结构 输卵管由外向内分为浆膜层、肌层和黏膜层 3 层。肌层收缩时可使输卵管由伞端向子宫腔方向蠕动，黏膜层由单层柱状上皮组成，部分上皮细胞含有纤毛，纤毛的摆动可将受精卵输送到宫腔。若输卵管有慢性炎症，导致管腔狭窄，影响受精卵的运行，在临床上可出现常见的急腹症"输卵管妊娠"。

（四）卵巢（ovary）

1. 功能 产生卵子和分泌性激素，具有生殖功能和内分泌功能。

2. 解剖结构 卵巢位于输卵管的下方，成年妇女卵巢为 4cm×3cm×1cm 大小，重 5～6g，呈灰白色，青春期卵巢开始排卵，表面凹凸不平，绝经后卵巢逐渐变小变硬。

3. 组织结构 卵巢可分为皮质与髓质两部分（图 1-9）。

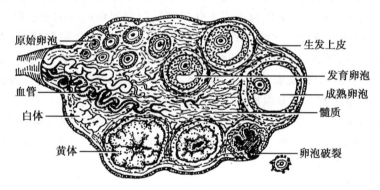

图 1-9 卵巢的结构

三、邻 近 器 官

1. 尿道（urethra） 位于阴道前方及耻骨联合的后方，长约 4～5cm。从膀胱三角尖端开始穿过泌尿生殖膈，终止于尿道外口。由于女性尿道的特殊解剖关系，易发生泌尿系感染。

2. 膀胱（urinary bladder） 排空的膀胱位于子宫和耻骨联合之间，充盈时可凸向盆腔或腹腔而影响子宫位置，故妇科检查及盆腔手术前要排空膀胱。

3. 输尿管（ureter） 为一对肌性圆索状管道，从肾盂开始在腹膜后沿腰大肌下行，在髂外动脉的前方进入骨盆腔，继续下行，经阔韧带底部向前、向内，在距离宫颈外侧约 2cm 处从子宫动脉下方穿过，向前进入膀胱。在实施子宫切除术时应避免损伤输尿管。

4. 直肠（rectum） 前为子宫和阴道，后为骶骨，上接乙状结肠，下与肛管相连，全长 15～20cm。直肠前壁与阴道后壁相连，肛管长约 2～3cm。行阴道分娩及助产手术时应避免损伤肛管及直肠。

5. 阑尾（vermiform appendix） 位于右髂窝内，与右侧附件相邻。因此，妇女患阑尾炎时可累及子宫附件。若发生在妊娠期，阑尾的位置可随增大的子宫逐渐向外上方移位。

第三节　女性骨盆底

骨盆底（pelvic floor）由多层肌肉和筋膜组成，封闭骨盆出口，承托并保持盆腔脏器在正常位置，由外向内分为3层（图1-10）。

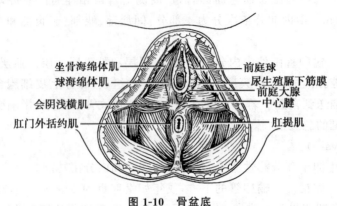

坐骨海绵体肌　　　　　前庭球
球海绵体肌　　　　　尿生殖膈下筋膜
　　　　　　　　前庭大腺
会阴浅横肌　　　　　中心腱
肛门外括约肌　　　　　肛提肌

图1-10　骨盆底

1. 外层　由会阴浅筋膜及其深面的3对肌肉（球海绵体肌、坐骨海绵体肌、会阴浅横肌）和肛门外括约肌组成。肌腱汇合于阴道外口与肛门之间形成会阴中心腱。

2. 中层　即泌尿生殖膈。由上、下两层坚韧的筋膜和一对会阴深横肌、尿道括约肌组成，覆盖于由耻骨弓、坐骨结节所形成的骨盆出口前部的三角形平面上，称三角韧带。

3. 内层　即盆膈，为骨盆底最坚韧的一层，由肛提肌及其筋膜组成。每侧肛提肌又由耻尾肌、髂尾肌和坐尾肌3部分组成。

4. 会阴（perineum）　位于阴道口和肛门之间的软组织，厚3～4cm，又称会阴体。由外向内逐渐变窄呈楔形，包括皮肤、皮下脂肪、筋膜、部分肛提肌及会阴中心腱。分娩时要注意保护会阴，以免引起不同程度的裂伤。

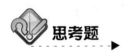 **思考题**

1. 赵女士，28岁，因"宫内孕 40^{+3} 周，G_1P_0，左枕前位"入院待产，请问判断胎先露下降程度是骨盆的哪个平面？

2. 刘女士，40岁，因患"多发性子宫肌瘤"入院行腹式子宫切除术，术前医生向患者家属介绍手术过程及可能出现邻近器官的损伤情况。请问除膀胱外，术中可能损伤哪个器官？并说明其解剖特点。

3. 王女士，33岁，因患"急性尿道感染"入院治疗，试从尿道的解剖特点说明与生殖器官之间的关系。

4. 李女士，28岁，于7周前经阴道正常分娩一健康女婴，今来院行产后健康检查，了解生殖器官恢复情况，此时的宫颈外口形状与产前有什么变化？

5. 张女士，30岁，于今晨顺产一男活婴，新生儿体重3700g，会阴轻度裂伤，试从会阴的解剖特点说明与分娩之间的关系。

（李翠玲）

第二章　女性生殖系统生理及经期保健护理

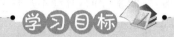

1. 掌握卵巢的功能及周期性变化,月经及经期保健护理。
2. 熟悉女性一生各阶段生理特点。
3. 了解月经周期的调节。

情境导入:

某初三学生李珊,14 岁。月经来潮半年余,约 1～2 个月 1 次,每次 5～7 天,量约 50ml。李珊月经初潮年龄及月经周期属于正常情况吗? 为什么?

第一节　女性一生各阶段的生理特点

女性一生从胎儿娩出至衰老是一个渐进的生理过程。根据年龄和生殖内分泌变化不同,将女性一生划分为新生儿期、儿童期、青春期、性成熟期、围绝经期和绝经后期 6 个阶段。

（一）**新生儿期**（neonatal period）

新生儿出生 4 周内为新生儿期。女性胎儿受妊娠期母体内性激素影响,卵巢、子宫和乳房均有一定程度发育。出生后因失去母体激素支持,部分女婴出生后 5～7 天时阴道可有极少量血性分泌物排出（即假月经）,乳房可稍增大甚至有少量乳汁分泌,属生理现象,短期内可自行消失。

（二）**儿童期**（childhood）

出生 4 周后至 12 岁左右称儿童期。8 岁以前的儿童体格生长发育较快,但由于下丘脑-垂体-卵巢轴的功能处于抑制状态,卵泡无雌激素分泌,生殖器官基本不发育仍为幼稚型。8 岁以后,下丘脑促性腺素释放激素抑制状态解除,垂体开始分泌促性腺激素,受垂体促性腺激素的影响卵巢有一定卵泡发育并分泌少量雌激素,但卵泡常不成熟、不排卵;在雌激素作用下,乳房和内、外生殖器开始发育,女性特征开始出现。

（三）**青春期**（adolescence or puberty）

青春期是指月经初潮至生殖器官逐渐发育成熟的时期。世界卫生组织（WHO）规定青春期为 10～19 岁,一般认为此期为 13～18 岁之间。青春期的生理特点是体格进一步发育,第二性征发育明显,生殖器官由幼稚型发育为成人型,卵泡可发育成熟并排卵。月经初潮是青春期开始的重要标志。但此期由于卵巢激素与中枢间的反馈机制尚未成熟,因此,青春期早期排卵多不规律、月经周期不规则,一般经 2～4 年逐渐正常。

（四）性成熟期（sexual maturity）

性成熟期一般从 18 岁开始,历时 30 年左右。此期卵巢功能成熟,有规律的周期性排卵及分泌性激素,是卵巢生殖功能与内分泌功能最旺盛的时期。在性激素作用下,生殖器官和乳房发育成熟并发生周期性变化,月经规律。

（五）围绝经期（peri-menopause）

世界卫生组织将卵巢功能开始衰退至绝经后 1 年内的时期称为围绝经期。此期是妇女由性成熟期进入老年期的一个过渡阶段,多数始于 40 岁后,历时 1～2 年或 10～20 年不等,我国妇女绝经年龄通常为 45～54 岁。在此阶段卵巢逐渐萎缩,卵泡数量明显减少且常不能发育成熟及排卵,内分泌功能逐渐减退,性激素降低,月经不规律直至绝经,生殖器官逐渐萎缩。

（六）绝经后期（late menopause）

指女性绝经后的生命时期。此期的早期阶段虽然卵巢停止分泌雌激素,但卵巢间质仍能分泌少量雄激素,在外周组织中转化为雌酮,是女性绝经后期血中主要的雌激素。妇女60 岁以后称老年期。此期卵巢间质分泌性激素减少直至缺无,机体发生衰老改变,生殖器官进一步萎缩,阴道抵抗力下降,易患老年性阴道炎;常出现代谢紊乱,可引起骨质疏松、心血管疾病、肥胖等。

第二节　卵巢的周期性变化与功能

卵巢为女性的性腺,具有排卵和分泌性激素的功能。从青春期开始至绝经之前,卵巢在形态上和功能上均发生周期性变化,称卵巢周期。

一、卵巢的周期性变化

（一）卵泡的发育成熟

新生儿出生时卵巢内约有 200 万个未发育的原始卵泡(又称始基卵泡)(图 2-1)。从青

春期至绝经期(除妊娠期外),在垂体促性腺素的作用下,每个月经周期中两侧卵巢同时有几个或十几个原始卵泡开始发育,但通常只有一个卵泡发育成熟,其余的卵泡发育到一定程度即自行退化,称为卵泡闭锁。妇女一生一般只有 400～500 个卵泡发育成熟并排卵。卵泡开始发育时,可分泌少量雌激素,至周期第 7 日分泌雌激素迅速增加,于排卵前达高峰。

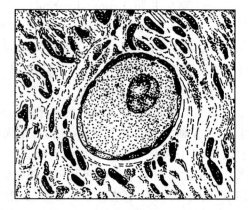

图 2-1　原始卵泡

（二）排卵

成熟卵泡(图 2-2)逐渐向卵巢表面移行并向外突出,在卵泡内压力及酶的作用下卵泡破裂,卵细胞及放射冠(附着在卵细胞周围的颗粒细胞)、透明带(放射冠与卵细胞之间的透明膜)等排入腹腔,称排卵(ovulation)。排卵一般发生在下次月经来潮前的第 14 天左右,多由两侧卵巢交替排出,少数由一侧卵巢连续排出。

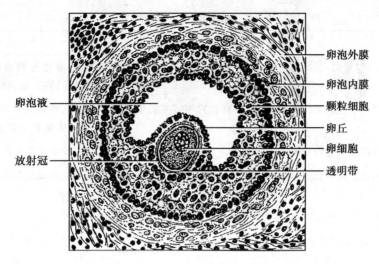

图 2-2　成熟卵泡

卵泡外膜
卵泡内膜
颗粒细胞
卵丘
卵细胞
透明带
卵泡液
放射冠

（三）黄体形成、萎缩

排卵后,受黄体生成素和卵泡刺激素的作用,残留在卵泡腔的颗粒细胞增大,与卵泡膜细胞共同形成黄体(corpus lutein)(图 2-3)。黄体可分泌孕激素和雌激素。在排卵后 7～8 天黄体发育及激素分泌达最高峰。若卵子未受精,排卵后 9～10 天黄体开始萎缩,逐渐形成白体(corpus albicans),雌激素、孕激素分泌急剧下降,至月经期达最低水平。若卵子受精,黄体继续发育成为妊娠黄体,分泌大量雌激素和孕激素,维持早期妊娠过程,妊娠 10 周后开始萎缩,其分泌功能由胎盘取代。

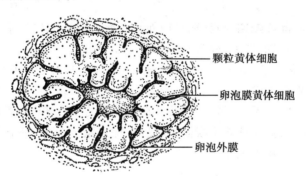

颗粒黄体细胞
卵泡膜黄体细胞
卵泡外膜

图 2-3　卵巢黄体

二、卵巢的功能

（一）卵巢的内分泌功能

卵巢可分泌雌激素(estrogen)、孕激素(progestin)和少量的雄激素(androgen),称卵巢内分泌功能。临床可通过测定血、尿中的雌激素水平了解卵巢功能。

1. 雌激素、孕激素生理功能　列表比较见表 2-1。

2. 雄激素的功能　卵巢的卵泡膜和卵巢间质可合成及分泌少量雄激素(睾酮)。睾酮是合成雌激素的前体,并可促进蛋白质合成,促进肌细胞生长和骨骼发育,维持女性第二性征,促使阴毛、腋毛生长。

表 2-1 雌激素、孕激素生理功能

	雌激素	孕激素
宫颈	变软,宫口松弛;分泌稀薄液体,涂片出现典型羊齿状结晶	宫口闭合;分泌黏稠液体,量少,涂片羊齿状结晶消失,呈现椭圆体形结晶
子宫	内膜增生;血管、腺体增生;增加子宫肌对缩宫素的敏感性	内膜、血管、腺体进一步增生;腺体分泌;降低子宫肌对缩宫素的敏感性
输卵管	促进输卵管节律性收缩	抑制输卵管节律性收缩
阴道	促进阴道上皮增生、角化;增加阴道酸性,使抗菌能力增加	促进阴道上皮细胞脱落
乳腺	促进乳腺腺管增生	促进乳腺腺泡发育
其他	对下丘脑、腺垂体有正负反馈作用;微弱水、钠潴留;降低血中胆固醇;促进骨钙沉积,利于骨发育	对下丘脑、腺垂体有负反馈作用;使基础体温升高 0.3～0.5℃

(二)卵巢的生殖功能

青春期开始至围绝经期(除妊娠及哺乳早期外),卵巢可周期性产生卵子和排卵,是女性生殖功能的基础。

第三节 月经及月经期保健护理

一、月 经

青春期至绝经前(除妊娠期、哺乳期早期外),在卵巢激素的作用下,子宫内膜出现周期性剥落及出血经阴道流出的现象,称为月经(menstruation)。

第一次月经来潮称初潮(menarche)。多数在 13～14 岁,月经初潮的迟早受遗传、营养、气候、环境等因素影响而不同。

月经期一般历时 3～5 天。正常一次月经期的经量约 50～80ml,若超过 80ml 为月经过多。月经血一般呈暗红色、黏稠而不凝固,无臭味,除血液成分外,还含有子宫内膜的碎片、宫颈黏液、脱落的阴道上皮细胞等。

二、月经周期及子宫内膜的变化

月经周期(menstrual cycle)指两次月经第 1 天的间隔时间,一般为 28～30 天,若周期时间缩短或延长 3 天左右,只要规律,仍属正常。月经周期的形成是在卵巢激素的作用下,子宫内膜有规律的出现周期性变化(图 2-4)。按其变化不同分为:

1. 增生期 月经周期的第 5～14 天。此期受雌激素影响,子宫内膜基底层增生修复内膜创面,使内膜逐渐变厚,腺体增多、血管增生并弯曲,间质致密。此期末卵泡成熟破裂排卵。

2. 分泌期 月经周期的第 15～28 天。此期受卵巢黄体分泌的孕激素和雌激素影响,子宫内膜进一步增厚;腺体增大弯曲,分泌大量黏液;血管进一步增生弯曲呈螺旋状,间质疏松水肿,有利于孕卵着床。

3. 月经期 月经周期的第 1～4 天。由于黄体退化、萎缩,雌激素、孕激素分泌降至最

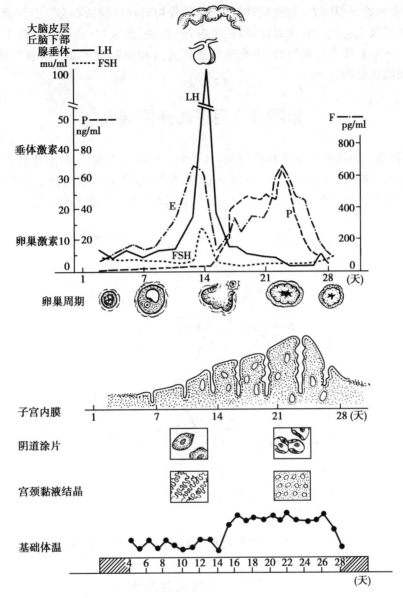

图 2-4　月经周期中下丘脑、腺垂体、卵巢、子宫内膜、
阴道涂片、宫颈黏液及基础体温的周期性变化

低,子宫内膜腺体萎缩,间质水肿消失,螺旋小动脉痉挛、收缩,导致子宫内膜缺血性坏死及剥脱出血,表现为月经来潮。月经来潮既是子宫内膜周期性变化的结束,又是新周期的开始。

三、月经期保健护理

月经是女性的一种正常生理现象,一般无特殊不适,但由于月经期女性盆腔轻度瘀血,有些妇女可出现腰骶部酸胀或轻度子宫收缩痛。少数妇女可伴有头痛、疲倦、精神不振、乳房胀痛、腹泻或便秘、鼻黏膜出血、皮肤痤疮等,但一般不严重,不影响正常工作和学习。

月经期妇女全身及生殖器抵抗力下降,宫颈口松弛,易致感染或机体不适,故应注意卫生保健。①要解除思想顾虑,避免精神过度紧张,保持轻松愉快的心态。②注意保持外阴部清洁,勤换内裤及卫生垫。③注意保暖,避免淋雨、盆浴、游泳,月经期不宜性生活。④月经期可正常工作,但要注意劳逸结合,不宜参加重体力劳动和剧烈运动。⑤要注意加强营养,忌食生冷、刺激性食物。

第四节 月经周期的调节

女性生殖系统的周期性变化称性周期,其最突出的外在表现是月经,也称月经周期。月经周期是在中枢神经系统的控制下,通过下丘脑-垂体-卵巢轴三者间相互作用(图 2-5),调控女性发育、维持正常月经和性功能,参与机体内环境和物质代谢的调节等。

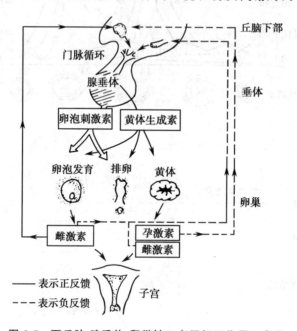

图 2-5 下丘脑-腺垂体-卵巢轴三者间相互作用示意图

一、下丘脑对腺垂体的调节

青春期开始,下丘脑神经细胞分泌促性腺素释放激素(gonadotropin releasing hormone,GnRH)。通过垂体门脉系统运送至腺垂体,促进腺垂体合成和释放卵泡刺激素(follicle stimulating hormone,FSH)和黄体生成素(luteinizing hormone,LH)。

二、腺垂体对卵巢的调节

腺垂体释放的卵泡刺激素、黄体生成素,可直接控制卵巢的周期性变化,促进卵泡发育成熟及排卵,并促进排卵后的残存卵泡形成黄体。

三、卵巢激素对子宫的作用及对中枢的反馈

月经周期初期,腺垂体释放的卵泡刺激素(FSH)和黄体生成素(LH)促使卵泡发育并分泌雌激素,使子宫内膜发生增生期变化。增生期末期卵泡发育成熟,分泌的雌激素达高

峰,对下丘脑和腺垂体产生正反馈,刺激卵泡刺激素、黄体生成素大量释放并形成排卵前高峰,促使成熟卵泡排卵。排卵后,黄体生成素和卵泡刺激素进一步促进残存卵泡形成黄体,分泌孕激素和雌激素,使子宫内膜、血管更加增生并促进腺体分泌。排卵后 7～8 天黄体发育成熟,分泌大量的雌激素、孕激素,对下丘脑和腺垂体产生负反馈,致使下丘脑促性腺素释放激素、卵巢黄体生成素和卵泡刺激素分泌减少,黄体逐渐萎缩形成白体,雌激素、孕激素分泌明显减少,子宫内膜失去激素支持,发生坏死及脱落出血,月经来潮。同时由于卵巢分泌雌激素、孕激素的降低也解除了对下丘脑、腺垂体的抑制,促性腺素释放激素、黄体生成素和卵泡刺激素分泌又回升,下一个新的月经周期开始。

思考题

　　某初中女生王娟,15 岁。月经来潮 1 年余,周期 30～32 天,经期 4～5 天,量约 50ml,无血块。自诉来月经时偶有头痛,有时下腹有轻度酸胀、乳房轻胀痛,身体略感疲倦,余无特殊不适。

　　1. 王娟月经周期及月经期表现正常吗?

　　2. 她若咨询月经期卫生保健你如何回答?

(欧阳锦平)

第三章　正常妊娠孕妇的护理

1. 掌握妊娠期的诊断、产前检查的时间及内容、妊娠期孕妇的护理评估及护理措施。
2. 熟悉胚胎、胎儿各期的发育特征,胎儿附属物的形成及功能、胎儿附属物的结构特点及妊娠期母体的生理变化。
3. 了解受精与孕卵植入的过程。
4. 培养学生尊重母亲、关爱女性健康的人文精神。

情境导入:

十月怀胎,一朝分娩,是每一位将为人母的准妈妈非常期盼的事情,在这漫长却又幸福的妊娠期,怎样保证胎儿的安全,如何才能生一个健康的宝宝呢?

第一节　妊　娠　生　理

胚胎和胎儿在母体内发育成长的过程称为妊娠(pregnancy)。卵子受精是妊娠的开始,胎儿及其附属物自母体排出是妊娠的终止。因受精的日期不易确定,临床上以末次月经的第1日作为妊娠的开始。妊娠是一个非常复杂又极为协调的生理过程,全过程约10个妊娠月(每4周为1个妊娠月),40周,280天。

一、受精及受精卵的发育与植入

(一) 受精

精子与卵子结合的过程称为受精(fertilization)。一次射精约有数亿个精子进入阴道,经宫颈管进入子宫腔及输卵管,因生殖道分泌物中的α、β淀粉酶解除了精子顶体酶上的"去获能因子",使精子获得了受精能力,称为精子获能。精子获能的主要部位是子宫和输卵管。

成熟卵子自卵巢排出后,经输卵管伞部"拾入"及输卵管蠕动,停留在输卵管壶腹部与峡部连接处等待受精。受精通常发生在排卵后12小时内,整个受精过程约需24小时。受精后的卵子称为孕卵或受精卵,标志着新生命的诞生。

(二) 受精卵的输送与发育

受精卵借助输卵管上皮纤毛摆动和输卵管蠕动逐渐向宫腔方向移动,同时不断地进行有丝分裂,约在受精后第 3 日分裂成由 16 个细胞组成的实心细胞团,称桑葚胚。约在受精后第 4 日进入宫腔并继续分裂发育成晚期囊胚。

(三) 受精卵的植入

晚期囊胚侵入子宫内膜的过程称为植入,也称着床(implantation)(图 3-1)。植入开始于受精后第 6~7 日,至 11~12 日完成。植入的部位多在子宫腔上部的前壁或后壁,最常见的植入部位是子宫后壁。

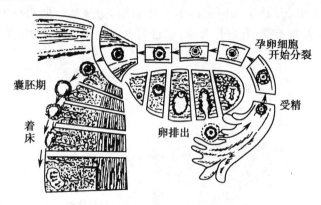

图 3-1　卵子受精与孕卵植入

(四) 蜕膜的形成

受精卵着床后,子宫内膜迅速发生蜕膜样改变。依其与孕卵的关系分为 3 部分(图 3-2):

1. 底蜕膜(decidua basalis)　是位于孕卵与子宫肌层之间的蜕膜,以后发育成胎盘的母体部分。

2. 包蜕膜(decidua capsularis)　是覆盖在孕卵表面的蜕膜,随孕卵发育逐渐凸向宫腔,约在妊娠 14~16 周与真蜕膜逐渐融合,分娩时这两层已无法分开。

3. 真蜕膜(decidua vera)　是底蜕膜及包蜕膜以外覆盖在子宫腔表面的蜕膜,又称壁蜕膜。

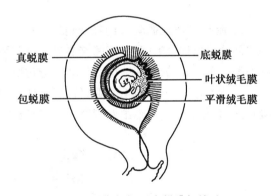

图 3-2　早期妊娠子宫蜕膜与绒毛

二、胎儿附属物的形成及其功能

胎儿附属物是指胎儿以外的组织,包括胎盘、胎膜、脐带和羊水。

(一) 胎盘

胎盘(placenta)是母体与胎儿间进行物质交换的重要器官,由羊膜、叶状绒毛膜和底蜕膜构成。

1. 胎盘的形成

(1)羊膜:附着于绒毛模板表面,为光滑、无血管、神经及淋巴的半透明薄膜,在胎盘最内层,构成胎盘的胎儿部分。

(2)叶状绒毛膜:为胎盘主要成分,构成胎盘的胎儿部分。受精卵着床后,滋养层细胞迅速增殖,表面形成毛状突起,称绒毛。与底蜕膜接触的绒毛因营养丰富,绒毛呈树枝样反复分支,称为叶状绒毛膜。

(3)底蜕膜:是构成胎盘的母体部分。底蜕膜与固定绒毛的滋养层细胞共同形成蜕膜板,此板向绒毛膜伸出蜕膜间隔,这种隔是不完全的,一般不超过胎盘厚度的 2/3,将胎盘母体面隔成表面凹凸不平、肉眼可见、暗红色的约 20 个胎盘小叶。

2. 胎盘的结构　足月妊娠的胎盘呈圆形或椭圆形盘状,重约 450～650g,直径 16～20cm,厚 1～3cm,约为足月新生儿体重的 1/6,中央厚,边缘薄。胎盘分为胎儿面和母体面。胎儿面由羊膜覆盖,表面光滑,有血管分布,脐带附着于中央或稍偏侧(图 3-3)。

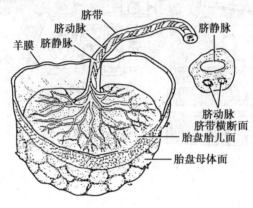

图 3-3　胎盘模式图

3. 胎盘的血液循环　约在受精后的第 3 周,绒毛膜中长出随绒毛分支而分支的血管。绒毛之间的空隙称绒毛间隙,其间充满母血,绒毛浸在母血之中(图 3-4)。胎儿血经脐动脉直至绒毛毛细血管,与绒毛间隙中的母血进行物质交换,再经脐静脉返回胎儿体内。母血则经底蜕膜螺旋动脉开口,进入绒毛间隙,再经开口的螺旋静脉流回母体血循环。胎儿与母体血液不直接相通,而是隔着绒毛毛细血管壁、绒毛间质和绒毛上皮细胞,靠渗透、扩散进行物质交换。

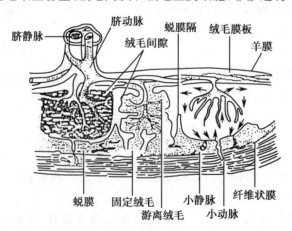

图 3-4　胎盘血液循环模式图

4. 胎盘的功能

(1)气体交换:维持胎儿生命最重要的物质是 O_2。O_2 和 CO_2 在母体和胎儿之间以单纯扩散的方式进行交换。母体子宫动脉血中的氧分压(PO_2)为 95～100mmHg,绒毛间隙为

$40\sim50mmHg$,胎儿脐动脉血为 20mmHg。O_2 由母体通过绒毛间隙向胎儿扩散,CO_2 由胎儿向母体扩散。任何原因使胎盘血液循环受阻时,均可因缺氧而导致胎儿窘迫或死亡。

(2)供给营养:替代了胎儿消化系统的功能。水、无机盐、电解质、水溶性维生素、葡萄糖、氨基酸、脂肪酸等均由母体经胎盘供给胎儿。

(3)排泄作用:胎儿的代谢产物,如尿素、尿酸、肌酸、肌酐等均可经胎盘进入母体血循环中排出,替代了胎儿泌尿系统的功能。

(4)防御功能:胎盘有一定的屏障作用,但这种作用极为有限,各种病毒(如风疹病毒、乙肝病毒、流感病毒、巨细胞病毒等)、分子量小对胚胎及胎儿有害的药物,均可通过胎盘进入胎儿体内,引起胎儿畸形甚至死亡。细菌、弓形虫、衣原体、支原体虽不能通过胎盘屏障,但可破坏绒毛后感染胚胎或胎儿。IgG 可通过胎盘使胎儿在出生后短时间内具有一定的免疫能力。

(5)合成功能:胎盘能合成各种激素和酶。

1)人绒毛膜促性腺激素(human chorionic gonadotropin,HCG):受精后第 6 天由滋养层合体细胞产生,在第 10 天可用放射免疫法自母体血清中测出,成为诊断早孕的最敏感方法。HCG 于妊娠 $8\sim10$ 周分泌达高峰,约为 $50\sim100kU/L$,持续约 10 天迅速下降。分娩后若无胎盘残留,产后 2 周内消失。其主要作用是作用于月经黄体,增加甾体激素的分泌以维持妊娠。

2)人胎盘生乳素(human placental lactogen,HPL):于妊娠 $5\sim6$ 周可在母血中测出,随妊娠进展及胎盘逐渐增大,其分泌量逐渐增加,至妊娠 $34\sim36$ 周达高峰,直至分娩,产后迅速下降。其主要功能是促进蛋白质合成,促进胎儿生长及乳腺腺泡发育,为产后泌乳作准备。

3)雌激素:妊娠早期由妊娠黄体产生,妊娠 10 周后主要由胎儿-胎盘单位合成。雌激素于妊娠末期可使子宫平滑肌兴奋性增加,为分娩创造有利条件。尿雌三醇测定是推断胎儿宫内情况和胎盘功能的重要指标。

4)孕激素:妊娠早期由妊娠黄体产生,妊娠 $8\sim10$ 周起由胎盘合成。随妊娠进展母血孕酮水平逐渐增加,足月妊娠时达高峰,分娩后迅速下降。雌、孕激素共同参与妊娠期母体各系统的生理变化。

5)酶:胎盘能合成多种酶,包括缩宫素酶和耐热性碱性磷酸酶,其生物学意义尚不十分明了。

(二) 胎膜

胎膜(fetal membrane)由羊膜和绒毛膜组成。胎膜外层为绒毛膜,在发育过程中因缺乏营养逐渐退化成平滑绒毛膜。内层为羊膜,为半透明的薄膜,与覆盖胎盘、脐带的羊膜层相连。平滑绒毛膜至妊娠晚期与羊膜紧贴,但可与羊膜分开。胎膜具有防止细菌进入羊膜腔的功能,同时还具有物质转运功能,并对分娩发动有一定作用。

(三) 脐带

脐带(umbilical cord)是由胚胎发育过程中的体蒂发展而来,是胎儿和母体进行气体交换、物质输送及代谢产物排出的重要通道。脐带一端连接于胎儿腹壁脐轮,另一端附着于胎盘胎儿面。足月妊娠的脐带长度约 $30\sim70cm$,平均约 50cm,外层为羊膜覆盖,内有两条管腔较小、管壁较厚的脐动脉和一条管腔较大、管壁较薄的脐静脉,周围为保护血管的胶样胚胎结缔组织,称华通胶。一旦脐带受压血流受阻时,可导致胎儿宫内窘迫,甚至危及胎儿生命。

（四）羊水

充满在羊膜腔内的液体称为羊水（amniotic fluid）。妊娠早期的羊水是母体血清经胎膜进入羊膜腔的透析液；妊娠中期以后，主要来源于胎儿尿液。羊水与胎儿的交换主要通过消化道、呼吸道、泌尿道及胎儿角化前的皮肤等。

1. 羊水的性状和量 足月妊娠时羊水略显混浊，不透明，内含胎脂、上皮细胞、毳毛、毛发、大量激素和酶，比重为 1.007～1.025，pH 约为 7.20。孕 38 周时约 1000ml，此后逐渐减少，至妊娠 40 周时约 800ml。妊娠任何时期羊水超过 2000ml，称羊水过多；如妊娠晚期羊水量少于 300ml，称羊水过少。

2. 羊水的功能

（1）保护胎儿：避免胎儿受到挤压，防止胎体粘连；胎儿在羊水中自由活动，保护胎儿免受直接损伤；保持羊膜腔内恒温，可监测胎儿成熟度、性别及某些遗传疾病。

（2）保护母体：减少胎动给母亲带来的不适或母体与胎儿之间直接的压迫；临产后前羊水囊可扩张宫口及阴道；破膜后羊水冲洗和润滑产道，减少感染。

三、胎儿发育及生理特点

（一）胎儿的发育特征

描述胎儿的发育特征以 4 周为 1 个孕龄单位。妊娠 8 周前称胚胎，为主要器官分化时期；从第 9 周起称胎儿，为各器官进一步发育成熟的时期。胎儿发育的特征，见表 3-1。

表 3-1 胎儿发育特征

胎龄	发育特征	身长（cm）
8 周末	胚胎初具人形，头约占整个胎体的一半。五官已能辨认，B 超检查可见早期心脏形成并有搏动	
12 周末	体重约 20g，外生殖器已发育，部分可辨出性别	9
16 周末	体重约 100g，胎儿已开始有呼吸运动，从外生殖器可确定性别，X 线检查可见脊柱阴影，部分孕妇自觉胎动	16
20 周末	体重约 300g，产科检查可经腹壁听到胎心音。出生后有心跳、呼吸、排尿及吞咽功能。自妊娠 20 周至满 28 周前娩出的胎儿称为有生机儿	25
24 周末	体重约 700g，各器官均已发育，皮下脂肪开始沉积，皮肤仍呈皱缩状	30
28 周末	体重约 1000g，皮下脂肪少，皮肤粉红，头发、指（趾）甲已长出。出生后能啼哭、会吞咽，易发生新生儿呼吸窘迫综合征。若加强护理，可以存活	35
32 周末	体重约 1700g，皮肤深红，面部毳毛已脱落，各器官进一步成熟。此期出生者若注意护理，可以存活	40
36 周末	体重约 2500g，皮下脂肪发育良好，面部皱纹消失，毳毛明显减少，指（趾）甲已达指（趾）端，生活能力良好。此期出生者基本可以存活	45
40 周末	体重约 3000g，胎儿已成熟，皮下脂肪丰满，皮肤粉红色，指（趾）甲已超过指（趾）端。男性睾丸已下降，女性大小阴唇发育良好，出生后哭声响亮，四肢活动好，吸吮力强，能很好存活	50

胎儿的身长与体重都是逐渐增长的,临床上常用新生儿身长作为判断胎儿月份的依据。

妊娠 20 周前:胎儿身长(cm)=妊娠月份的平方

如妊娠 4 个月=4^2=16cm

妊娠 20 周后:胎儿身长(cm)=妊娠月份×5

如妊娠 7 个月=7×5=35cm

(二) 胎头结构及特点

足月胎头是胎体中的最大部分,也是通过产道最困难的部分,其大小、硬度、形状及姿势均可影响分娩是否正常进行。胎头由两块顶骨、两块额骨、两块颞骨及一块枕骨构成。颅骨之间的缝隙称颅缝,颅缝间的空隙称囟门(图 3-5)。颅缝和囟门之间均有软组织覆盖,使颅骨在分娩时略变形或重叠,有利于分娩。

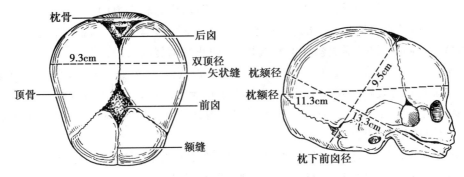

图 3-5　胎头颅骨、颅缝、囟门及径线

1. 颅缝

(1)矢状缝:两顶骨之间的缝隙。

(2)冠状缝:两顶骨与两额骨之间的缝隙。

(3)人字缝:枕骨与两顶骨之间的缝隙。

2. 囟门

(1)前囟门:矢状缝与冠状缝及额缝汇合处的菱形空隙,又称大囟门。

(2)后囟门:矢状缝与人字缝汇合处的三角形空隙,又称小囟门。

3. 胎头径线

(1)枕下前囟径:自前囟门中点至枕骨隆突下方的距离,平均 9.5cm。

(2)枕额径:自鼻根至枕骨隆突的距离,平均 11.3cm。

(3)枕颏径:自下颏中央至后囟门顶部的距离,平均 13.3cm。

(4)双顶径:两顶骨隆突间的距离,平均 9.3cm。

四、妊娠期母体的变化

【生理变化】

妊娠期母体为适应胚胎、胎儿生长发育的需要,在胎盘激素的作用下,母体各系统发生了一系列适应性的生理变化。了解妊娠期母体的生理变化有助于做好孕期保健工作,帮助孕妇识别潜在或现存的非正常的生理变化,指导孕妇及家庭成员发现相应症状和体征,使母亲和胎儿安全度过妊娠期。

（一）生殖系统

1.子宫　是生殖系统变化最大的部分。

（1）子宫体：妊娠早期子宫增大变软，呈球形或椭圆形。妊娠 12 周时，增大的子宫超出盆腔，在耻骨联合上方可触及。妊娠晚期因盆腔左侧由乙状结肠占据，多呈不同程度的右旋。子宫重量由非孕时的 50g 增至足月妊娠时的 1000g；子宫腔的容积由非孕时的 5ml 增至妊娠足月时的 5000ml；子宫大小由非孕时的 7cm×5cm×3cm 增大至妊娠足月时的 35cm×22cm×25cm。这些变化主要由于子宫肌细胞的增大和胞质内充满具有收缩功能的蛋白质，为临产后子宫收缩提供物质基础。

自妊娠 12～14 周起，子宫出现不规则收缩，由腹部可触及，但这种宫缩宫内压力仅 5～25mmHg，常不引起疼痛，亦不使子宫颈扩张。

（2）子宫峡部：位于子宫体与宫颈之间最狭窄的部分，非孕时约 1cm，随妊娠进展逐渐伸展拉长变薄，至妊娠足月时约 7～10cm，形成子宫下段，成为软产道的一部分。

（3）子宫颈：妊娠早期充血、水肿，使宫颈肥大、变软，呈紫蓝色。宫颈管内腺体肥大增生，宫颈黏液分泌量增多，形成黏稠的黏液栓，可防止细菌侵入宫腔。

2.卵巢　略增大，停止排卵。一侧卵巢可见妊娠黄体，于妊娠 6～7 周前产生雌激素和孕激素，以维持正常妊娠。妊娠 10 周后黄体功能由胎盘取代，黄体开始萎缩。

3.输卵管　妊娠期伸长，但肌层并不增厚。黏膜上皮细胞变扁平，在基质中可见蜕膜细胞。有时黏膜呈蜕膜样变化。

4.阴道　黏膜增厚变软，水肿充血呈紫蓝色，皱襞增多，伸展性增加。阴道上皮细胞糖原增加，乳酸含量增多，使阴道 pH 降低，有利于防止感染。

5.外阴　局部充血，皮肤增厚，大小阴唇色素沉着，组织松软，伸展性增加。

（二）乳房

自妊娠 8 周起，乳房逐渐增大，孕妇自觉乳房胀痛，乳头、乳晕着色，乳晕周围皮脂腺肥大形成散在的结节状隆起，称蒙氏结节。胎盘分泌的雌激素刺激乳腺腺管发育，孕激素刺激乳腺腺泡发育，垂体催乳素、胎盘生乳素等多种激素参与乳腺发育，为泌乳作准备。妊娠晚期挤压乳房时，可有少量黄色液体溢出，称初乳。乳汁正式分泌在分娩后。

（三）血液系统

1.红细胞　妊娠期骨髓不断产生红细胞，网织红细胞增多。由于血液稀释，孕妇容易缺铁，应在妊娠中、晚期补充铁剂，以防缺铁性贫血。

2.白细胞、血沉　白细胞从妊娠 7～8 周开始轻度增加，至妊娠 30 周达高峰，约为（5～12）×10^9/L，有时可达 15×10^9/L，主要为中性粒细胞增多。红细胞沉降率加快，可达 100mm/h。

3.凝血因子　妊娠期纤维蛋白原和凝血因子Ⅱ、Ⅴ、Ⅶ、Ⅷ、Ⅸ、Ⅹ均增加，血小板无明显变化，血液处于高凝状态，有利于减少产后出血。

4.血浆蛋白　由于血液稀释，血浆蛋白在妊娠早期即开始降低，至妊娠中期约为 60～65g/L，主要是白蛋白减少，约为 35g/L，以后维持此水平直至分娩。

（四）循环系统

1.心脏　由于血容量及新陈代谢增加，心搏出量增加，致使孕妇心率每分钟可增加 10～15 次。妊娠晚期因膈肌升高，心脏向左、前、上方移位，在心尖区及肺动脉瓣区可听到柔和的吹风样收缩期杂音，产后自然消失。

2. 血容量 于妊娠 6～8 周开始增加,至妊娠 32～34 周达高峰,约增加 40%～50%,平均增加约 1450ml,维持此水平直至分娩。其中血浆增加多于红细胞,血液稀释,出现生理性贫血。

如孕妇合并心脏病,在妊娠 32～34 周、分娩期(尤其是第二产程)及产褥期的最初 3 日内,因心脏负荷较重,需密切观察病情,防止心力衰竭。

3. 血流动力学改变 随妊娠月份增加,增大的子宫压迫下腔静脉,使下肢、外阴及直肠静脉压明显升高,加之妊娠期静脉壁扩张,孕妇易发生下肢、外阴静脉曲张和痔。孕妇长时间仰卧位,妊娠子宫使回心血量和心排出量减少,可引起仰卧位低血压综合征。

(五) 泌尿系统

由于孕妇和胎儿代谢产物增多,肾脏负担加重,肾小球滤过率增加,而肾小管对葡萄糖的再吸收能力不能相应增加,故孕妇饭后可出现妊娠生理性糖尿。妊娠早期,由于增大的子宫压迫膀胱,引起尿频;妊娠 12 周后子宫体超出盆腔,压迫膀胱的症状消失;妊娠末期,由于胎先露进入盆腔,尿频症状再次出现。

受孕激素影响,泌尿系统平滑肌张力降低,自妊娠中期肾盂及输尿管轻度扩张,蠕动减弱,尿流缓慢,且受右旋子宫压迫,孕妇易发生肾盂肾炎,以右侧多见。

(六) 呼吸系统

妊娠期孕妇需氧量增加,可使呼吸稍快,但每分钟不超过 20 次。呼吸较深,以胸式呼吸为主。由于呼吸道黏膜充血、水肿、增厚,局部抵抗力降低,易发生呼吸道感染。

(七) 消化系统

约半数妇女在停经 6 周左右出现不同程度的恶心、呕吐、食欲不振等症状(早孕反应),一般于 12 周左右消失。因妊娠期胃肠平滑肌张力降低,胃酸及胃蛋白酶分泌量减少,肠蠕动减弱,易出现上腹部饱满,肠胀气和便秘。

(八) 骨骼、关节及韧带

部分孕妇自觉腰骶部及肢体疼痛不适,可能与骨盆各关节和韧带松弛有关。妊娠晚期孕妇重心向前移,为保持身体平衡,常使头部与肩部向后仰,腰部向前挺,形成典型的孕妇姿势。

(九) 内分泌系统

妊娠期脑垂体、甲状腺、肾上腺都有不同程度的增大,激素分泌量增加,但无明显功能亢进的表现。

(十) 其他

1. 体重 于妊娠 12 周前无明显变化。妊娠 13 周起每周增加不超过 350g,至妊娠足月平均约增加 12.5kg。妊娠 36 周以后,每周体重增长不应超过 0.5kg,如体重增长过快,提示可能有隐性水肿。

2. 皮肤 胎盘分泌大量的雌、孕激素,垂体分泌促黑素细胞激素,使黑色素增加,导致孕妇乳头、乳晕、腹白线、外阴等处色素沉着,面颊部出现呈蝶状分布的褐色斑,习称妊娠斑,于分娩后自行消退。随妊娠的进展,腹部皮肤弹力纤维过度伸展而断裂,孕妇腹壁出现呈紫色或淡红色不规则的妊娠纹,见于初产妇。旧妊娠纹呈银白色,见于经产妇。

3. 矿物质 胎儿生长发育需要大量的钙、磷、铁,妊娠末期胎儿体内含钙 25g、磷 14g,绝大部分是在妊娠末期的 2 个月内积累,因此应于妊娠后 3 个月补充维生素 D 及钙,以提高血钙含量。

【心理变化】

虽然妊娠是一种自然的生理现象,但它是女性一生中的重要事件。妊娠期孕妇的心理变化,可能会影响妊娠和分娩过程。因此,了解妊娠期孕妇及家庭成员的心理变化,并提供相应的护理支持,可使孕妇平安地度过妊娠期。孕妇常见的心理反应有:

1. 惊讶和震惊　几乎所有的孕妇在妊娠初期,都可能会产生惊讶和震惊的反应。

2. 矛盾心理　在惊讶和震惊的同时,孕妇可能会因怀孕的时间、经济状况及早孕反应所带来的不适等而产生矛盾心理,但当真正感受到胎儿存在时,多数孕妇会改变这样的矛盾心理。

3. 接受　妊娠早期,孕妇并未感受到胎儿的存在。随着妊娠的进展,尤其是胎动的出现,孕妇会有一种准妈妈的兴奋和自豪,同时开始去关心自己腹中的胎儿。

4. 情绪波动　多数孕妇的情绪波动起伏很大,可能是由于体内雌激素的作用,表现为易激动或抑郁,往往因为一些小事而生气,甚至哭泣。随着预产期的临近,孕妇可能会因能否顺利分娩、母儿安危情况及新生儿性别问题而产生焦虑。

5. 内省　孕妇在妊娠期表现出以自我为中心,变得专注于自己的身体,喜欢独处,这种专注使孕妇能计划、调节、适应,以迎接新生儿的到来。

第二节　妊娠的临床表现

根据妊娠不同时期的特点,临床上将妊娠全过程分为 3 个时期:妊娠 12 周末前称为早期妊娠;妊娠 13～27 周末称为中期妊娠;妊娠 28 周及其以后称为晚期妊娠。

一、早 期 妊 娠

(一) 临床表现

1. 停经　平时月经周期规则的生育年龄已婚妇女,一旦月经过期 10 日或以上,应首先考虑妊娠。若停经已达 8 周,妊娠的可能性更大。停经是妊娠最早、最重要的症状,但停经不一定都是妊娠,精神、环境或慢性疾病也可导致月经延迟。哺乳期妇女月经尚未恢复,但仍可能再次妊娠。

2. 早孕反应　约有半数的妇女,在停经 6 周左右出现头晕、畏寒、嗜睡、乏力、食欲减退、恶心、晨起呕吐等症状,称早孕反应。多在停经 12 周左右自行消失。

3. 尿频　因妊娠早期增大的子宫压迫膀胱所致。妊娠 12 周以后,子宫体增大超出盆腔后,尿频症状自然消失。

4. 乳房　妊娠 8 周后,在雌、孕激素作用下,乳房逐渐增大,乳头及乳晕着色,乳晕周围出现深褐色结节,称蒙氏结节。

5. 妇科检查　阴道黏膜及宫颈充血,呈紫蓝色。双合诊检查:子宫峡部极软,感觉宫体与宫颈似不相连,称黑加征(Hegar sign),是早期妊娠特有的变化。随妊娠进展,子宫逐渐增大变软,停经 8 周时宫体约为非孕时的 2 倍;停经 12 周时为非孕时的 3 倍,可在耻骨联合上方触及子宫底。

(二) 实验室及其他辅助检查

1. 妊娠试验　孕卵着床后,滋养细胞分泌大量的 HCG 进入孕妇血液,并经尿液排出。利用放射免疫法测定受检者血中的 β-HCG,可协助诊断早期妊娠。临床上多用试纸检测受孕者尿液,呈现两条红线为阳性。

2. 超声检查　是诊断早期妊娠快速准确的方法。最早在停经 5 周时,在增大的子宫轮廓中可见到圆形或椭圆形的妊娠囊,囊内可见胚芽和原始血管搏动。

3. 宫颈黏液检查　宫颈黏液量少、黏稠,涂片干燥后镜下仅见排列成行的椭圆体,未见羊齿状结晶,则早期妊娠的可能性较大。

4. 基础体温测定　具有双相型体温的已婚妇女,如停经后高温相持续 18 日不见下降者,早期妊娠的可能性大。高温相持续 3 周以上,早期妊娠的可能性更大。

5. 黄体酮试验　对疑为早孕的妇女,每天 1 次肌注黄体酮 10～20mg,连用 3～5 天。利用孕激素在体内突然撤退可引起子宫出血的原理,如停药后 3～7 天内出现阴道出血,可以排除妊娠;如停药后 7 天仍未见阴道出血,则早期妊娠的可能性大。

二、中、晚期妊娠

(一) 临床表现

中、晚期妊娠容易确诊,有早期妊娠的经过,腹部逐渐增大,可感受到胎动,触及胎体,听到胎心音。

1. 子宫增大　随妊娠周数增加,子宫逐渐增大。腹部检查可根据手测宫底高度或尺测耻上子宫长度估计胎儿大小及孕周(图 3-6,表 3-2)。不同孕周的子宫底增长速度不同,且受孕妇营养、胎儿发育、胎儿数目及羊水量等的影响。

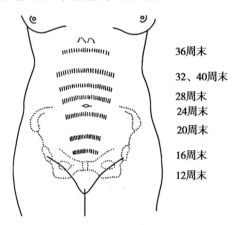

36周末
32、40周末
28周末
24周末
20周末
16周末
12周末

图 3-6　妊娠周数与宫底高度

表 3-2　不同妊娠周数子宫底高度及子宫长度

妊娠周数	手测子宫底高度	尺侧耻上子宫长度(cm)
满 12 周	耻骨联合上 2～3 横指	5
满 16 周	脐耻之间	10
满 20 周	脐下 1 横指	18(15.3～21.4)
满 24 周	脐上 1 横指	24(22.0～25.1)
满 28 周	脐上 3 横指	26(22.4～29.0)
满 32 周	脐与剑突之间	29(25.3～32.0)
满 36 周	剑突下 2 横指	32(29.8～34.5)
满 40 周	脐与剑突之间或略高	33(30.0～35.3)

2. 胎动 孕妇于妊娠 18～20 周开始自觉胎动,每小时约 3～5 次。随妊娠周数增加,胎动趋于频繁,但至妊娠末期胎动逐渐减少。

3. 胎心音 妊娠 18～20 周,可经孕妇腹壁听到胎心音,呈双音,似钟表的"滴答"声,每分钟 120～160 次。胎心音应与子宫杂音、腹主动脉音及脐带杂音相鉴别。

4. 胎体 妊娠 20 周后,可经腹壁触及胎体。妊娠 24 周后,通过腹部四步触诊可以区分胎头、胎臀、胎背及胎儿肢体。

(二) 实验室及其他辅助检查

1. 超声检查 B 超检查不仅可显示胎儿大小、胎儿数目、胎方位、胎心搏动、胎盘位置、羊水、胎儿有无畸形等,还能测量胎头双顶径、股骨长等多条径线。超声多普勒法可探测胎心音、脐带血流音及胎盘血流音。

2. 胎儿心电图 目前常用间接法检测胎儿心电图,通常于妊娠 12 周后可经孕妇腹壁显示胎儿的心电图形,于妊娠 20 周后的成功率更高。胎儿心电图对诊断胎心异常有一定的价值。

三、胎产式、胎先露、胎方位

妊娠 28 周前,因胎儿小,羊水相对较多,胎儿在宫腔内活动范围较大,其位置和姿势不固定。妊娠 32 周后,胎儿生长发育迅速,羊水相对减少,胎儿在宫腔内位置和姿势相对恒定。胎儿在宫腔内的姿势称为胎姿势。正常胎姿势为:胎头俯屈,颏部贴近胸壁,脊柱略向前弯,四肢屈曲交叉于胸腹前,整个胎体呈椭圆形,以适应妊娠晚期宫腔的形状。因胎儿在宫腔内的位置和姿势关系到分娩是否顺利进行,因此,妊娠晚期应尽早明确胎产式、胎先露、胎方位,以便及时纠正异常胎位。

(一) 胎产式

胎体纵轴与母体纵轴的关系称胎产式(fetal lie)(图 3-7)。两轴平行者称纵产式,占足月分娩总数的 99.75%;两轴垂直者称横产式,仅占足月分娩总数的 0.25%;两轴交叉者称斜产式,属暂时性的,在分娩过程中多可转为纵产式,偶可转成横产式。

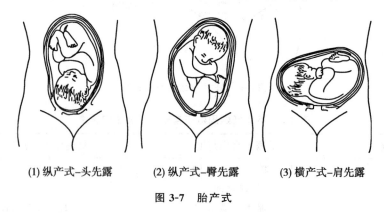

(1) 纵产式–头先露   (2) 纵产式–臀先露   (3) 横产式–肩先露

图 3-7 胎产式

(二) 胎先露

最先进入骨盆入口的胎儿部分称胎先露(fetal presentation)。纵产式有头先露和臀先露,横产式为肩先露。头先露最多见。

1. 头先露 因胎头屈伸程度不同分为枕先露、前囟先露、额先露及面先露(图 3-8)。

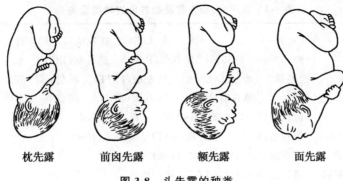

| 枕先露 | 前囟先露 | 额先露 | 面先露 |

图 3-8 头先露的种类

2. 臀先露 因入盆的先露部分不同分为混合臀先露、单臀先露、单足先露和双足先露（图 3-9）。

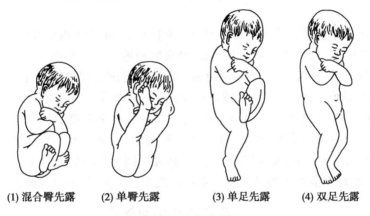

(1) 混合臀先露　(2) 单臀先露　(3) 单足先露　(4) 双足先露

图 3-9 臀先露的种类

3. 复合先露 头先露或臀先露与胎手或胎足同时入盆,称复合先露(图 3-10)。

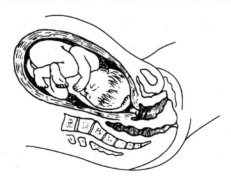

图 3-10 复合先露

（三）胎方位

胎儿先露部的指示点与母体骨盆的关系称胎方位(fetal position),简称胎位。枕先露以枕骨、面先露以颏骨、臀先露以骶骨、肩先露以肩胛骨为指示点。根据指示点与母体骨盆前、后、左、右、横的关系而有不同的胎方位。如枕先露时,胎头枕骨位于母体骨盆的左前方,为枕左前位,余类推(表 3-3)。

表 3-3 胎产式、胎先露及胎方位的种类及关系

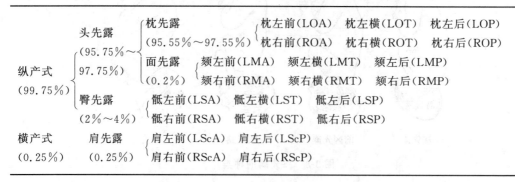

第三节 正常妊娠孕妇的健康指导

孕妇的健康指导包括对孕妇进行定期的产前检查、对胎儿宫内情况进行监护,以便及早发现和处理异常情况,保证孕妇和胎儿平安、健康顺利地度过妊娠期。

围生期是指产前、产时、产后的一段时期。国际上对围生期的规定有4种:①围生期Ⅰ:从妊娠满 28 周(即胎儿体重≥1000g 或身长≥35cm)至产后 1 周;②围生期Ⅱ:从妊娠满 20周(即胎儿体重≥500g 或身长≥25cm)至产后 4 周;③围生期Ⅲ:从妊娠满 28 周至产后 4周;④围生期Ⅳ:从胚胎形成至产后 1 周。我国现采用围生期Ⅰ计算围生期死亡率。

围生医学(perinatology)又称围产医学,是研究在围生期内加强对围生儿及孕产妇卫生保健的一门科学,对降低围生期母儿死亡率和病残儿发生率,保障母儿健康具有重要意义。

一、孕妇的监护和管理

【孕妇的监护】

(一) 产前检查的时间

首次产前检查的时间应从确诊早孕时开始。首次产前检查未发现异常者,应于妊娠20～36 周每 4 周检查 1 次;36 周后每周检查 1 次,共检查 9 次。如有异常情况可酌情增加产前检查次数。

(二) 首次产前检查的内容及方法

1. 病史

(1)一般情况:包括孕妇姓名、年龄、籍贯、职业、婚龄等。年龄过小容易发生难产;年龄过大,尤其是 35 岁以上的初孕妇,易患妊娠期高血压疾病、产力异常等,其胎儿先天缺陷的发生率也明显增高。

(2)推算预产期(expected date of confinement,EDC):按末次月经(last menstrual period,LMP)来潮的第 1 天算起,月份加 9 或减 3,日数加 7(农历日数加 15)。实际分娩日期与推算的预产期可以相差 1～2 周。若孕妇记不清末次月经日期或因哺乳期尚未转经而受孕者,可根据早孕反应出现的时间、胎动开始的时间、宫底高度及 B 超测量胎儿双顶径等估计预产期。

(3)了解本次妊娠经过:了解本次妊娠早孕反应出现的时间及严重程度,有无病毒感染和用药情况,胎动开始的时间,妊娠过程有无阴道流血、腹痛、头晕、头痛、心慌、气短、呼吸困

难等症状。

（4）月经史及婚育史：询问初潮年龄、月经周期、末次月经日期，了解既往妊娠、分娩及产后情况，有无流产、早产、死胎、死产、难产及产后出血史。

（5）既往史：询问有无手术史、药物过敏史、输血史等，既往有无高血压、糖尿病、心脏病、血液病及肝肾疾病等，了解其发病时间及治疗情况。

（6）家族史：询问家族中有无高血压、糖尿病、传染病、双胎及精神病等病史。

水肿判断

如果孕妇仅膝下或踝部水肿，经休息后消退，属正常现象。病理性水肿根据水肿范围分为：

+：踝部及小腿凹陷性水肿。

++：水肿延及大腿。

+++：水肿延及外阴及腹部。

++++：全身水肿或伴有腹水者。

---

2. 全身检查　观察孕妇发育、营养及精神状况；注意步态、身高，身材矮小者（身高＜145cm）常伴有骨盆狭窄；测量孕妇血压、体重，正常血压不应超过 140/90mmHg，或与基础血压相比不超过 30/15mmHg；检查乳房发育情况及有无乳头凹陷；检查心、肺功能有无异常；观察下肢水肿情况。

3. 产科检查　包括腹部检查、骨盆测量、阴道检查、肛门检查及绘制妊娠图。

（1）腹部检查：孕妇排尿后仰卧于检查床上，头部稍垫高，露出腹部，双腿略屈且稍分开，放松腹肌。检查者站在孕妇右侧。

1）视诊：观察腹部形状、大小、腹壁有无妊娠纹、水肿及手术瘢痕等。对腹部过大者，应考虑可能为多胎妊娠、羊水过多、巨大儿等；若腹部过小、子宫底过低者，应考虑胎儿生长受限、孕周推算错误等；如孕妇腹部向前突出（尖腹，多见于初产妇）或向下悬垂（悬垂腹，多见于经产妇），应想到有骨盆狭窄的可能。

2）触诊：用软尺测耻骨联合上子宫长度及腹围值。通过四步触诊法（four maneuvers of Leopold）了解子宫大小、胎产式、胎先露、胎方位及胎先露是否衔接，初步估计羊水量的多少（图 3-11）。做前 3 步时，检查者面向孕妇头端，做第 4 步时，检查者面向孕妇足端。

第一步：检查者双手置于子宫底部，了解子宫外形并手测宫底高度，估计胎儿大小与妊娠周数是否相符。然后两手指腹相对轻推，判断宫底处的胎儿部分，若圆而硬有浮球感的为胎头；宽而软且形状不规则的为胎臀。

第二步：检查者将两手掌分别置于腹部两侧，一手固定，另一手轻轻向对侧深按，两手交替进行，分辨胎背及胎儿四肢。平坦饱满者为胎背；可变形的高低不平部分为胎儿肢体。有时可感觉到胎体活动，同时可感觉羊水量的多少。

第三步：检查者拇指与其余四指分开，置于耻骨联合上方握住先露部，核对是胎头或胎臀，同时左右推动，确定是否衔接。若胎先露浮动，表示尚未衔接；若已衔接，则不能被推动。

第四步：检查者面向孕妇足端，两手分别置于胎先露部的两侧，向骨盆入口方向深按，再次核对胎先露部及衔接情况。

通过四步触诊，绝大多数孕妇可判定胎头、胎臀、胎背及胎儿四肢的位置。若难以确定，

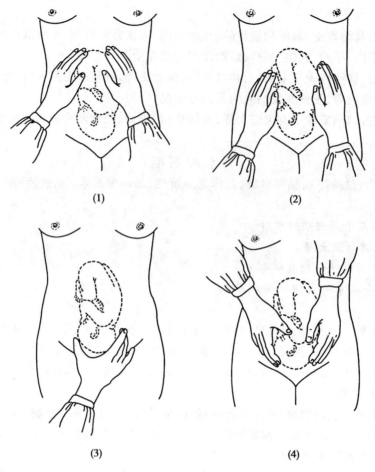

(1) (2)

(3) (4)

图 3-11 腹部四步触诊法

可行肛诊、阴道检查、B 超检查协助诊断。

3)听诊:妊娠 18～20 周时,可经孕妇腹壁听到胎心音,正常胎心率为 120～160 次/分钟。妊娠 24 周前,胎心音多在脐下正中或偏左、右听到;妊娠 24 周后,胎心音多在靠近孕妇腹壁的胎背侧听得最清楚。头先露时,胎心在脐左(右)下方;臀先露时,胎心在脐左(右)上方;肩先露时,胎心在靠近脐部下方听得最清楚(图 3-12)。

(2)骨盆测量:骨盆的大小、形状直接关系到胎儿能否顺利经阴道分娩。骨盆测量分外测量和内测量。

1)骨盆外测量(external pelvimetry):产前检查应常规行骨盆外测量,可间接了解骨盆大小、形态。主要测量以下径线:

①髂棘间径(interspinal diameter,IS):孕妇取伸腿仰卧位,测量两髂前上棘外缘间的距离(图 3-13),正常值为 23～26cm。

②髂嵴间径(intercristal diameter,IC):孕妇取伸腿仰卧位,测量两髂嵴外缘间最宽的距离(图 3-14),正常值为 25～28cm。

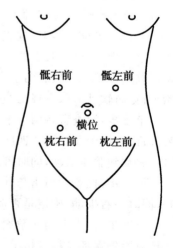

骶右前   骶左前

横位

枕右前   枕左前

图 3-12 胎心音听诊位置

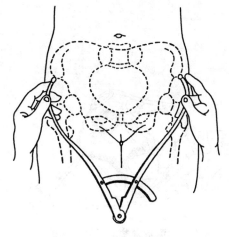
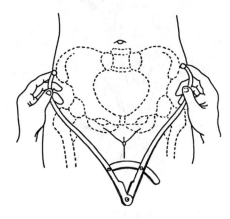

图 3-13 测量髂棘间径 图 3-14 测量髂嵴间径

③骶耻外径(external conjugate，EC)：孕妇取左侧卧位，左腿屈曲，右腿伸直，测量第 5 腰椎棘突下至耻骨联合上缘中点的距离(图 3-15)，正常值为 18～20cm。此径线可间接推测骨盆入口前后径，是骨盆外测量中最重要的径线。

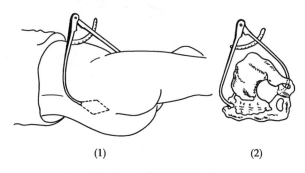

(1) (2)

图 3-15 测量骶耻外径

④坐骨结节间径(intertuberal diameter，IT)：又称出口横径(transverse outlet，TO)。孕妇取仰卧位，两腿屈曲，双手抱膝，测量两坐骨结节内侧缘间的距离(图 3-16)，正常值为 8.5～9.5cm。若此径线＜8cm，应加测出口后矢状径。

⑤出口后矢状径(posterior sagittal diameter of outlet)：孕妇取胸膝卧位或左侧卧位，检查者右手示指指腹向骶骨方向伸入肛门，拇指置于体外骶尾部，两指配合找到骶尾关节，测量该点与坐骨结节间径中点的距离(图 3-17)，正常值为 8～9cm。出口横径与出口后矢状径之和＞15cm，表示骨盆出口不狭窄，一般足月胎儿可通过后三角区经阴道娩出。

⑥耻骨弓角度(angle of pubic arch)：孕妇取膀胱截石位，检查者两手拇指尖斜着对拢，置于耻骨联合下缘，两拇指平放在耻骨降支上面，测量两拇指间的角度(图 3-18)，正常值为 90°，小于 80°为异常。此角度可反映骨盆出口横径的宽度。

2)骨盆内测量(internal pelvimetry)：适用于骨盆外测量有狭窄者。内测量宜在妊娠 24～36 周进行。测量时孕妇取膀胱截石位，严格消毒外阴，检查者戴无菌手套并涂以润滑油。主要测量以下径线：

①对角径(diagonal conjugate，DC)：也称骶耻内径，为耻骨联合下缘中点至骶岬上缘中点的距离。检查者一手示、中指伸入阴道，用中指尖触骶岬上缘中点，示指上缘紧贴耻骨联

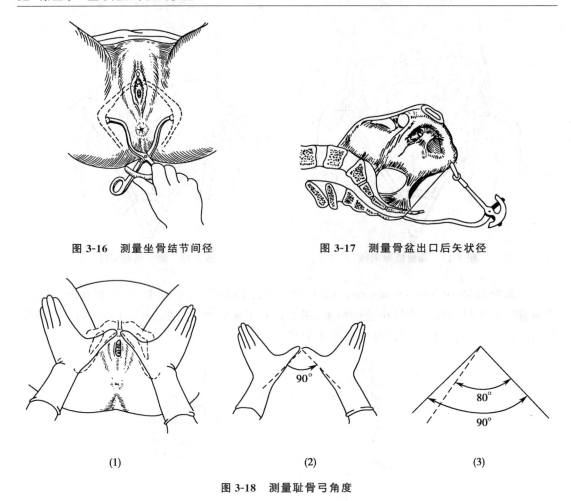

图 3-16　测量坐骨结节间径　　　　　图 3-17　测量骨盆出口后矢状径

（1）　　　　　　　　　　（2）　　　　　　　　　　（3）

图 3-18　测量耻骨弓角度

合下缘，另一手示指标记此接触点，抽出阴道内的手指，测量中指尖至此接触点的距离，即为对角径（图 3-19），正常值为 12.5～13cm。此值减去 1.5～2cm，即为骨盆入口前后径（真结合径）。

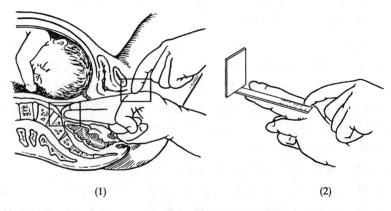

（1）　　　　　　　　　　　　　　　（2）

图 3-19　测量对角径

②坐骨棘间径（biischial diameter）：测量两侧坐骨棘间的距离。检查者一手示、中指伸入阴道，分别触及两侧坐骨棘，估计其间的距离（图 3-20），正常值为 10cm。

③坐骨切迹(incisura ischiadica)宽度：为坐骨棘与骶骨下部的宽度，即骶棘韧带宽度。检查者将一手示指伸入阴道，置于韧带上移动(图 3-21)。如能容纳 3 横指(5.5～6cm)为正常，否则属中骨盆狭窄。

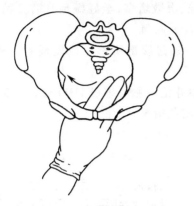 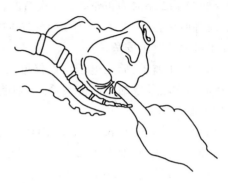

图 3-20　测量坐骨棘间径　　　　　　　图 3-21　测量坐骨切迹的宽度

(3)阴道检查：在妊娠早期初诊时，应行双合诊检查，主要了解产道、子宫、附件有无异常。妊娠最后一月内应避免阴道检查。

(4)肛门检查：可以了解胎先露下降程度、宫口开大情况、骶骨弯曲度、坐骨棘间径、坐骨切迹宽度及骶尾关节活动度等。

4. 实验室及其他辅助检查　常规做血常规、尿常规、血糖、肝功能、血型、B 超、心电图等。

(三)复诊检查

复诊检查是为了解前次检查后有无异常情况，以便及时发现并给予相应的处理。复诊的检查内容包括：

1. 询问有无头晕、眼花、水肿、阴道出血及胎动异常等。
2. 测量血压、体重、宫底高度、腹围，绘制妊娠图。
3. 复诊胎位、听胎心，注意胎儿大小与孕周是否相符及先露部的衔接情况。
4. 进行孕期指导，预约下次复诊日期。

【孕妇的管理】

我国已普遍实现孕产期系统保健的三级管理，推广使用孕产妇保健手册。通过定期系统的产前检查，尽早发现并治疗妊娠合并症及并发症，及时纠正胎位异常，及早发现胎儿发育异常，为孕妇提供连续的整体护理，提高产科质量，降低孕产妇死亡率、围生儿死亡率和病残儿出生率。

二、评估胎儿健康的技术

(一)胎儿宫内情况的监护

1. 妊娠早期　妇科检查确定子宫大小与孕周是否相符；B 超检查最早在妊娠第 5 周见到妊娠囊；超声多普勒法最早在妊娠第 7 周能探测到胎心音。

2. 妊娠中期　通过手测子宫底高度或尺测子宫长度和腹围，估计胎儿大小与孕周是否相符；B 超检测胎头双顶径，了解胎儿发育情况；通过听胎心、B 超或监测胎心率，了解有无胎儿缺氧。

3. 妊娠晚期

(1)胎动计数:胎动计数是监测胎儿宫内情况的一种最安全、最简便的方法。一般孕妇在妊娠18～20周自觉胎动,妊娠28周胎动逐渐增强、次数增多,至妊娠足月时又稍减少。若胎动>30次/12小时为正常,<10次/12小时提示胎儿缺氧。

(2)腹部听诊:正常胎心音为120～160次/分钟。通过腹部听诊可以发现胎心率的异常,从而了解胎儿宫内安危。

(3)胎儿电子监护:胎儿电子监护仪可以连续观察并记录胎心率(FHR)的动态变化,也可了解胎心与胎动及宫缩之间的关系,评估胎儿宫内安危情况。

1)监测胎心率:

①胎心率基线(FHR-baseline,BFHR):是指在无胎动及宫缩影响时,10分钟以上的胎心率平均值。正常FHR为120～160次/分钟,FHR>160次/分钟或<120次/分钟,历时10分钟为心动过速或心动过缓。正常FHR有小的周期性波动,称基线摆动或基线变异,包括胎心率的摆动幅度和摆动频率。摆动幅度指胎心率上下波动的范围,正常为10～25次/分钟。摆动频率指1分钟内波动的次数,正常为≥6次(图3-22)。

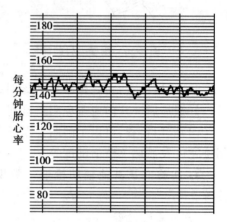

图3-22 胎心率基线与摆动

胎心率基线摆动,表示胎儿有一定的储备能力,是胎儿健康的表现。胎心率基线变平或变异消失,提示胎儿储备能力丧失。

②胎心率一过性变化:是指受胎动、宫缩、触诊等影响,胎心率发生暂时性变化,随后又能恢复到正常水平。有加速和减速两种变化。

加速(acceleration):宫缩时胎心率增加15次/分钟以上,持续时间>15秒,可能是胎儿躯干或脐静脉暂时受压所致,若脐静脉持续受压则发展为减速。

减速(deceleration):随宫缩出现的暂时性胎心率减慢,分3种:

a. 早期减速(early deceleration,ED):它的发生与宫缩同时开始,下降幅度<50次/分钟,持续时间短,宫缩后即恢复正常(图3-23)。一般是宫缩时胎头受压引起脑血流量一时性减少的表现,不受孕妇体位或吸氧而改变。

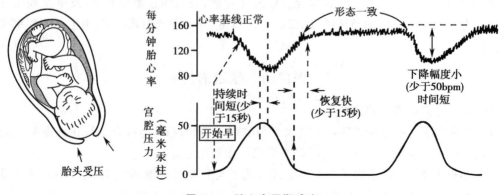

图3-23 胎心率早期减速

b. 变异减速(variable deceleration,VD):胎心率减速与宫缩无固定关系,下降幅度大(>70次/分钟),持续时间长短不一,但恢复迅速(图 3-24)。一般认为系宫缩时脐带受压兴奋迷走神经所致。

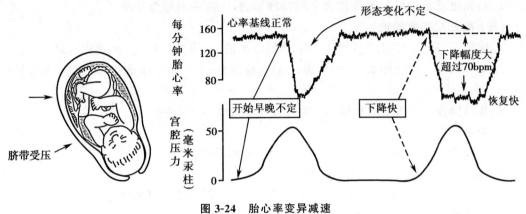

图 3-24 胎心率变异减速

c. 晚期减速(late deceleration,LD):多在宫缩高峰后开始出现,下降幅度<50次/分钟,持续时间长,恢复慢(图 3-25)。一般认为是胎盘功能不良,胎儿缺氧的表现。

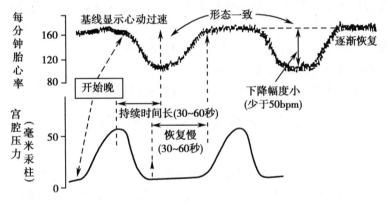

图 3-25 胎心率晚期减速

2)预测胎儿宫内储备能力:①无应激试验(non-stress test,NST):是指通过胎动时胎心率的变化,了解胎儿的储备能力。正常时 20 分钟至少有 3 次以上胎动伴胎心率加速>15次/分钟,持续>15 秒为有反应型,1周后复查;若胎动时无胎心率加速或加速<15次/分钟,持续<15 秒为无反应型,提示胎儿储备能力差。②缩宫素激惹试验(oxytocin challenge test,OCT):是指通过缩宫素诱导宫缩,并用胎儿监护仪记录胎心率变化,观察宫缩对胎心的影响。若宫缩后反复出现晚期减速、变异减少,胎动后无胎心率增快为 OCT 阳性,提示胎盘功能减退;若胎心率基线无晚期减速,胎动后胎心率加速为 OCT 阴性,提示胎盘功能良好。

(二)胎盘功能检查

1. 孕妇尿雌三醇(E_3)测定 是了解胎盘功能的常用方法,24 小时>15mg 为正常,10~15mg 为警戒值,<10mg 为危险值。也可取任意尿测雌激素/肌酐(E/C)比值,>15 为正常,10~15 为警戒值,<10 为危险值。

2. 测定孕妇血清胎盘生乳素（HPL） 妊娠足月 HPL 值为 4～11mg/L,若该值在妊娠足月<4mg/L,或突然降低 50%,表示胎盘功能低下。

3. 缩宫素激惹试验（OCT） OCT 阳性者为胎盘功能减退。

4. 胎儿电子监护仪与 B 超联合生物物理监测,也能提示胎盘功能。

（三）胎儿成熟度检查

1. 胎龄 胎龄<37 周为早产儿;满 37 周至不满 42 周为足月儿;≥42 周为过期儿。

2. 胎儿大小 胎儿体重(g)=宫高(cm)×腹围(cm)+200,体重<2500g 为低体重儿;≥4000g 为巨大儿。

3. B 超检查 胎头双顶径(BPD)>8.5cm,提示胎儿已成熟。

4. 羊水分析

(1)卵磷脂/鞘磷脂(L/S):该值>2,提示胎儿肺成熟。

(2)肌酐值:该值≥176.8μmol/L,提示胎儿肾成熟。

(3)胆红素类物质:用 ΔOD450 测该值,如<0.02,提示胎儿肝成熟。

(4)淀粉酶值:该值≥450U/L,提示胎儿唾液腺成熟。

(5)含脂肪细胞出现率:该值达 20%,提示胎儿皮肤成熟。

（四）胎儿先天畸形及遗传性疾病的宫内诊断

1. 胎儿遗传学检查 妊娠早期取绒毛或妊娠 16～20 周抽取羊水,行染色体核型分析,了解染色体数目与结构改变。

2. B 超检查 观察有无脑积水、无脑儿及脊柱裂等。

3. 测定羊水中的酶 诊断代谢缺陷病。

4. 测定羊水中的甲胎蛋白（AFP） 诊断开放性神经管缺陷。

三、妊娠期营养与合理用药

（一）妊娠期营养

妊娠期母体一方面要满足胎儿生长发育的需要,一方面新陈代谢增加,子宫、胎盘和乳房的增长,使孕妇对营养物质的需求量增大。孕妇的营养直接或间接地影响自身和胎儿的健康。妊娠期营养摄入过多,易导致胎儿过大,增加难产及手术产的几率;妊娠期营养不良,可导致器官发育不全、胎儿生长受限及低体重儿,造成流产、早产、胎儿畸形及胎死宫内。因此,必须合理而均衡地安排孕妇的膳食。

1. 热量 妊娠期每天至少应增加 0.42～1.26MJ(100～300kcal)。应适当考虑糖、蛋白质、脂肪所占比例,一般以糖类占 60%,蛋白质占 15%,脂肪占 20% 为宜。

2. 蛋白质 蛋白质摄入不足,不仅影响胎儿身体发育,而且影响大脑发育。因此,孕妇在妊娠期应摄入足量的蛋白质。优质蛋白主要来源于蛋、奶、瘦肉、鱼、虾、豆制品等。

3. 矿物质

(1)铁:妊娠期孕妇铁摄取不足,易导致缺铁性贫血。我国营养学会建议孕妇每天铁的摄入量为 28mg,动物肝脏、瘦肉、蛋黄、豆类及各种绿叶蔬菜中含铁较多。主张妊娠 4 个月起应常规补充铁剂,口服铁剂应同时服维生素 C 或稀盐酸,以促进铁的吸收。

(2)钙:钙对胎儿骨骼和牙齿的生长发育有极大的影响。我国营养学会建议自孕 16 周起每天摄入钙 1000mg,于孕晚期增至 1500mg。牛奶、肉类、豆类、海产品等含钙较多。补钙同时应注意补充维生素 D。

（3）锌：孕妇于妊娠后3个月摄入锌不足，可导致胎儿生长受限、流产、先天畸形等。推荐孕妇每天从饮食中补锌20mg。

（4）碘：碘为合成甲状腺素的主要成分之一。孕妇碘摄取不足，可发生单纯性甲状腺肿，婴儿易患呆小症。妊娠期每天碘摄取量应在175μg以上。

4. 维生素

（1）维生素A：维生素A有助于胎儿生长发育。孕妇体内缺乏维生素A，可导致夜盲症、贫血、早产、胎儿畸形等。维生素A主要存在于肝脏、蛋黄、肾脏、牛奶中。

（2）维生素B：包括维生素B_1、B_2、B_6、B_{12}、尼克酸、叶酸等。孕早期叶酸缺乏可导致胎儿神经管发育畸形。维生素B族广泛存在于谷类、动物肝脏、干果、绿叶菜、牛奶、黄豆等食物中。

（3）维生素C：维生素C对骨骼、牙齿、结缔组织发育和机体抵抗力等都有促进作用。建议孕妇每天维生素C供给量为80mg。维生素C在新鲜蔬菜和水果中含量较高。

（4）维生素D：维生素D能促进钙和磷的吸收，对胎儿骨骼、牙齿发育极为重要。建议孕妇每天维生素D的供给量为10μg。除多晒太阳外，应补充富含维生素D的食物，如牛奶、蛋黄、肝脏等。

（二）妊娠期合理用药

妊娠12周内，是胚胎、胎儿各器官迅速发育和形成的阶段，此时用药可造成某一部位的组织或器官发育畸形，因此应尽量避免。必须用药时，应选择对孕妇有效、副作用小，对胚胎、胎儿无损害的药物。妊娠12周后，药物致畸作用明显减弱，但对神经系统的影响可以一直存在。因此，妊娠期用药应慎重，并严格掌握用药剂量和时间。

第四节　正常妊娠孕妇的护理

【护理评估】

（一）健康史

1. 个人资料

（1）年龄：年龄过小易发生难产；年龄过大，尤其是超过35岁的高龄产妇，容易并发妊娠期高血压疾病、产力异常和产道异常，应予以重视。

（2）职业：妊娠期接触铅、汞、苯及有机磷农药、放射线、一氧化碳中毒等，可引起流产、胎儿畸形。

（3）其他：孕妇的受教育程度、宗教信仰、婚姻状况、经济状况以及住址、电话号码等资料。

2. 过去史　询问有无手术史及手术名称等，重点了解有无高血压、心脏病、糖尿病、肝肾疾病、血液病、传染病等，注意患病时间及治疗情况。

3. 月经史　询问月经初潮年龄、月经周期和月经持续时间。了解月经周期有助于准确推算预产期。

4. 孕产史

（1）既往孕产史：了解既往孕产史及分娩方式，有无流产、早产、难产、死胎、死产、产后出血史。

（2）本次妊娠经过：了解本次早孕反应出现的时间、严重程度，有无病毒感染史及用药情况,胎动开始的时间,妊娠过程中有无阴道流血、头痛、心悸、气短、下肢水肿等症状。

5. 家族史 询问家族中有无高血压、糖尿病、双胎、结核病等病史。

6. 丈夫健康状况 了解有无烟、酒嗜好及遗传性疾病等。

(二)临床表现 相关内容详见本章第三节。

(三)心理-社会状况

1. 妊娠早期 重点评估孕妇对妊娠的态度及接受程度。可以从以下几方面来评估:孕妇遵循产前指导的能力;能否主动或在鼓励下谈论怀孕的不适、困惑和感受;怀孕过程中与家人和丈夫的关系等。

2. 妊娠中、晚期 重点评估孕妇对妊娠有无不良的情绪反应,对即将为人母和分娩有无恐惧和焦虑心理。

(四)实验室及其他辅助检查 相关内容详见本章第二节。

(五)高危因素评估

重点评估是否存在下列高危因素:年龄<18岁或≥35岁;残疾;遗传性病史;既往有无流产、异位妊娠、早产、死产、死胎、难产、畸胎史;有无心脏病、肾脏病、肝脏病、高血压、糖尿病等妊娠合并症;有无妊娠并发症,如妊娠期高血压疾病、前置胎盘、胎盘早剥、羊水异常、胎儿生长受限、过期妊娠、母儿血型不合等。

【常见护理诊断/问题】

1. 体液过多 与妊娠子宫压迫下腔静脉或水钠潴留有关。

2. 胎儿有受伤的危险 与遗传、感染、胎盘功能异常有关。

3. 舒适改变 与妊娠引起早孕反应、腰背痛等有关。

4. 焦虑 与担心胎儿健康、惧怕分娩疼痛有关。

5. 知识缺乏:缺乏妊娠期保健知识。

【护理目标】

1. 孕妇掌握有关孕期健康保健知识,维持母婴于健康状态。

2. 掌握健康育儿知识,适应母亲角色。

3. 情绪稳定,胎儿无伤害。

【护理措施】

正常妊娠无需特殊护理,告知孕妇产前检查和孕期保健的重要性,根据具体情况预约下次产前检查的时间和内容。

(一)健康指导

1. 衣着与卫生 孕妇衣着应宽松、舒适,不宜穿紧身衣裤,以免影响血液循环和胎儿发育。避免穿高跟鞋,以防腰背痛和身体失衡。孕妇在孕期应养成良好的卫生习惯,勤洗澡、勤换内衣,以淋浴为主,避免盆浴。妊娠期分泌物增多,应注意外阴部清洁。

2. 活动与休息 适当活动可以促进血液循环。一般孕妇可正常工作到妊娠28周,28周后适当减轻工作量,避免重体力劳动和夜班,每天应保持8小时睡眠及1~2小时的午休。卧床时宜左侧卧位,以增加胎盘血供。居室内保持安静、空气流通。

3. 乳房的护理 妊娠期乳头及乳晕周围皮脂腺常有分泌物溢出。妊娠24周后,每天用温水清洗乳头后,用软毛巾擦干,并涂油脂,可防止产后哺乳时发生乳头皲裂。如有乳头平坦或内陷,可用拇指与示指压住乳头根部,将乳头反复向外牵拉,保证产后顺利哺乳。

4. 胎教 胎教是为孕妇创造良好的内、外环境,有目的、有计划地为胎儿的生长发育实施最佳措施。从妊娠4个月起,可以通过音乐、语言、信息、抚摸等胎教形式,主动给胎儿有益的信息刺激。孕妇生活规律、心情舒畅,多听优美、轻松的音乐,有利于促进胎儿身心健康和智力发育,以达到优生的目的。

5. 性生活指导 妊娠前3个月和后3个月均应避免性生活,以防发生流产、早产、胎盘早剥、胎膜早破或感染。

6. 避免感染 孕妇家中不宜养宠物,防止弓形虫和病毒感染。妊娠早期,特别是妊娠8周前胚胎各器官处于分化、发育的关键时期,极易受内、外环境的干扰而引起畸形,应特别注意避免病毒感染。放射线、微波、电离辐射、噪声、吸烟、饮酒等有害因素,均可影响胚胎和胎儿的生长发育,甚至导致流产、早产、死胎等,应尽量远离或避免。

7. 分娩前的准备 指导孕妇准备足够的消毒卫生巾、内裤、合适的胸罩和内衣等,为新生儿准备柔软、吸水、透气性好的衣物,准备被子、小毛巾、婴儿皂、爽身粉和足够的尿布。可采用上课、录像、模拟操作等形式讲解新生儿喂养及护理知识,宣传母乳喂养的好处,示教如何给新生儿沐浴、换尿布等。向孕妇讲解分娩中应如何配合,帮助其建立完成分娩的自信,减轻心理压力,解除思想负担。

8. 识别异常症状及先兆临产 孕妇出现下列情况应及时就诊:阴道流血;妊娠3个月后仍持续呕吐;寒战、头痛、眼花、胸闷、心悸、气短、胎动突然减少等。临近预产期的孕妇,如出现阴道血性分泌物或规律宫缩,应尽快到医院就诊。如阴道有液体流出,家属应立即将孕妇平卧送往医院,以防止脐带脱垂危及胎儿生命。

(二) 症状护理

1. 恶心、呕吐 约半数妇女在妊娠6周左右出现早孕反应,12周左右消失。在此期间应避免空腹或过饱,少食多餐,饮食清淡,两餐之间进食液体,给予精神鼓励和支持,以减轻心理困扰和忧虑。如妊娠12周后仍继续呕吐,甚至影响孕妇营养时,应考虑妊娠剧吐的可能,需住院治疗,纠正水电解质紊乱。

2. 尿频、尿急 妊娠早期,由于增大的子宫压迫膀胱,孕妇可有尿频、尿急症状,于妊娠12周左右自行消失。妊娠末期,先露部进入骨盆腔压迫膀胱,尿频、尿急症状再现。孕妇有尿意时,应及时排空。若无感染症状,可不必处理。

3. 白带增多 于妊娠最初3个月及末3个月明显,是妊娠期的正常生理反应,应排除真菌、滴虫、淋菌、衣原体等感染。嘱孕妇保持外阴清洁,每天清洗外阴,但严禁阴道冲洗;穿透气性好的棉质内衣,经常更换。

4. 水肿 孕妇在妊娠后期易发生下肢水肿,经休息后可消退,属正常现象。如下肢明显凹陷性水肿或经休息后不消退者,应及时就诊,警惕妊娠期高血压疾病的发生。嘱孕妇左侧卧位,以解除右旋增大的子宫对下腔静脉的压迫;下肢稍抬高,避免长时间站或坐;适当限制盐的摄入,但不必限制水分。

5. 下肢、外阴静脉曲张 避免长时间站立、行走;指导孕妇穿弹力裤或弹力袜;睡眠时适当抬高下肢,以利静脉回流。

6. 便秘 是妊娠期常见症状之一,尤其是妊娠前即有便秘者。可嘱孕妇每天清晨饮1杯开水,多吃新鲜蔬菜、水果和易消化、高纤维素的食物;每天进行适当的运动,养成定时排便的习惯。未经医生允许,不可随便使用大便软化剂或轻泻剂。

7. 腰背痛 指导孕妇穿平底鞋,尽量避免弯腰动作。疼痛严重者,必须卧床休息,局部热敷。产后6～8周,腰背痛自然消失。

8. 下肢痉挛 指导孕妇饮食中增加钙的摄入,避免腿部受凉、疲劳,走路时脚跟先着地。发生下肢痉挛时,嘱孕妇背屈肢体或局部热敷按摩,直至痉挛消失。必要时遵医嘱口服钙剂。

9. 失眠 每天坚持适当户外活动;睡前温水洗脚,或饮热牛奶帮助入眠。

10. 生理性贫血 孕妇应适当增加含铁食物的摄入,如动物肝脏、瘦肉、蛋黄、豆类等。如病情需要补充铁剂时,可用温水或果汁送服,以促进铁的吸收。

11. 仰卧位低血压综合征 妊娠末期,孕妇长时间取仰卧位,因增大的子宫压迫下腔静脉,使回心血量及心排出量突然减少,造成一过性低血压。此时嘱孕妇左侧卧位后症状可自行消失,不必紧张。

(三)心理护理

1. 为孕妇提供心理支持,帮助孕妇消除因体型改变、身体不适而产生的不良情绪。

2. 鼓励孕妇抒发内心的感受和想法,针对其需要解决问题。

3. 告诉孕妇其生理和心理活动都会影响胎儿,过度紧张、情绪困扰的孕妇易发生妊娠期和分娩期并发症,应保持轻松、愉悦的心情。

4. 如孕妇有紧张、焦虑、抱怨或悲伤,应判断是否有潜在的心理问题,并予以解决。

【护理评价】

1. 孕妇掌握有关孕期保健知识,维持母婴于健康状态。

2. 孕妇掌握健康育儿知识,能否适应母亲角色。

3. 孕妇情绪稳定,胎儿无伤害。

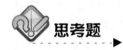 **思考题**

1. 刘女士,28岁,已婚,平素月经规律,末次月经2011年1月18日,现停经45天,偶觉恶心、食欲减退,考虑为早孕。

(1)为确定诊断,最快速、准确的方法是什么?

(2)如确定早孕,护士可为其提供哪些保健指导?

(3)该孕妇的预产期是何时?

2. 李太太,妊娠14周,首次到医院咨询,医生应为其做哪些检查?

3. 黄女士,妊娠28周,昨日自觉胎动频繁,很担心胎儿的安危,今来医院咨询,护士应建议其做哪些检查? 如何指导她进行胎儿宫内情况的监测?

4. 王女士,26岁,妊娠32周,因不规则宫缩、见红2日入院,医生嘱其卧床休息并给予硫酸镁静滴治疗。今晨自觉头晕,检查:血压80/55mmHg,脉搏76次/分钟,子宫底高度29cm,头先露,胎心率148次/分钟。实验室检查:血尿常规未见明显异常。

(1)导致孕妇出现该症状的主要原因是什么?

(2)护士应该如何给予该孕妇健康指导?

(费　娜)

第四章 正常分娩产妇的护理

1. 掌握影响分娩的因素、分娩期的护理评估、常见护理诊断和护理措施。
2. 熟悉分娩机制。
3. 了解分娩区的布局管理及无痛分娩。
4. 培养学生关心爱护产妇的人文关怀精神和良好的沟通技巧。

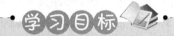

十月怀胎,一朝分娩,在女人蜕变成伟大母亲的神圣时刻,"白衣天使"的观察和护理往往影响着产妇分娩的信心,继而影响分娩的过程。如何为产妇提供良好的身心支持与护理尤为重要。

妊娠满 28 周及以上,胎儿及其附属物由母体娩出的全过程称为分娩(delivery)。满 28 周至不满 37 足周之间分娩者称早产(premature delivery);妊娠满 37 周至不满 42 足周之间分娩者称足月产(term delivery);妊娠满 42 周及其以后分娩者称过期产(postterm delivery)。

第一节 分娩区的环境布局和管理

分娩区包括待产室、分娩室、刷手间、无菌敷料室、治疗室、器械室、办公室及其他辅助用房。按消毒隔离规定分无菌区、清洁区、污染区。分娩区需设各不交叉的 3 个通道:孕产妇通道、医务人员通道、污物通道。与外界相连处需设缓冲区。

一、待 产 室

1. 布局及设备 待产室与产房相连,安静明亮、空气流通,有条件可设置家居式布置的温馨待产室,使产妇有宾至如归的感觉,消除对医院的紧张陌生感。待产室旁应有卫生间及污物间。设待产床数张,床间隔至少 1m 以上,便于推车及监护仪器通过。室内适当放置有关分娩、母乳哺养及新生儿护理知识的宣传图片。室内应备有骨盆测量器、血压计、胎心听诊器、胎心监护仪、灌肠器、卷尺、便盆、输液器、输液支架、备皮盘、肛查盘(内有清洁的手套或指套、润滑剂)、无菌手套、消毒剂等。

2. 待产室管理 待产室应定期通风消毒。进入待产室需更换清洁衣裤、拖鞋。待产妇个人卫生用品、清洁用具及便盆专人专用。妊娠合并肝炎或有其他感染性疾病者应住隔离待产室。

二、分 娩 室

1. 布局及设备 分娩室应宽敞明亮、内装饰应便于清洁消毒、墙壁及地面耐擦洗、周围环境清洁安静。备有充足的照明设备、空气调节设备、吸氧装置、负压吸引装置、急救车、新生儿辐射急救台、无菌柜等。

(1)产床:产床应便于消毒,可调多种体位,以便于增加产妇舒适度。

(2)产包:用双层布包裹。内有大底单1块,消毒接生巾6块,腿套2只,接生衣1件,脐带卷1份,纱布数块,止血钳2~3把,脐带剪1把,大换药碗1只,集血器1只,弯盘1只。

(3)器械:备有阴道助产相关器械,如产钳、胎头吸引器、阴道拉钩、会阴侧切剪、针(圆针、三角针)、有齿及无齿镊、产后清宫包等。

(4)急救用品:无菌输血输液用具、各种注射器及针头、氧气装置、负压吸引装置、新生儿吸痰管、新生儿正压通气装置、气管插管、简易呼吸器、开口器、拉舌钳、砂袋等。

(5)药品:备生理盐水、葡萄糖溶液、葡萄糖盐溶液、林格液、血浆代用品、各类宫缩剂、哌替啶、地西泮、氯丙嗪、25%硫酸镁、10%葡萄糖酸钙、1%~2%普鲁卡因、1%~2%利多卡因、维生素 K_1、毛花苷 C、氨茶碱、阿托品、罂粟碱、地塞米松、肾上腺素等。

(6)消毒用品:备消毒刷手用品、备皮刀、肥皂水棉球、会阴冲洗壶、冲洗消毒溶液、75%乙醇、2.5%碘酒、0.5%碘伏液、饱和高锰酸钾液、无菌液状石蜡等。

(7)婴儿用品:备婴儿床及床上用品、婴儿衣被、尿布、婴儿磅秤、软尺等。

2. 分娩室管理

(1)要求工作人员认真负责,耐心细致,不擅离岗位。

(2)分娩室定期消毒,保持安静整洁,温度在 24~26℃、湿度 50%~60%为宜。

(3)工作人员进入分娩室应换消毒刷手衣,戴好口罩帽子,换清洁拖鞋。非本室工作人员不得入内。

(4)分娩室内应随时备齐急救药品、器械及其他各种用物,并由专人负责管理,应定期消毒、定期检查。无菌物品及各类外用药品需专柜放置。

(5)接生结束后,产床、地面、吸引器等用具必须重新消毒,并整理好一切用品和器具。

(6)凡有感染者或可疑感染者,须送隔离分娩室,分娩后其所有用物须单独隔离消毒。工作人员需更换工作服,严格消毒双手后方可护理其他产妇。

第二节　决定和影响分娩的因素

决定分娩的因素有产力、产道、胎儿和精神心理因素。这四个因素均正常并能相互调整适应,胎儿可顺利地经阴道自然娩出,称正常分娩。

一、产　　力

将胎儿及其附属物从子宫内逼出的力量称为产力(expulsive force),其主要力量为子宫收缩力(简称宫缩,contractions,CTX),辅助力量为腹肌、膈肌和肛提肌收缩力。

(一)子宫收缩力

指临产(labor)后迫使子宫颈口扩张、胎儿及其附属物娩出的主要力量。其贯穿于分娩全过程,并具有以下特点。

1. 节律性(rhythm) 指临产时子宫平滑肌产生有规律的阵发性收缩。每次宫缩由弱渐强(进行期),维持一段时间(极期)后又逐渐减弱(退行期)直至消失放松一定时间(间歇期),随后再循环收缩,如此反复交替至分娩结束。产程刚开始时,宫缩持续约30秒,间歇5~6分钟。随着产程进展,宫缩持续时间逐渐延长,间歇时间逐渐缩短,强度也逐渐增强,宫口开全之后,宫缩持续时间可长达1分钟及以上,间歇时间可缩短至1~2分钟(图4-1)。

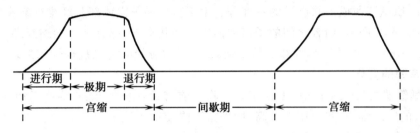

图 4-1 临产后正常宫缩节律性示意图

2. 对称性与极性 正常时每次宫缩均从两侧宫角处开始,先向宫底中线集中,再向下扩散,约在15秒内均匀波及整个子宫,左右对称,此为宫缩的对称性。宫缩在宫底部最强最持久,向下依次递减,宫底部收缩力强度几乎是子宫下段的2倍,此为宫缩的极性(图4-2)。

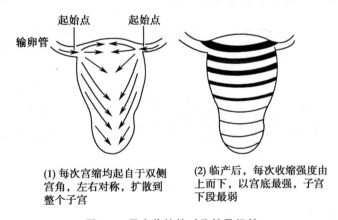

图 4-2 子宫收缩的对称性及极性

3. 缩复作用(retraction) 宫缩时子宫肌纤维缩短变宽,间歇期肌纤维放松,但不能恢复至原来的长度,较前略有缩短,此现象称缩复作用。此作用使子宫肌层逐渐增厚,宫腔容积逐渐缩小,随着产程进展迫使胎先露不断下降,子宫下段被拉长,宫颈管逐渐展开,宫颈口逐渐开大。

(二)腹肌及膈肌收缩力

是第二产程胎儿娩出的重要辅助力量。宫口开全后,宫缩推动胎先露下降压迫盆底组织及直肠前壁,反射性引起排便感,产妇主动屏气用力,使腹肌和膈肌有力地收缩,腹压增加,协同宫缩迫使胎儿娩出。

(三)肛提肌收缩力

有协助胎先露在盆腔内旋转的作用,当胎儿枕部露于耻骨弓下缘时,还能协助胎头仰伸及娩出。胎儿娩出后,当胎盘降至阴道时,其有助于胎盘娩出。

二、产 道

产道(birth canal)是胎儿娩出的通道,分为骨产道(bony canal)、软产道(soft tissue of birth canal)两部分。骨产道内容详见本教材第一章。软产道是由子宫下段、宫颈、阴道及盆底软组织所构成的弯曲通道。

(一)子宫下段的形成

子宫下段(lower segment of uterus)由子宫峡部所形成。非孕期子宫峡部长约 1cm,妊娠 12 周后至妊娠末期逐渐扩展拉长形成子宫下段。临产后规律宫缩使其进一步伸展,拉长达 7~10cm,肌壁变薄成为软产道的一部分。由于宫缩和子宫体部肌纤维缩复作用,使子宫上下段肌肉薄厚不同,在两者之间的子宫内面有一环状突起,称为生理性缩复环(physiologic retraction ring)。正常情况腹部不易见到此环,异常分娩时可见病理性缩复环。

(二)宫颈的变化

1. 宫颈管消失(effacement of cervix) 临产前宫颈管长约 2cm,临产后由于宫缩牵拉子宫颈内口的肌纤维,宫腔内压力升高,胎先露下降使前羊膜囊呈楔状,使宫颈内口向上向外扩张,宫颈管逐渐变短,最后展平。

2. 宫颈口扩张(dilatation of cervix) 宫颈管消失后,初产妇宫颈外口仅容纳一指尖,经产妇则能容纳一指。初产妇多是宫颈管先消失宫口后扩张,经产妇多是宫颈管消失与宫口扩张同时进行。随着产程的继续进展,宫颈外口逐渐扩张,当宫颈外口扩张至 10cm 时为宫口开全,此时妊娠足月胎头方能通过(图 4-3)。

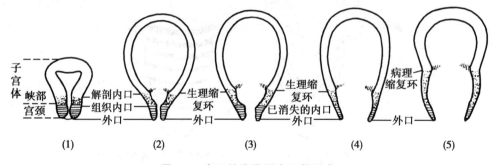

图 4-3 宫口扩张及子宫下段形成

(三)骨盆底、阴道及会阴的变化

宫口开全后,子宫腔、子宫下段及阴道形成一前壁短、后壁长的弯曲状通道。宫缩迫使胎先露由宫腔下降至阴道,并与前羊膜囊一起将阴道撑开,破膜后胎先露直接压迫软产道,阴道黏膜皱襞展平使腔道变宽,盆底肌肉向下及向两侧扩展,肌纤维拉长,会阴体变薄。胎先露即将到达阴道口时,会阴体组织的厚度由原来 4~5cm 伸展变薄至 2~4mm,分娩时若保护不当,易造成会阴裂伤。

三、胎 儿

胎儿(fetus)是否能顺利娩出,除产力和产道等因素外,还取决于胎儿大小、胎位以及有无畸形。胎头是胎体的最大部分,也是胎儿通过产道最困难的部分,胎儿发育过大因胎头径线大或胎儿过熟时颅骨较硬,胎头不易变形,虽骨盆正常,亦可引起相对性头盆不称造成难产。

四、精神心理因素

在分娩过程中精神心理因素可影响产力及影响孕妇的适应力,进而影响产程的进展。相当数量的孕妇对分娩阵痛的刺激及分娩结局的担忧,普遍有焦虑倾向,加之待产室环境陌生,分娩室的紧张氛围使产妇常常处于焦虑不安甚至恐惧的心理状态。这种精神心理状态,可导致一系列神经内分泌变化,如焦虑时去甲肾上腺素减少可使子宫收缩力减弱而对疼痛的敏感性增加,疼痛又加重产妇的焦虑不安情绪,继而造成恶性循环,致产妇体力消耗过大,宫缩乏力,产程延长。

总之,在分娩过程中,产力、产道、胎儿及精神心理因素之间相互联系、相互影响。一般来说,骨产道和胎儿大小是相对固定的。产力、胎头位置和心理状况是可变的。因此,助产人员应认真细致观察,发现产力异常应积极调整,及时矫正异常的胎头位置,恰当地疏导产妇心理问题,促使分娩顺利进行。

你知道"导乐"陪伴分娩吗?

"导乐"陪伴分娩是美国医生克劳斯(Dr. M. Klaus)倡导的。"导乐"是指分娩过程中的一名女性陪护者,她应具有丰富的生育经验,乐于助人,富有爱心,同情心和责任心;具有良好的人际沟通能力,给人以信赖感。"导乐"陪伴分娩是指一名"导乐"给一名孕妇在产前、产时及产后持续的生理和心理上全面的支持帮助,始终陪伴鼓励孕妇,使其顺利完成分娩全过程。通过"导乐"在整个分娩过程中的始终陪伴,积极地帮助、不断地鼓励支持,能使孕妇减轻分娩的疼痛,充分发挥其潜能,积极主动地完成分娩过程,使顺产率提高,可有效降低剖宫产率。

第三节　枕左前位分娩机制

分娩机制(mechanism of labor)是指胎儿先露部通过产道时,为适应骨盆各平面不同的形态和大小被动地进行一系列转动,以其最小径线通过产道的全过程。不同的胎方位有其不同的分娩机制。临床上枕先露占95.55%～97.55%,又以枕左前位最为多见,故以枕左前位分娩机制为例叙述(图4-4)。

(一) 衔接(engagement)

胎头双顶径进入骨盆入口平面,颅骨最低点接近或达到坐骨棘水平,称为衔接(入盆)(图4-5)。胎头半俯屈,以枕额径进入骨盆入口,因枕额径(平均11.3cm)大于骨盆入口前后径(平均11cm),故胎头矢状缝衔接于骨盆入口右斜径上,胎头枕骨位于骨盆左前方。初产妇可在预产期前1～2周内胎头衔接,经产妇多在分娩开始后衔接。若初产妇已临产而胎头尚未衔接应注意有无头盆不称。

(二) 下降(descent)

胎头沿骨盆轴前进的动作称为下降。下降动作呈间歇性贯穿于分娩全过程,并与其他动作相伴随。胎先露部下降程度是临床上判断产程进展的重要标志之一。

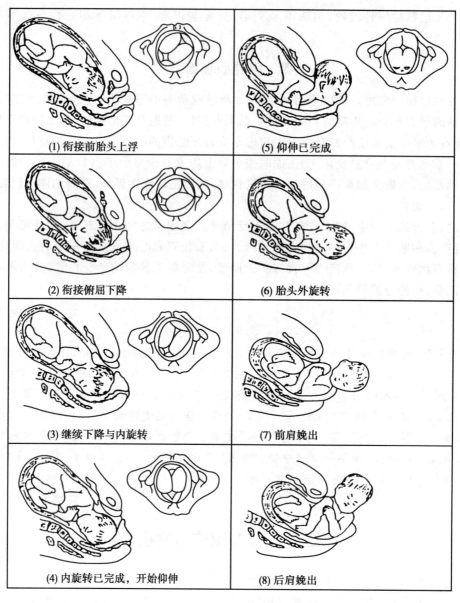

(1) 衔接前胎头上浮	(5) 仰伸已完成
(2) 衔接俯屈下降	(6) 胎头外旋转
(3) 继续下降与内旋转	(7) 前肩娩出
(4) 内旋转已完成，开始仰伸	(8) 后肩娩出

图 4-4　枕左前位分娩机制示意图

（三）俯屈（flexion）

胎头继续下降至骨盆底时，呈半俯屈状态的胎头枕部遇肛提肌阻力，胎头进一步俯屈，使下颏接近前胸部，变胎头衔接时的枕额径（平均 11.3cm）为枕下前囟径（平均 9.5cm），以最小的枕下前囟周径（平均 32.6cm）取代衔接时的枕额周径（平均 34.8cm）（图 4-6）来适应产道，利于胎头进一步下降，称俯屈。

（四）内旋转（internal rotation）

为适应中骨盆及出口平面前后径大于横径的特点，胎头俯屈下降至中骨盆时，肛提肌收缩力将胎头枕部推向阻

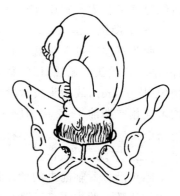

图 4-5　胎头衔接

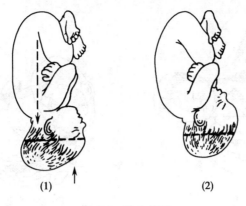

图 4-6 胎头俯屈

力小、部位宽的前方。左枕前位的胎头向母体骨盆右前方旋转 45°,使胎头后囟转至耻骨弓下方(图 4-7),以利于胎头继续下降。一般胎头内旋转动作于第一产程末完成。

(五)仰伸(extersion)

胎头完成内旋转后,持续下降达阴道外口,宫缩和腹压迫使胎头继续下降,肛提肌反射性收缩迫使胎头向前推进,两者合力使胎头继续向下向前而逐步仰伸,当胎头枕骨下部到达耻骨联合下缘时,以耻骨弓为支点,胎头顶、额、鼻、口、颏相继娩出(图 4-8)。

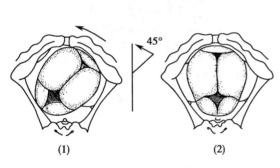

图 4-7 胎头内旋转

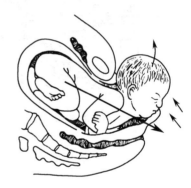

图 4-8 胎头仰伸

(六)复位(restitution)**及外旋转**(external rotation)

当胎头内旋转时胎肩并未发生旋转,胎头与胎肩形成一定扭曲角度。故胎头娩出后,胎头枕部向母体骨盆左前方回转 45°,使胎头与胎肩部恢复正常关系,称为复位。此时,胎儿双肩在骨盆腔内继续下降。为适应中骨盆、骨盆出口平面前后径大于横径的特点,胎前肩(右)向母体前方中线旋转 45°,使胎儿双肩径与骨盆出口前后径相一致,带动胎头枕部在骨盆腔外继续向左旋转 45°,以保持胎头与胎肩的垂直关系,称为外旋转(图 4-9)。

(七)胎肩、胎体娩出

外旋转动作完成后,前肩(右)先从耻骨弓下娩出,胎体稍侧屈,继之后肩(左)娩出(图 4-10),随后胎身及四肢相继娩出。

上述的分娩机制是一个连续的过程,各动作间没有截然的界限,下降贯穿于始终。

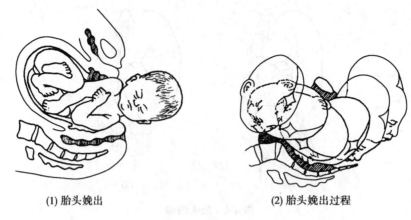

(1) 胎头娩出　　　　　　　　　(2) 胎头娩出过程

图 4-9　胎头外旋转

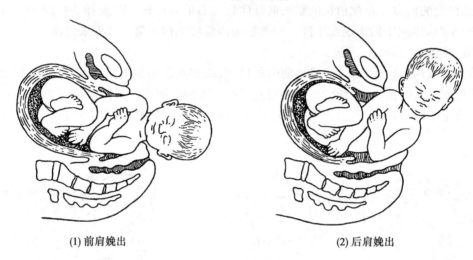

(1) 前肩娩出　　　　　　　　　(2) 后肩娩出

图 4-10　胎肩娩出

第四节　临产诊断与产程分期

一、临产诊断

(一) 先兆临产

分娩发动前,往往出现一些预示孕妇不久即将临产的症状,称为先兆临产(threatened labor)。

1. 不规律宫缩　孕妇临产前 1~2 周常出现不规则宫缩,其特点是持续时间较短(不超过 30 秒)、不恒定,间歇时间较长、不规律,宫缩强度不增加,不能使宫口扩张及胎先露下降,故又称假临产(false labor)。

2. 胎儿下降感(lightening)　由于胎先露下降进入骨盆入口,使宫底下降,多数孕妇常感到上腹部较前舒适,进食量增加,呼吸较前畅快。因胎先露入盆压迫膀胱,常出现尿频症状。

3. 阴道血性分泌物　临产前 24~48 小时,因宫颈内口附近的胎膜与宫壁分离,毛细血管破裂,引起少量出血,血液与宫颈管内黏液相混形成血性分泌物经阴道流出,俗称"见红(show)",此为分娩即将开始比较可靠的征象。但若出血量大于月经量则可能为妊娠晚期出血性疾病。

(二) 临产的主要标志

临产的主要标志是出现规律性子宫收缩并逐渐加强,宫缩时间持续在 30 秒及以上,间歇在 5～6 分钟,并伴有宫颈管进行性消失,宫颈口逐渐扩张和胎先露下降。

二、产 程 分 期

分娩全过程指从出现规律宫缩开始至胎儿、胎盘全部娩出为止,简称总产程。初产妇总产程约需 13～18 小时,经产妇约需 6～9 小时。临床上又分为 3 个产程。

1. 第一产程(first stage of labor)　又称宫颈扩张期。从有规律宫缩开始到宫口开全,初产妇约需 11～12 小时,经产妇约需 6～8 小时。

2. 第二产程(second stage of labor)　又称胎儿娩出期。从宫口开全至胎儿娩出,初产妇约需 1～2 小时,经产妇约需 1 小时或仅需几分钟。

3. 第三产程(third stage of labor)　又称胎盘娩出期。从胎儿娩出至胎盘娩出,约需 5～15 分钟,一般不应超过 30 分钟。

第五节　分娩的临床经过及护理

案例导入:

孕妇王女士,28 岁,因停经 39 周,阵发性下腹痛 2 个半小时来医院就诊,9 时行阴道检查:胎先露头,坐骨棘上 2cm,宫颈管已消失,宫颈软,宫口开大 1cm。请问:该孕妇临产了吗？判断的依据是什么？应如何进一步观察和处理？

产妇入院后子宫收缩逐渐增强,13 时检查:宫缩 30～40 秒/4～5 分钟,阴道检查:宫口扩张 3cm,胎头 S^{-2},LOT。15 时检查:宫缩 40～50 秒/3～4 分钟,宫口扩张 5cm,胎头 S^{-1},LOT。17 时检查:宫缩 40～50 秒/3～4 分钟,宫口扩张 8cm,胎头 S^{-0},LOA。17:55 产妇主诉大便感。请问你需要做什么？她的产程进展正常吗？下一步的护理措施是什么？

一、第一产程的临床经过及护理

【临床经过】

1. 规律宫缩　分娩开始时,子宫收缩力较弱,持续时间较短(约 30 秒),间歇时间较长(约 5～6 分钟)。随着产程进展,宫缩持续时间逐渐延长至 50～60 秒,间歇时间逐渐缩短至 2～3 分钟,宫口接近开全时,持续时间可达 60 秒及以上,间歇时间缩短为 1～2 分钟,且强度不断增加。

2. 宫颈口扩张　临产后子宫规律收缩并逐渐增强,使宫颈口逐渐扩张,胎先露逐渐下降。宫颈口扩张规律是先慢后快,根据宫颈口扩张程度将第一产程分为潜伏期和活跃期。①潜伏期:从规律宫缩开始至宫颈口扩张 3cm,此期宫颈口扩张速度较为缓慢,平均每 2～3 小时扩张约 1cm,约需 8 小时,最大时限为 16 小时,若超过 16 小时称潜伏期延长。②活跃期:从宫颈口扩张 3cm 至宫颈口开全。此期宫颈口扩张速度较快,约需 4 小时,最大时限为

8小时,若超过8小时称活跃期延长,活跃期又划分为加速期、最大加速期及减速期3个期:加速期是指宫口扩张3～4cm,约需1小时30分钟;最大加速期是指宫口扩张4～9cm,约需2小时;减速期是指宫口扩张9～10cm,约需30分钟。以上分期在经产妇的产程中不明显。

3. 胎先露下降　胎先露下降程度常作为临床估计分娩难易的可靠指标之一。潜伏期内,胎头下降不明显;进入活跃期,胎头下降加快,平均每小时下降0.86cm。正常情况下宫口开大与胎头下降应同步进展,一般初产妇宫口近开全时先露应达坐骨棘水平以下,但部分产妇宫口开大与胎头下降并不同步,破膜后胎头才迅速下降,此现象常见于经产妇。

4. 胎膜破裂　简称破膜(rupture of membranes)。随着宫颈口逐渐开大,在胎先露逐渐下降过程中,将羊水阻隔为前后两部分,形成前羊膜囊。胎先露进一步下降使前羊膜囊压力逐渐升高,当压力增高至一定程度时,胎膜自然破裂,称破膜。此时,羊水流出约100ml左右。破膜后胎先露直接压迫宫颈,可反射性增强子宫收缩,促进产程进展。破膜大多发生在第一产程末期宫口接近开全或开全时。

【护理评估】

(一) 健康史

根据产前检查记录,全面了解待产妇的一般情况,包括结婚年龄、生育年龄、孕前体重、孕期增长体重、身高、营养情况、既往疾病史、过敏史;月经史、婚育史、分娩史等。了解本次妊娠的经过,包括末次月经、预产期、孕期有无阴道流血、流液、有无内外科合并症等。了解宫缩出现的时间、强度及频率,记录胎方位、胎先露、骨盆测量值及胎心情况。

(二) 临床表现

1. 一般情况　观察生命体征,临产后产妇的脉搏、呼吸可能有所增快,宫缩时血压常会升高5～10mmHg。评估皮肤张力情况,有无下肢水肿及其程度。

2. 胎心情况　正常胎心率为120～160次/分钟,平均为140次/分钟。胎心率变化反映胎儿宫内状态。

3. 子宫收缩　表现为产妇阵发性下腹痛,部分有腰骶部酸胀感。可通过触诊或胎心监护仪检查和记录子宫收缩的频率、持续时间和强度。正常产程时,强度渐强、持续时间渐长,间歇期渐短。宫缩时触诊子宫体部隆起变硬、宫缩间歇时松弛变软。

4. 宫口扩张和胎头下降　宫口扩张直径以厘米或横指计算,每横指相当于1.5cm。判断胎头下降程度是以坐骨棘平面为标志,胎头颅骨最低点达坐骨棘时,记为"0",在坐骨棘平面上1cm时记为"-1",在坐骨棘平面下1cm时记为"+1",依此类推(图4-11)。

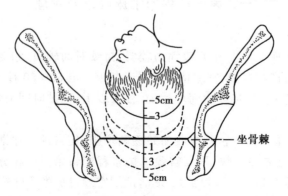

图4-11　胎头高低的判断

根据每次检查的结果绘制成产程图。产程图(partogram)是连续描记宫口扩张和胎先露下降情况的坐标图。它以临产时间(小时)为横坐标,以宫口扩张程度(cm)和胎先露下降程度(cm)为纵坐标,画出宫口扩张曲线和胎先露下降曲线,便于直观地了解产程进展情况(图4-12)。

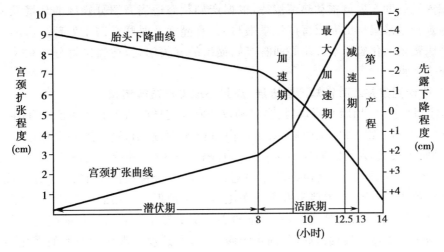

图4-12　交叉产程图

临床上为了及时判断产程进展是否有可能发生异常,常在产程图上标出警戒线和处理线。警戒线是宫口扩张3cm处到4小时后预期宫口开全处的连线,处理线是警戒线后4小时与之平行处画一条线,两线之间为警戒区,多数分娩在警戒线前完成,进入警戒区后应加强监护妥善处理。跨处理线提示产程异常需积极处理。

5. 胎膜情况　胎膜破裂表现为阴道流液,正常羊水为无色、无味、略显浑浊的液体,可混有胎脂,呈碱性反应,可用pH试纸测试。肛查或阴道检查时,如胎膜未破,在胎先露的前方可触及胎囊,如胎膜已破,则能直接触及先露部,推动先露部有羊水流出。

(三)心理-社会状况

由于第一产程时间较长,产妇容易紧张焦虑和急躁,她们对分娩的认知及对疼痛的耐受性因人而异,与其精神因素、受教育程度、家庭文化背景、产前接受健康教育等因素有关,家属也常产生紧张情绪。

(四)实验室及其他辅助检查

1. 胎心监护仪　可描记胎心曲线和宫缩曲线,记录胎心变化情况和宫缩的情况,同时还可表现胎心率变化与宫缩、胎动的关系,临床可据此判断胎儿在宫内的安危状态。

2. 胎儿头皮血血气分析　正常胎儿头皮血pH为7.25～7.35。胎膜破裂后可测定胎儿头皮血pH,若<7.20提示胎儿酸中毒。

【常见护理诊断/问题】

1. 知识缺乏:缺乏分娩相关知识。

2. 焦虑　与缺乏相关经验、担心分娩结局有关。

3. 急性疼痛　与子宫收缩、宫口扩张有关。

【护理目标】

1.产妇能描述正常分娩的过程及各产程的配合行为。

2. 焦虑程度减轻,主动参与和配合分娩过程。

3. 疼痛程度减轻,舒适感增加。

【护理措施】

（一）做好入院护理,讲解相关知识

产妇入院后助产人员主动热情接待,根据产妇状态适当介绍分娩区的环境及制度。结合产前检查记录采集病史完成待产记录书写,如有异常及时联系医生处理。协助完成必要检查及遵医嘱留取化验标本。耐心回答产妇提出的有关问题,适当讲解分娩相关知识及产程中的配合要点。

（二）严密观察并及时告知产程进展,加强心理支持缓解焦虑

1. 监测胎心　①用胎心听诊器、多普勒仪于宫缩间歇时听胎心。潜伏期(latent phase)每隔 1～2 小时听 1 次,如宫缩过频、妊娠期高血压疾病、过期妊娠、胎儿发育迟缓等情况则每 30 分钟听 1 次;进入活跃期(active phase)每隔 15～30 分钟听 1 次,每次听诊 1 分钟并注意心率、心律、心音强弱。如间歇期胎心率超过 160 次/分钟或低于 120 次/分钟或不规律,提示胎儿窘迫,应立即给产妇吸氧并报告医生进一步护理。②用胎心监护仪监测时每次至少记录 40 分钟。临床常用外监护,将测量胎心的探头置于胎心听诊最响亮的部位,测量宫缩的压力探头置于宫体接近宫底部,固定于腹壁,松紧适度。观察胎心率的变化与宫缩、胎动的关系,发现异常及时处理。由于单次听诊胎心仅能获得每分钟的胎心率,不能分辨瞬间变化,不能识别胎心率的变化与宫缩、胎动的关系,临床上一般在产妇入待产室即行胎心监护,以便及时发现是否已经存在胎儿窘迫,称入室实验。进入活跃期至少行胎心监护 1 次。

2. 观察宫缩　产程中必须连续定时观察宫缩,一般需连续观察 3 次,每隔 1～2 小时观察 1 次。医护人员将一手掌放于产妇腹壁宫体近宫底处,触诊宫缩时子宫体部隆起变硬、宫缩间歇时松弛变软,观察并记录宫缩间歇时间、持续时间及强度。发现异常,如强直收缩或病理缩复环及时报告医生积极处理。

3. 检查宫口扩张和胎头下降程度　通过肛门检查或阴道检查的方法测得。临产后适时在宫缩时检查,一般初产妇潜伏期应每 4 小时、活跃期每 2 小时 1 次。经产妇或宫缩频者间隔时间应酌情缩短,产妇肛门放松有排便感时应及时检查。初产妇宫口开全、经产妇宫口开大 3～4cm 时应将其送到产房作好接生准备。有急产史或产程进展迅速者酌情提前做好接生准备。

(1)肛门检查:让产妇仰卧位,两腿屈曲分开,检查者右手示指戴指套蘸润滑剂,轻轻刺激肛门嘱产妇放松后缓慢插入肛门内,拇指伸直,其余四指屈曲以利示指深入。首先向后触及尾骨尖端了解尾骨活动度,了解骶骨弧度;再查两侧坐骨棘是否突出并确定胎头下降程度;然后探查宫口摸清其四周边缘,估计宫口直径大小,了解宫颈厚薄、弹性、软硬度,当宫口近开全时仅能摸到一个窄的边缘,开全时摸不到宫口边缘;判断是否破膜,若未破膜在胎头前方可触及有弹性的羊膜囊,若已破膜则能直接触及胎头;了解胎头颅缝及囟门位置,胎头有无水肿等。若触及有血管搏动的条索状物,则考虑脐带先露或脐带脱垂,应紧急处理。过多的肛查会增加产褥感染的机会,一般整个产程<10 次。肛门检查不清时可行阴道检查。

(2)阴道检查:在严格消毒外阴后,用示、中指轻轻伸入阴道内,可直接触清宫口、胎先露及胎位等情况。适用于肛门检查不清、宫口扩张及胎先露情况不明、怀疑脐带脱垂及脐带先露者、轻度头盆不称经 4 小时试产产程进展缓慢者。严格消毒后的阴道检查不增加感染机会,可代替肛门检查。

4. 观察破膜及羊水情况　一旦确认破膜,应立即监测胎心、记录破膜时间、羊水性状、颜色及流量,保持外阴清洁,垫消毒垫。若破膜后胎头未入盆或为臀先露应立即嘱产妇卧床并抬高臀部,同时观察有无脐带脱垂征象。破膜超过 12 小时尚未分娩者,遵医嘱予抗生素预防感染。

5. 观察生命体征　每隔 4～6 小时测量血压、脉搏 1 次,若发现血压异常或妊娠期高血压疾病者,应酌情增加测量次数,并予相应处理。

护理人员应积极安慰鼓励产妇,让产妇说出焦虑的感受,帮助其认识到分娩是生理过程,及时告知产程进展情况,增强产妇对自然分娩的信心,使其积极配合,促使顺利分娩。条件允许时可提供家庭分娩室,充分发挥家庭支持系统的作用。

（三）加强一般护理,促进舒适,缓解疼痛

1. 提供良好的环境　尽量保持环境安静整洁,维持适宜的温、湿度。有条件时可按家庭式布置,允许家人陪伴,减少产妇对环境陌生的紧张感。

2. 能量和水分的补充　鼓励产妇进食易消化高热量的清淡食物,摄入足量水分,以保证足够的体力。

3. 活动与休息　临产后胎膜未破、宫缩不强时,鼓励产妇在室内适当活动,以促进宫缩,利于宫口扩张和胎先露下降。初产妇宫口近开全或经产妇宫口扩张 4cm 时应左侧卧位休息;胎膜已破先露尚未入盆者应抬高臀部卧床休息。

4. 清洁卫生　协助产妇擦汗、更衣,及时更换污染床单,保持外阴部清洁、干燥。

5. 排便、排尿　为避免膀胱充盈影响宫缩及胎头下降,应鼓励产妇 2～4 小时排尿 1 次。自行排尿困难者应注意有无头盆不称,必要时予导尿。临产后温肥皂水灌肠既能清除粪便避免分娩时排便造成污染,又能反射性刺激宫缩,加速产程进展。常用 0.2％肥皂水,温度为 39～42℃,适用于初产妇宫口扩张小于 4cm、经产妇宫口扩张小于 2cm、无灌肠禁忌证者。灌肠禁忌证有:胎儿窘迫、胎膜已破、阴道流血史、胎头未衔接或胎位异常、剖宫产史、妊娠期高血压疾病者,内科合并症如心脏病、高热、腹泻等,宫缩过强估计 1 小时内分娩者。灌肠后应及时观察宫缩及胎心。

6. 减痛护理　指导产妇宫缩时调整呼吸的方法,或通过谈话、听轻音乐转移注意力,或按摩、以手拳头压迫酸胀的腰骶部;宫缩间隙时注意放松休息,保存体力;鼓励产妇说出疼痛感受,条件许可允许家属陪伴。必要时遵医嘱配合应用药物镇痛。

【护理评价】

1. 产妇是否了解分娩过程的相关知识及产程配合要点。

2. 在产程中焦虑是否缓解,能否适时休息,适当运动,主动配合医护人员。

3. 疼痛不适感是否减轻。

二、第二产程的临床经过及护理

【临床经过】

1. 子宫收缩增强　此期宫缩强度及频率均达到高峰,宫缩持续时间可达 1 分钟甚至更长,间歇仅 1～2 分钟。此时胎膜多已自然破裂,若仍未破裂应在宫缩间歇行人工破膜。破膜后宫缩常常暂缓,产妇略感舒适,稍后重现宫缩且较前更强。

2. 胎儿下降及娩出　随着产程的进展,当宫口开全,胎头下降至骨盆出口压迫盆底组织时,产妇出现排便感,不自主向下屏气用力,之后会阴部逐渐膨隆变薄,阴唇张开,肛门松弛。宫缩时胎头显露于阴道口,露出部分不断增大,间歇时又缩回,称胎头拨露(head visible on vulva gapping)。经过几次拨露以后,胎头双顶径已超过骨盆出口始终显露于阴道口,宫缩间歇不再回缩,称胎头着冠(crowing of head)(图 4-13)。此时,会阴极度扩张,产程继续进展,当胎头枕骨抵达耻骨弓下方后,以耻骨弓下缘为支点进行仰伸,使胎头娩出,随后开始复位及外旋转,胎儿前肩、后肩、胎体相继娩出,之后羊水随即涌出。经产妇的第二产程短,有时仅仅几次宫缩即可完成上述过程。

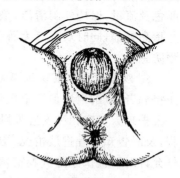

图 4-13　胎头着冠

【护理评估】

(一)健康史

评估内容同第一产程,并详细了解第一产程经过及处理情况。

(二)身体状况

了解宫缩及胎心变化情况,评估产妇用力方法,观察胎头拨露及着冠情况,评估有无会阴切开指征。

(三)心理-社会状况

产妇常因体力消耗过大却未及时分娩而感到着急、无助,或对正常分娩失去信心,同时担心胎儿安危而焦虑不安。

(四)辅助检查

用胎儿监护仪监测胎心率基线与宫缩的变化,如有异常及时报告医生处理。

【常见护理诊断/问题】

1. 焦虑　与缺乏顺利分娩信心及担心胎儿健康有关。

2. 疼痛　与宫缩及会阴伤口有关。

3. 有受伤的危险　与可能的会阴裂伤、新生儿产伤有关。

【护理目标】

1. 产妇情绪稳定,增强了顺利分娩的信心。

2. 疼痛有所缓解,能正确使用腹压,积极配合分娩过程。

3. 无可避免会阴裂伤,新生儿没有产伤。

【护理措施】

(一)严密观察产程,缓解产妇焦虑

第二产程宫缩频而强,需仔细观察有无胎儿急性缺氧表现,应每 5～10 分钟听胎心 1 次,有条件时应用胎儿监护仪监测。密切观察胎头下降情况。若胎心减慢应立即予吸氧,寻找原因,通知医生采取相应措施尽快结束分娩;若有第二产程延长趋势,应通知医生行阴道检查,寻找原因,积极采取有效措施结束分娩,避免胎头受压时间过久。此期助产人员应陪伴在旁,给予产妇安慰和鼓励,及时告之产程进展情况,同时协助擦汗、饮水等,缓解产妇紧张焦虑情绪。

(二)正确指导产妇用力,缓解疼痛

正确地运用腹压是缩短第二产程缓解疼痛的关键,宫口开全后指导产妇双足蹬在产床上,双手拉住产床把手,当宫缩时,深吸气屏住,随后如排大便样向下屏气用力,在宫缩间歇时,放松休息,宫缩再现时重复上述动作。至胎头着冠后指导产妇宫缩时张口哈气,宫缩间歇时稍向下用力使胎儿缓慢娩出。

（三）正确接生，减少产妇及新生儿损伤

1. 接生准备 初产妇宫口开全、经产妇宫口扩张至 3～4cm 时应将产妇送到产房作好接生准备。产妇分娩体位可以仰卧位、半卧位、直立位或座位，有条件的医院已开展了水中分娩。目前国内大部分医院采用仰卧位分娩，本节以仰卧位分娩为例讲解接生准备及过程。

让产妇双腿屈曲分开，臀下置便盆或塑料布，先用消毒肥皂水纱布擦洗外阴，顺序是：大小阴唇、阴阜、大腿内上 1/3，会阴和肛门周围（图4-14）。然后用消毒干棉球盖于阴道外口（防止冲洗液进入阴道），再用温开水冲去肥皂水，最后用 1：1000的苯扎溴铵液冲洗或涂 0.5％碘伏消毒，顺序及范围同上。消毒毕移去阴道口棉球及臀下的便盆或塑料布，铺消毒巾于臀下。

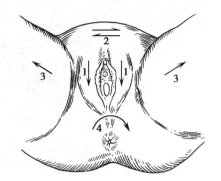

图 4-14 外阴部擦洗顺序

检查好接生及新生儿抢救所需所有用品后，接生者按无菌操作规程行外科刷手、戴手套、穿手术衣，打开产包，铺好消毒巾，准备接生。

2. 接生要领 保护好会阴同时协助胎头俯屈，让胎头以最小径线于宫缩间歇时缓慢通过阴道口，娩出胎肩时仍然注意保护会阴，是防止会阴裂伤的关键，需产妇与接生者密切配合。

3. 接生前评估 应行阴道检查了解胎方位，以便按分娩机制正确地协助胎儿娩出。识别会阴裂伤的诱因，如会阴缺乏弹力、会阴水肿、耻骨弓过低、胎儿过大或有娩出过快可能等，如有会阴切开指征，适时进行会阴切开术（详见本教材第十四章）。

4. 接生步骤 接生者站在产妇右侧，当胎头拨露使阴唇后联合紧张时开始保护会阴。会阴部盖消毒巾，接生者右肘支在产床上，右手拇指与其余四指分开，利用手掌大鱼际肌顶住会阴部，当宫缩时应向上向内方托压，左手协助胎头做好分娩机转，应适度下压胎头枕部，协助胎头俯屈和缓慢下降，宫缩间歇时右手稍放松，以免压迫过久致会阴水肿。当胎头枕骨在耻骨弓下露出时，嘱产妇宫缩时张口哈气，在宫缩间歇时稍用力，待胎头双顶径娩出时，左手协助胎头仰伸，使胎头缓慢娩出。

胎头娩出后若见有脐带绕颈 1 周且较松时，应将脐带顺肩推下或从胎头滑下，如缠绕过紧或缠绕 2 周以上，则用两把止血钳夹住后从中剪断，注意勿使胎儿受伤。（图 4-15）

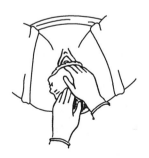
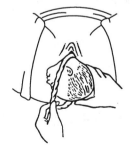
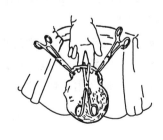

(1) 将脐带顺肩部推上　　(2) 把脐带从头上退下　　(3) 用两把血管钳夹住，从中间剪断

图 4-15 脐带绕颈的处理

　　胎头完全娩出后,右手仍应注意保护会阴,不要急于娩出胎肩,先以左手拇指自鼻根向下,其余四指自喉部向下颌挤压,挤出口鼻内的黏液和羊水,然后协助胎头复位及外旋转,使胎儿双肩径与骨盆出口前后径一致后,左手将胎儿颈部向下轻压,使前肩自耻骨弓下完全娩出,再从下抬胎颈向上,协助娩出后肩。双肩娩出后松开右手,然后双手协助胎体及下肢以侧位娩出。(图4-16)

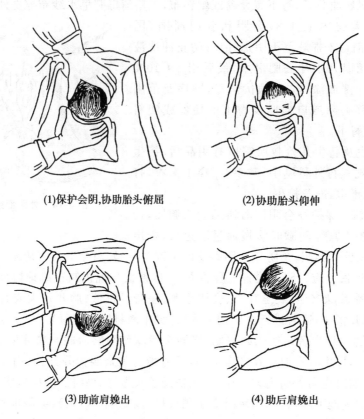

(1)保护会阴,协助胎头俯屈　　　　　(2)协助胎头仰伸

(3)助前肩娩出　　　　　　　　　　(4)助后肩娩出

图4-16　接产步骤

　　胎儿娩出后立即记录分娩时间,快速进行清理呼吸道、擦干新生儿全身保暖等步骤。胎儿娩出1~2分钟内结扎脐带,在距脐带根部15~20cm处用两血管钳夹住,在两钳间剪断脐带。羊水流净后,将一集血器放于产妇臀下,以测出血量。

【护理评价】

1. 产妇情绪是否稳定,分娩过程中是否积极配合。

2. 疼痛是否缓解,分娩过程中是否能正确应用腹压。

3. 是否有严重会阴裂伤,新生儿是否发生产伤。

三、第三产程的临床经过及护理

【临床经过】

1. 子宫收缩　胎儿娩出后,宫底下降平脐部,宫缩暂停,产妇顿感轻松,数分钟后宫缩再现,宫底上升,子宫呈球形。

2. 胎盘娩出　由于宫腔容积明显缩小,附着于子宫壁的胎盘不能缩小而与相应子宫壁发生错位剥离,剥离面出血形成胎盘后血肿。子宫继续收缩,胎盘剥离面越来越大,最终完全剥离而排出。

3. 阴道流血　由于胎盘与宫壁分离所致。正常分娩的出血量一般小于 300ml。

【护理评估】

(一) 健康史

内容同第一、二产程,并了解第二产程的经过。

(二) 身体状况

1. 新生儿 Apgar 评分　用于判断新生儿有无窒息及窒息的严重程度。以出生后的心率、呼吸、肌张力、喉反射及皮肤颜色 5 项体征为依据,每项为 0~2 分(表 4-1)。

表 4-1　新生儿阿普加评分法

体征	0分	1分	2分
每分钟心率	0	<100 次	≥100 次
呼吸	0	浅慢且不规则	佳
肌张力	松弛	四肢稍屈曲	四肢活动好
喉反射	无反射	有些动作	咳嗽、恶心
皮肤颜色	苍白	青紫	红润

2. 新生儿一般情况评估　测身长、体重及头径,判断是否与孕周相符,有无胎头水肿及头颅血肿,体表有无畸形如唇裂、多指(趾)、脊柱裂等。

3. 胎盘娩出评估　胎盘剥离征象:①宫底上升至脐上,宫体变硬呈球形,是由于胎盘剥离后降至子宫下段使得下段扩张,宫体被推向上所致(图 4-17)。②阴道少量流血。③阴道口外露的脐带自行下移延长。④用手掌尺侧在产妇耻骨联合上方按压子宫下段,宫体上升而外露的脐带不回缩。胎盘娩出的方式有 2 种:①胎儿面娩出式。胎盘从中央开始剥离,而后边缘剥离,其特点先是胎盘娩出,后有少量阴道流血,较多见。②母体面娩出式。胎盘从边缘开始剥离,血液即从剥离面流出,其特点是先有较多阴道流血,后胎盘娩出,较少见。

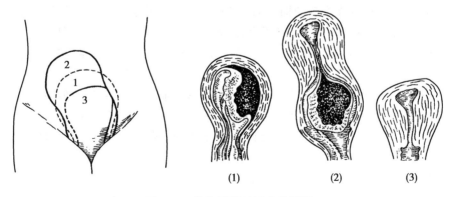

(1)　　　　(2)　　　　(3)

图 4-17　胎盘剥离时子宫的形状

4. 宫缩及阴道流血量评估　正常情况下,胎儿娩出后子宫迅速收缩,经短暂间歇后,再次收缩致胎盘剥离。胎盘排出后,若子宫收缩良好,宫底下降至脐下两横指,宫壁坚硬,轮廓清楚,呈球形。若子宫轮廓不清、宫底位置高为宫缩乏力的表现。阴道出血量多者,多由宫缩乏力、软产道损伤或胎盘残留等因素引起。

5. 软产道检查 胎盘娩出后,应仔细检查会阴、小阴唇内侧、尿道口周围及阴道、子宫颈有无裂伤。

【常见护理诊断/问题】

1. 潜在并发症:产后出血。

2. 有母儿依恋关系改变的危险 与产后疲惫、会阴伤口疼痛有关。

【护理目标】

1. 产妇产后出血倾向及时被发现和处理。

2. 接受新生儿并开始母子互动。

【护理措施】

(一) 新生儿处理

1. 初步处理 新生儿娩出后应立即置辐射台保暖,用吸球或吸痰管清除口鼻腔内黏液和羊水,确保在第一次呼吸前清理干净呼吸道,避免吸入性肺炎的发生。然后予触觉刺激,如轻抚背部或轻弹足底使其啼哭。

2. 进行 Apgar 评分 1 分钟评分为出生当时的状况,反映胎儿在宫内情况,8～10 分属正常新生儿,只需保暖、常规清理呼吸道等一般处理;4～7 分为轻度窒息,缺氧较严重,除一般处理外需采用人工呼吸、吸氧、用药等措施;0～3 分为重度窒息,又称苍白窒息,为严重缺氧,需紧急抢救,如气管内插管清理呼吸道与加压吸氧等(详见本教材第十二章)。缺氧新生儿 5 分钟、10 分钟后应再次评分,直至连续 2 次≥8 分为止。5 分钟及以后的评分反应复苏效果,与预后密切相关。Apgar 评分以呼吸为基础,皮肤颜色最敏感,心率是最终消失的指标。临床恶化顺序依次为皮肤颜色→呼吸→肌张力→反射→心率;复苏有效时恢复顺序为心率→反射→皮肤颜色→呼吸→肌张力,肌张力恢复越快,预后则越好。

3. 脐带处理 待新生儿啼哭后用 75％乙醇或 0.5％碘伏消毒脐带根部及其周围皮肤直径约 5cm,在距脐根 0.5cm 处用粗线结扎第一道,距脐根 1cm 处用粗线结扎第二道(注意必须扎紧脐带以防出血,又防过度用力致脐带断裂)距脐根 1.5cm 剪断脐带,挤出残余血,用饱和高锰酸钾液消毒断面(药液切勿触及新生儿皮肤,以免灼伤),待干后以无菌纱布覆盖,再用脐带卷包裹。目前还有用气门芯、脐带夹、血管钳等结扎脐带的方法。处理脐带时注意新生儿保暖。如新生儿一般情况良好,应在断脐后抱给产妇看清新生儿的性别。

4. 一般护理 评估新生儿一般情况后,擦净足底胎脂盖上新生儿的足印及产妇拇指印在新生儿记录单上,系上标明母亲姓名、住院号、床号、新生儿性别、体重、出生时间的手圈。用抗生素眼药水滴眼以防结膜炎。如无禁忌证,产后半小时内进行母婴皮肤早接触、早吸吮,注意新生儿保暖及安全。

(二) 协助胎盘娩出

当出现胎盘剥离征象时,接生者左手轻压宫底,右手轻拉脐带向外牵引,当胎盘下降至阴道口时,双手捧住胎盘向一个方向旋转并缓慢向外牵拉,协助胎盘胎膜完整娩出(图4-18)。若此过程中发现胎膜部分断裂,可用血管钳夹住断裂上端的胎膜继续原方向旋转至胎膜完全娩出。若胎盘未完全剥离而出血较多时应通知医生手取胎盘;胎儿娩出后 30 分钟胎盘仍未娩出且出血不多时,应排空膀胱后轻压宫底及应用宫缩剂,仍不能娩出胎盘时通知医生手取胎盘。

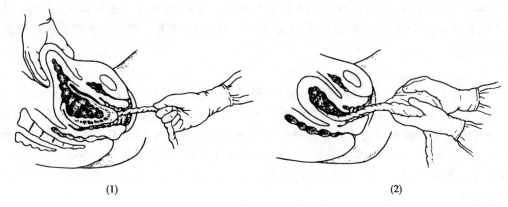

(1)　　　　　　　　　　　　　(2)

图 4-18　协助胎盘胎膜娩出

（三）预防产后出血

如有产后出血高危因素存在时,在胎前肩娩出后立即予缩宫素 10～20U 静脉注射,也可在胎儿娩出后立即经脐静脉快速注入加有缩宫素 10U 的生理盐水 20ml,以加强宫缩,促进胎盘迅速娩出。胎盘娩出后,即刻按摩子宫刺激子宫收缩,出血仍较多时,可遵医嘱予麦角新碱 0.2～0.4mg 肌肉注射或经腹壁子宫体肌壁内注射,同时寻找其他原因予以相应处理。

（四）检查胎盘、胎膜

胎盘娩出后应立即检查小叶有无缺损、胎膜是否完整,并检查胎盘胎儿面边缘是否有断裂的血管,以及时发现副胎盘。若疑有副胎盘、胎盘小叶或大部分胎膜残留,应宫腔探查取出。若确认仅少许胎膜残留可予宫缩剂待其自然排出。

（五）检查软产道

胎盘娩出后,应仔细检查软产道,如有裂伤立即予以缝合。

（六）产后 2 小时护理

大部分产后出血发生在产后 2 小时内,故有人称此期为第四产程,产妇应继续留在产房内密切观察,做好产后护理。

1. 心理护理　及时告知产妇分娩情况及新生儿情况,不断给予心理安慰和鼓励,协助母婴接触,建立母子感情。

2. 促进舒适　及时为产妇更换清洁床单、衣裤、会阴垫,注意保暖;提供清淡易消化饮食,帮助恢复体力。

3. 专科观察　应严密观察血压、脉搏、宫缩、宫底高度,膀胱充盈及会阴切口情况。如发现宫缩乏力、阴道流血量多、会阴血肿等立即汇报医生处理;膀胱充盈不能自解小便者应及时采取相应护理措施,避免膀胱过度充盈影响子宫收缩。观察 2 小时无异常后,方可送产妇回休养室休息。

【护理评价】

1. 产妇是否发生了产后出血。

2. 是否接受新生儿并与之进行目光交流、皮肤接触和早吸吮。

案例小结：

宫口于 18 时开全，胎先露 S^{+2}。19 时顺利娩出一活女婴，新生儿出生体重 3300g。Apgar 评分 1 分钟、5 分钟均 10 分，19 时 10 分胎盘自然娩出，完整。产时及产后 2 小时阴道流血 240ml。

正常分娩（顺产）与异常分娩（难产）

上述案例为一正常分娩案例，任何一个"正常分娩"在产程进展过程中都有可能因某个因素发生变化而转变为异常分娩。临床护理的关键是密切观察产程进展（包括胎心变化、宫口扩张和胎先露下降等），发现异常并且及时处理，做好产妇身心支持护理，使其缓解焦虑，加强信心，正确配合，主动参与分娩过程，有可能使"异常分娩"转变为正常分娩。

第六节 分娩镇痛

分娩疼痛主要来自子宫收缩、宫颈扩张、盆底组织受压、阴道扩张、会阴拉长等，其可以导致体内一系列神经内分泌反应，使产妇发生血管收缩、胎盘血流减少、酸中毒等，对产妇及胎儿产生相应影响，因此良好的分娩镇痛非常有意义。但到目前为止尚无一种能完全止痛而又对母儿健康没有影响的方法。多数镇痛药均有抑制胎儿呼吸中枢和循环中枢的作用。临床上选择分娩镇痛的方法须具备以下条件：①对产妇及胎儿不良影响小。②药物作用可靠，起效快，方便给药。③不影响子宫收缩频率及强度。④不影响产妇运动神经，第二产程能正确应用腹压。⑤产妇清醒，分娩过程中能有效配合。

目前临床常见的分娩镇痛方法有非药物性分娩镇痛和药物性镇痛分娩两种。

一、非药物性分娩镇痛

①精神预防性镇痛分娩；②呼吸法减痛分娩；③穴位针刺镇痛分娩。

二、药物性镇痛分娩

药物性分娩镇痛给药途径有吸入、全身给药或局部用药等。其中硬膜外镇痛被认为是最有效的分娩镇痛方法。给药时机：一般宫口开大 3cm 开始用药，过早可能抑制必要的痛反射而影响产程，太迟常不能达到满意镇痛效果。

（一）全身性药物镇痛分娩

1. 吸入性药物 通过吸入亚麻醉剂量的麻醉药物达到镇痛目的。常用药物有氧化亚氮，其浓度为 40%～50%，需与恩氟烷合用。其优点是起效快，苏醒快，但能通过胎盘进入胎儿体内，副作用较多，需防止产妇缺氧。

2. 镇静药物 主要通过减轻焦虑和恐惧达到缓解疼痛的目的，常用地西泮（安定）、苯巴比妥等。

3. 麻醉镇静药物 强镇痛药如哌替啶、吗啡、芬太尼、曲马朵等，最常用为哌替啶，但其对胎儿的呼吸有一定的抑制作用，估计 4 小时内胎儿可娩出应避免应用。

（二）局部用药镇痛分娩

局部用药镇痛分娩是目前最常用的分娩镇痛方法,镇痛效果确切并能使产妇保持清醒,不易对胎儿呼吸中枢产生抑制作用。

1. 连续硬膜外镇痛　经硬膜外途径连续输入稀释局麻药和脂溶性阿片类镇痛药。其优点是镇痛效果确切,镇痛平面稳定,运动阻滞少,常用药物有丁哌卡因、芬太尼等。

2. 自控式硬膜外镇痛　便于产妇自行控制给药,可减少用药剂量,从而减轻相应副反应。

3. 腰麻-硬膜外联合阻滞　具有用药剂量少,起效快,运动阻滞轻的优点。

4. 微导管连续蛛网膜下腔给药镇痛　将药物注入蛛网下腔镇痛,常用芬太尼和丁哌卡因。

（三）局部阻滞

利多卡因可用于第一产程活跃期的宫颈局部封闭注射及第二产程阴道神经阻滞麻醉。

阴道分娩 VS 剖宫产

分娩是一个正常、自然、健康的生理过程,自然分娩是最佳的分娩方式,对孕妇身体的影响最小。如果孕妇自身情况允许,应尽量选择经阴道试产。剖宫产术一般用于各种难产及妊娠、分娩过程中的并发症,处理恰当可挽救母儿生命,但也可能引起一些并发症,如麻醉并发症、周围脏器损伤、大血管破裂而致大量出血、术后肠粘连;加大再次妊娠风险,如子宫破裂,增加再次剖宫产率,大大增加再次妊娠胎盘植入概率;产妇产后身体恢复时间长等。剖宫产术出生胎儿也会有手术产相关的并发症发生。因此,应根据母儿情况选择恰当的终止妊娠的方式。

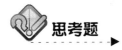 思考题 ▶

王女士,28岁,因停经9个多月,阵发性下腹痛2个多小时来医院就诊,10am行阴道检查:胎先露头,坐骨棘上2cm,宫颈管已消失,宫颈软,宫口扩张1cm。

问题:

1. 该孕妇临产了吗? 判断的依据是什么?

2. 应如何进一步观察和处理?

3. 7pm产妇诉排便感强,检查:宫口已开全,胎先露坐骨棘下2cm。请问此时的护理措施有哪些?

（倪胜莲）

第五章　正常新生儿护理

学习目标

1. 掌握母乳喂养及新生儿沐浴的方法和护理措施。
2. 熟悉母乳喂养的好处及新生儿抚触的方法和护理措施。
3. 了解新生儿游泳的方法和护理措施。
4. 培养学生耐心细致的职业素养,关爱新生儿,呵护小生命。

情境导入：

　　一对小夫妻刚刚品尝到初为人父、人母的喜悦,一系列的问题就接踵而至:母亲乳胀,孩子哭闹,怎么办? 天气炎热,该如何给孩子洗澡? 育儿宣教中说新生儿抚触和游泳对孩子生长发育有好处,他们的宝宝也可以吗? 学习了本章的知识,你就会找到答案。

第一节　母乳喂养

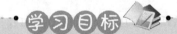

母乳喂养新举措

　　母乳是婴儿的最佳食品,母乳喂养是自然界赋予人类本能的喂养方法,提倡母乳喂养是世界范围内的爱婴行动。WHO 和联合国国际儿童紧急救援基金会(United Nation's International Children's Emergency Fund,UNICEF)联合宣言促使国际社会已将保护、促进和支持母乳喂养作为妇幼保健的全球战略。

一、母乳喂养的优点

(一) 对婴儿的益处

1. 满足营养需要　母乳中含有丰富的乳清蛋白及乳糖,能抑制大肠杆菌的生长,易被消化,利用率高;含不饱和脂肪酸多;含有丰富的维生素及微量元素,钙、磷比例适宜,易于吸收。

2. 提高免疫能力　母乳中含有分泌型 IgA、双歧因子等免疫蛋白和巨噬细胞、中性粒细胞、淋巴细胞等免疫细胞,可提高婴儿免疫能力,减少疾病的发生。

3. 增进母子感情 母乳喂养时,母子间通过抚摸、拥抱、语言等接触,对母子间和谐情感的建立和促进婴儿健康的心理有重要作用。

(二) 对母亲的益处

母乳喂养可促进产后子宫的复旧,减少产后出血的发生;可推迟卵巢排卵及月经复潮,从而起到一定的避孕作用;母乳喂养的产妇可降低乳腺癌和卵巢癌的发生;母乳喂养方便、经济、安全。

二、母乳喂养的方法

(一) 开奶时间

早接触、早吸吮是母乳喂养成功的关键之一。正常分娩的产妇可于新生儿分娩后30分钟内与母亲进行皮肤接触30分钟,并吸吮乳头;剖宫产的产妇术中与新生儿进行皮肤接触,术后安返病房有应答反应30分钟内,开始母婴皮肤接触30分钟,同时早吸吮。

(二) 喂哺次数

婴儿喂哺原则主张按需哺乳,提倡纯母乳喂养至少4～6个月,两次哺乳之间不喂糖水及饮料。一般每2～3小时喂1次,随月龄增加添加辅食,可逐渐减少喂哺次数。

(三) 操作前准备

母亲洗净双手,用温开水擦洗乳头,选择舒适的体位:卧位或坐位(图5-1),打开胸罩,暴露乳房。

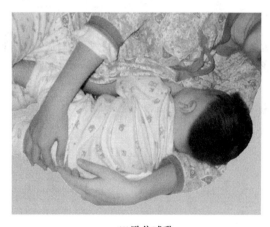
(1)卧位哺乳

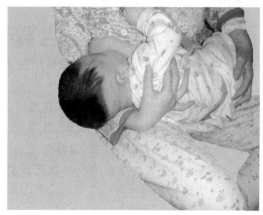
(2)坐位哺乳

图 5-1　正确的哺乳姿势

(四) 操作步骤

1. 母亲将一手拇指与其余四指分别放在乳房上下方,呈"C"形托起乳房。

2. 用乳头轻触婴儿口唇,待其口张大后,将乳头及大部分乳晕送入婴儿口中,注意勿使乳房堵住婴儿鼻孔(图5-2)。吸完一侧,再吸另一侧。哺乳时尽量做到"三贴":胸贴胸,腹贴腹,母乳房贴儿下巴。母亲能明显感觉到婴儿有节奏地吸吮。

3. 哺乳结束后,将婴儿直立靠于母亲肩上,轻拍背部排出气体,再将其侧卧位置于床上,以防溢乳造成窒息(图5-3)。母亲挤出少量乳汁涂在乳头及乳晕上。

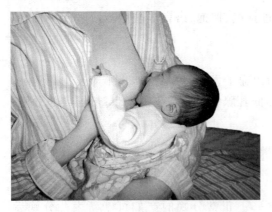

图 5-2 正确的含接姿势

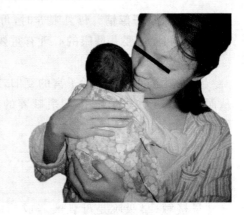

图 5-3 哺乳结束后拍背姿势

三、母乳喂养异常情况的护理

【护理评估】

（一）健康史

询问有无发热、乳房胀痛及乳汁量不足等，了解母乳喂养情况及个人饮食习惯。

（二）临床表现

注意观察乳头的发育状况、乳汁充盈及排出情况，乳房局部是否红、肿、热、痛，是否出现乳头皲裂。

（三）心理-社会状况

产妇在出现严重的乳头皲裂或乳腺炎时，因疼痛而产生恐惧心理；当乳头凹陷或乳汁量不足时，因担心新生儿营养摄入不足而产生紧张和焦虑情绪。

【常见护理诊断／问题】

1. 新生儿营养失调：低于机体需要量 与乳汁不足、乳头异常有关。

2. 母乳喂养无效 与乳汁淤积、乳腺炎有关。

3. 急性疼痛 与乳头皲裂、退乳有关。

4. 焦虑 与担心新生儿的营养状况有关。

【护理措施】

（一）促进泌乳

1. 乳汁不足 常与饮食、睡眠、体质及精神心理状态有关，应及时寻找原因，对因处理。产后应指导产妇正确的哺乳方法，保证充足睡眠，保持精神愉快，给予高热量、高蛋白、高维生素的饮食，多食汤水，必要时采用中药催乳或针刺疗法。

2. 乳头异常 乳头平坦或凹陷将严重影响婴儿吸吮，可用如下方法矫正：

(1)乳头伸展练习：将两拇指、两示指或一手的拇、示指平行地放在乳头两侧，慢慢地由乳头向两侧外方拉开，使乳头向外突出，再将两手指放在乳头上、下方，操作方法同前（图 5-4），如此反复 15 分钟，每天 2 次。

(2)乳头牵拉练习：一手托乳房，另一手的拇指和示、中指抓住乳头向外牵拉，重复 10～20 次，每天 2 次。

(3)婴儿饥饿时吸吮力最强，哺乳时可先吸吮平坦的一侧，容易吸住乳头和大部分乳晕。

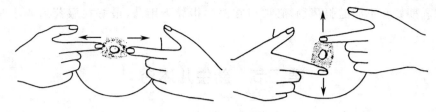

图 5-4　乳头伸展练习

（二）指导哺乳

1. 乳房胀痛　多见于产后 3 日内，因淋巴和静脉充盈，乳汁排出不畅引起。一般于产后 1 周乳腺管通畅后症状自然消失，也可用以下方法缓解：

（1）尽早哺乳：于产后 30 分钟内开始哺乳，促进乳汁畅通。

（2）外敷乳房：哺乳前热敷乳房，使乳腺管通畅，在两次哺乳间冷敷乳房，以减少局部充血、肿胀。

（3）按摩乳房：哺乳前自乳房边缘向乳头中心按摩乳房，可使乳腺管通畅，减少疼痛。

（4）正确哺乳：按需哺乳，每次哺乳至少 20 分钟，充分吸空乳汁，可用吸奶器将多余乳汁吸出。

2. 乳腺炎　当产妇乳房局部出现红、肿、热、痛等症状或有痛性结节，提示乳腺炎的发生，多因乳头皲裂、乳汁淤积、乳房受压所致。轻症者可继续哺乳，哺乳前可热敷并按摩乳房 3～5 分钟，哺乳时先吸患侧乳房，充分排空乳汁；重症者应停止哺乳，全身应用抗生素治疗，及时用吸奶器将乳汁吸出，待疾病治愈后恢复哺乳。局部形成脓肿时应切开引流，及时换药。

（三）减轻疼痛

1. 乳头皲裂　多因婴儿吸吮时含接姿势不正确，哺乳结束时强行牵拉乳头所致。轻症者可继续哺乳，母亲选择正确、舒适的喂哺姿势，哺乳前湿热敷乳房 3～5 分钟，先挤出少量乳汁，待乳晕变软后哺乳。将乳头和大部分乳晕含接在婴儿口中。因乳汁有抑菌作用且含有丰富的蛋白质，能起到修复表皮的作用，可于哺乳后挤出少量乳汁涂在乳头和乳晕上，短暂暴露使其干燥。如因疼痛影响哺乳者，可用吸奶器将乳汁吸出或用乳罩间接哺乳。

2. 退乳　产妇因病或其他原因不哺乳者应尽早退乳，常用方法有：

（1）限进汤汁类食物，停止哺乳，不排空乳房。

（2）遵医嘱给予己烯雌酚 5mg，每天 3 次，连服 3 日。乙型肝炎患者不宜使用此方法。

（3）生麦芽 60～90g，水煎当茶饮，每天 1 剂，连服 3～5 日。

（4）乳房胀痛时，将芒硝 250g 分装于两纱布袋内，敷于两侧乳房并包扎固定，湿硬时及时更换。

（四）心理护理

耐心询问病情，与产妇沟通，告知母乳喂养常见问题的处理方法，增加其母乳喂养的信心，减少不必要的担心。

（五）健康指导

1. 哺乳期乳母应戴合适的棉制胸罩。

2. 实行 24 小时母婴同室，鼓励按需哺乳。每次哺乳一定要吸空双侧乳房，未吸完者可将乳汁挤出或用吸奶器吸出。不要给母乳喂养的婴儿吸人工奶头或使用奶头作安慰物。

3. 哺乳期妇女不应滥服药物,必要时在医生指导下用药,最好在服药后 4 小时以上再哺乳。

第二节 新生儿沐浴

新生儿皮肤比较娇嫩,出生时表面覆有胎脂、羊水、产道分泌物等,且新生儿分泌旺盛,因此,新生儿沐浴不但能清洁皮肤、预防感染、使新生儿舒适,还可以加速血液循环,促进生长发育。

一、新生儿沐浴的方法

(一)操作前准备

1. 操作者准备 修剪指甲、取下腕部及手上硬物、洗净并温暖双手。

2. 用物准备 浴盆 1 个、大毛巾 1 块、小毛巾 1 块、大浴巾 1 块、清洁衣服和尿布、75% 乙醇、消毒棉签 2 个、婴儿沐浴液、臀部和皮肤护理用物、磅秤 1 个、防水护脐贴 1 个、水温计 1 个。

3. 环境准备 室内安静、整洁,光线充足,关闭门窗,调节室温于 26~28℃。

4. 新生儿准备 最好选择新生儿哺乳前或哺乳 1 小时后进行,以防溢乳。

(二)操作步骤(图 5-5)

1. 备齐用物至床旁,浴盆内放 2/3 温水,水温以 38~40℃ 为宜。

2. 将新生儿放于平坦处,打开包被,脱去衣服,露出全身(脐带未脱落时贴防水护脐贴),裹上浴巾。

3. 洗脸 小毛巾对折再对折,擦洗顺序为:眼:由内眼角→外眼角;鼻、嘴、脸:由中间→鼻翼两旁。

4. 洗头 用左臂夹住新生儿的身体,并用左手掌托稳头颈部,用左手拇指及中指将新生儿耳廓向前方轻轻按住,防止水流入外耳道。右手取浴液柔和地按摩头部,洗头、颈,然后用清水冲洗干净,并用大毛巾擦干头发。

5. 洗身体 解开浴巾,以左手握住新生儿左肩及腋窝处,右手托住新生儿左腿及右臀,轻轻地将新生儿放入浴盆。新生儿肩部露出水面,下半身浸入水中,姿势是半躺半坐。取小浴巾蘸水淋湿全身,擦浴液、冲洗,边洗边冲净,顺序依次为:颈部→上肢→腋下→前胸→腹部→后背→腹股沟→会阴及臀部→下肢,注意洗净皮肤皱褶处。

6. 将新生儿抱起放于浴巾中,迅速包裹并擦干水分,用 75% 乙醇棉签从脐部中央向外轻轻擦拭,重复 1 次,更换脐部敷料。颈部、腋窝、腹股沟等皱褶处撒少许爽身粉,臀部涂上护臀霜。

7. 为新生儿换上尿布,穿上柔软、干净的衣服。

二、新生儿沐浴的护理

【护理评估】

(一)健康史

向产妇或家属询问新生儿分娩的时间、方式及新生儿的体重,了解新生儿有无特殊处置及母乳喂养的情况。

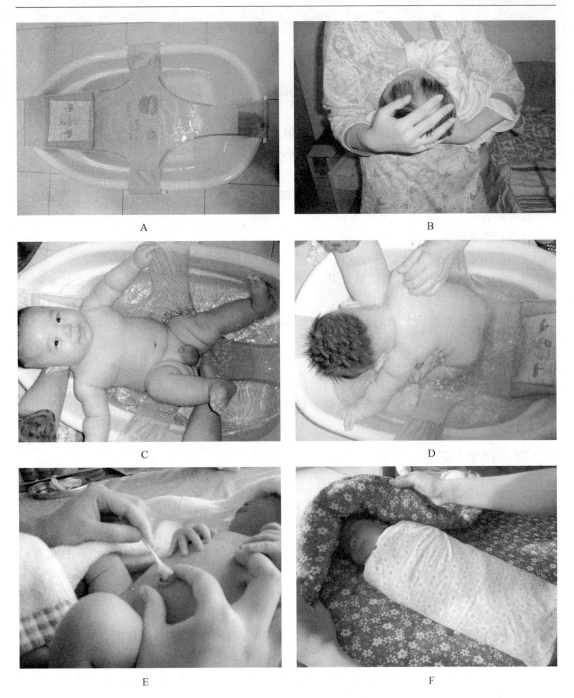

图 5-5　新生儿沐浴操作步骤

（二）临床表现

注意观察新生儿全身情况,皮肤是否红润、干燥,有无斑点、皮疹、黄疸及破损,脐部有无红肿、分泌物及渗血,脐带是否脱落。

【常见护理诊断／问题】

1. 新生儿有感染的危险　与脐带处理不当有关。

2. 新生儿有受伤的危险　与水温调节不当有关。

3. 新生儿恐惧　与新生儿对沐浴不熟悉、不适应有关。

【护理措施】

（一）预防感染

新生儿脐带未脱落时不宜放入浴盆中浸泡，可采用"分段沐浴法"或使用防水护脐贴。

（二）防止受伤

沐浴室内应无风、无尘，保持室温、水温恒定，避免新生儿受凉或烫伤。初生儿在水中3～4分钟，沐浴时间不超过10分钟，随月龄增长，时间可适当延长。

（三）减少恐惧

沐浴时注意动作轻柔、敏捷，勿使水进入新生儿眼、耳、鼻、口，边操作边与新生儿语言交流，面带微笑。

（四）健康指导

1. 沐浴时将沐浴液搓于掌心或倒入水中，不要直接涂在新生儿皮肤上。

2. 给女婴清洗会阴时，将阴唇分开，用棉签蘸清水自上而下轻轻擦洗；男婴将包皮向上推，暴露尿道外口，再用棉签擦洗。

3. 沐浴后将爽身粉洒在手上，双手抹匀，再轻涂全身，以免粉尘进入新生儿鼻、口、眼中。

4. 新生儿沐浴的适应证和禁忌证

（1）适应证：对健康新生儿，只要条件允许，生后第2日就需每天沐浴1次。

（2）禁忌证：皮肤破损或脐部有感染的新生儿，可选择局部擦洗。早产或经阴道助产分娩的新生儿，生后3天禁止洗头。

附　新生儿游泳

一、新生儿游泳的优点

新生儿游泳是一项在出生后当天就可以进行的水中早期保健活动。新生儿游泳的优点很多，具体体现在：

1. 游泳使新生儿运动量加大，胃肠蠕动增加，有利于胎便尽早排出，减轻新生儿黄疸程度。

2. 游泳时体力消耗大，新生儿食欲增加，可促进食物消化吸收，使其体重增加，生长速度加快。

3. 游泳可使新生儿心脏得到更好的锻炼。同时，游泳时水压力使新生儿肺活量增加，对胸廓发育有良好作用。

4. 新生儿游泳动作是在大脑的支配下完成的，这种全身性运动可以促进大脑对外界环境的反应能力，从而提高大脑的功能。

5. 游泳时新生儿的肌肉、关节、韧带得以舒展，能有效刺激骨骼、关节、韧带、肌肉的发育，有利于骨骼系统的灵活性和柔韧性，使身体更强壮。

6. 游泳后的新生儿有利于建立规律的睡眠，有助于形成健康快乐的情绪。

二、新生儿游泳的方法

（一）操作前准备

1. 操作者准备　修剪指甲，取下腕部及手上硬物，洗净并温暖双手。

2. 用物准备　新生儿游泳圈1个、水温计1个、防水护脐贴1个、小毛巾1块、大浴巾1

块、清洁衣服和尿布、75%乙醇、消毒棉签 2 个、游泳桶(池)1 个。

3. 环境准备　室内安静、整洁,光线充足,关闭门窗,调节室温至 28℃。

4. 新生儿准备　最好选在哺乳后 1 小时进行,游泳前必须做 4～6 分钟的按摩或专门体操。脐部贴防水护脐贴。

(二)操作步骤(图 5-6)

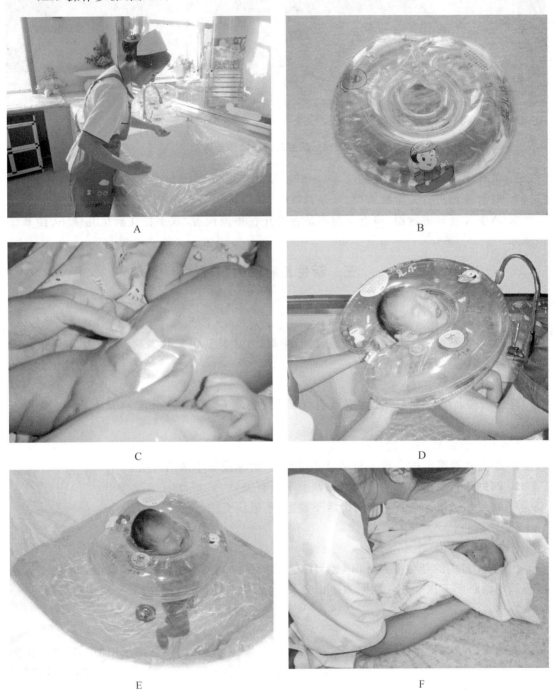

A

B

C

D

E

F

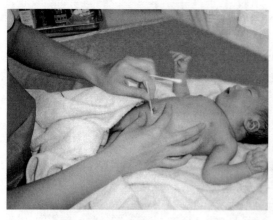
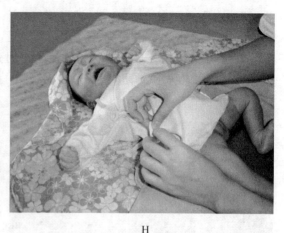

G　　　　　　　　　　　　　　　　　H

图 5-6　新生儿游泳操作步骤

1. 备齐用物,调节水温至 38℃。
2. 对游泳圈进行安全检查(型号是否匹配、保险按扣是否扣牢、有无漏气等)。
3. 新生儿套好游泳圈,检查下颌部是否垫托在预设位置,双手托住新生儿腋下,使其缓慢入水。

三、新生儿游泳的护理

【护理评估】

(一) 健康史

向产妇或家属询问新生儿分娩的时间、孕周、方式及新生儿的体重、评分,了解新生儿有无特殊处置及母乳喂养的情况。

(二) 临床表现

注意观察新生儿全身情况,皮肤有无破损,脐部有无红肿、分泌物及渗血,脐带是否脱落。

【常见护理诊断/问题】

1. 新生儿有感染的危险　与脐带处理不当、游泳设备不清洁有关。

2. 新生儿有受伤的危险　与水温调节不当有关。

3. 新生儿恐惧　与新生儿对游泳不熟悉、不适应有关。

【护理措施】

(一) 预防感染

出生 10 日内的新生儿游泳时,必须贴防水护脐贴,游泳完毕后将其取下,并用 75% 乙醇棉签消毒脐部 2 次。住院期间为防止交叉感染,应在游泳池(桶)内套一次性塑料薄膜,一人一桶水。

(二) 防止受伤

游泳室内应保持室温、水温恒定,避免新生儿受凉或烫伤。游泳圈使用前必须进行安全检查。操作者必须经指定机构专人培训,严格按常规操作。新生儿游泳的时间应控制在 10～15 分钟,随月龄增长可适当延长时间。

(三) 减少恐惧

新生儿入水应缓慢,防止水进入眼、耳、鼻、口。新生儿游泳期间,必须专人看护,新生儿与看护者的距离必须在一臂之内。

(四) 健康指导

1. 新生儿游泳池(桶)水深＞60cm,以新生儿足不触及池底为标准。

2. 新生儿游泳的适应证和禁忌证

(1)适应证:足月分娩的正常剖宫产儿、顺产儿;32～36 周分娩的早产儿、低体重儿(体重 2000～2500g,住院期间无需特殊处置者)。

(2)禁忌证:难产儿;Apgar 评分＜8 分者;新生儿有合并症、并发症、有特殊治疗者;＜32 周的早产儿;体重＜2000g 的低体重儿;皮肤破损或脐部有感染的新生儿。

第三节　新生儿抚触

一、新生儿抚触的优点

新生儿抚触是指经过科学指导的,通过操作者的双手对新生儿各部位进行有次序、有技巧的抚摸与按触。新生儿抚触是一种简便而行之有效的育儿方法,其优点体现在:

1. 新生儿抚触是母亲与新生儿最亲密的肌肤接触,有利于母婴情感交流。

2. 可以平复新生儿的情绪,减少哭闹,促进新生儿睡眠。

3. 可以减轻新生儿腹胀,增加奶量摄入,促进食物消化吸收,达到增长体重的目的。

4. 可以促进血液循环,刺激免疫系统,增强新生儿抵抗疾病的能力。

5. 可以促进新生儿神经系统发育,提高新生儿应变能力,促进智力发育。

二、新生儿抚触的方法

(一) 操作前准备

1. 操作者准备　修剪指甲、取下腕部及手上硬物、洗净并温暖双手。

2. 用物准备　婴儿润肤油、大毛巾 1 块、清洁衣服和尿布。

3. 环境准备　室内安静、整洁,光线柔和,关闭门窗,调节室温至 26～28℃,选择一些轻松、舒缓的音乐做背景。

4. 新生儿准备　最好选择沐浴后、两次喂奶中间,新生儿不疲倦、不烦躁时,午睡醒后或晚上睡前较好。

(二) 操作步骤(图 5-7)

1. 将新生儿放于平坦的位置,打开包被,脱去衣服和尿布。

2. 操作者温暖双手后,将婴儿润肤油倒于掌心,涂抹均匀。

3. 操作顺序　头面部→胸部→腹部→上肢→下肢→背部→臀部。

(1)头面部

1)额部:将双手拇指放在新生儿的双眉中心,其余四指放在其头两侧,两拇指从前额中央沿眉弓向两侧按摩至太阳穴。

2)下颌:将双手拇指放在新生儿下颌中央,其余四指置于头两侧,两拇指自下颌中央向两侧斜上方按摩,使新生儿嘴角呈微笑状。

3)头部:双手示、中、无名指指腹从前额发际抚向脑后,至后发际,停止于两耳乳突处,轻轻按压。

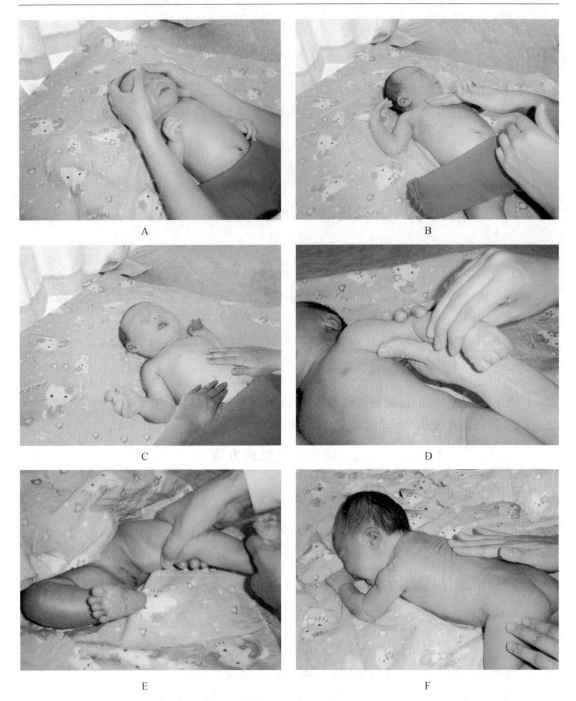

图 5-7　新生儿抚触操作步骤

　　(2)胸部:两手分别从胸部的外下方抚向对侧上方,至两侧肩部,在胸前画出一个大的交叉,避开新生儿的乳头。

　　(3)腹部:右手指腹自新生儿的右上腹滑向右下腹(形如"I");然后自右上腹经左上腹再滑向左下腹(形如倒写的"L");最后自右下腹经右上腹、左上腹滑向左下腹(形如倒写的"U")。

　　(4)四肢:双手交替握住新生儿一侧上肢,自上臂至腕部(由近端到远端)分段搓揉或挤捏,然后抚触手掌和手背,提捏每个手指;用同样方法抚触对侧及下肢。

(5)背部:新生儿取俯卧位,操作者双手放在脊柱两侧,以脊柱为中心向两侧滑动,自上而下重复至臀部,最后由头顶沿脊柱两侧纵向抚触至骶部。

(6)臀部:双手指腹从两臀内侧向外侧环形滑动。

4. 为新生儿换好尿布,穿上干净的衣服。

三、新生儿抚触的护理

【护理评估】

(一)健康史

向产妇或家属询问新生儿分娩的时间、方式及新生儿的体重、评分,了解新生儿有无特殊处置及母乳喂养的情况。

(二)临床表现

注意观察新生儿全身情况,皮肤有无斑点、皮疹及破损,脐部有无红肿、分泌物及渗血,脐带是否脱落。

【常见护理诊断/问题】

1. 新生儿有受伤的危险 与室温不当、操作力度不适宜有关。

2. 新生儿恐惧 与新生儿对抚触不熟悉、不适应有关。

【护理措施】

(一)防止受伤

抚触室内应保持温度恒定,避免新生儿受凉。抚触开始的动作应轻柔,力度以新生儿不疼不痒、抚触后皮肤微微发红为宜。每个抚触动作不宜重复太多,一般 4～6 次,每次抚触时间为 10～15 分钟,每天 1～2 次最佳。

(二)减少恐惧

抚触室应光线柔和、整洁干净,操作者边抚触边与新生儿进行情感交流。

(三)健康指导

1. 注意新生儿的个体差异、行为反应等,抚触时如出现哭闹、肌张力增强、肤色变化应暂停,如持续 1 分钟以上应完全停止抚触。

2. 新生儿抚触的适应证与禁忌证

(1)适应证:对健康新生儿,每天都可以抚触 1～2 次。

(2)禁忌证:新生儿患病或皮肤感染者忌抚触,抚触时应注意避开新生儿乳房及脐部。

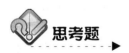 思考题 ▶

1. 段女士,26 岁,自然分娩后 3 天,乳胀、乳汁量不足,欲放弃母乳喂养,护士应如何进行母乳喂养宣教? 如何进行乳房护理?

2. 黄太太,于妊娠 35 周自然分娩一女婴,体重 2400g,1 分钟 Apgar 评分 8 分,现产后 4 天,新生儿状况良好,无特殊处置,其本人及家属咨询护士,可否为新生儿选择游泳,护士应如何答复?

3. 新生儿抚触的优点有哪些? 简述新生儿抚触的操作步骤。

(费　娜)

第六章 正常产褥期产妇的护理

1. 掌握产褥期产妇的护理。
2. 熟悉产褥期产妇的生理变化和心理调适方法。

情境导入：

　　小丽分娩后 8 天,阴道排出淡红色分泌物,有异味,量少,每天换 2 块会阴垫,乳汁分泌一般。无发热。你能据此判断小丽产后恢复是否正常吗?

　　产妇全身各器官(除乳腺外)从胎盘娩出至恢复或接近正常未孕状态的一段时期,称为产褥期(puerperium),一般需要 6 周。

第一节 产褥期的临床表现

一、产褥期产妇的生理变化

(一)生殖系统

1. 子宫 妊娠子宫自胎盘娩出至逐渐恢复至未孕状态的过程,称子宫复旧(uterine involution)。

　　(1)子宫肌纤维缩复:产后由于子宫肌细胞浆的渗出,子宫肌细胞不断缩复,使子宫体不断缩小。于产后 10 天左右子宫降至骨盆腔内,腹部检查触摸不到宫底,产后 6 周子宫恢复至正常非孕大小。

　　(2)子宫内膜再生:胎盘胎膜娩出后,残留蜕膜坏死随恶露排出,子宫内膜的基底层逐渐再生出新的功能层。胎盘剥离面以外的宫腔内膜约需 3 周再生修复,胎盘剥离面的内膜再生修复约需 6 周。

　　(3)子宫颈:胎盘娩出后的子宫颈壁薄、松软皱起如袖口,产后 1 周子宫颈内口关闭,产后 4 周子宫颈管恢复至正常状态。因经阴道分娩时子宫颈外口多在 3 点和 9 点处发生轻度裂伤,故初产妇子宫颈外口产前为圆形(未产型),阴道分娩后子宫颈外口变为"一"字形横裂

（经产型）。

2. 阴道和外阴 产后扩大、松弛的阴道腔逐渐缩小,肌张力逐渐恢复,但始终不能恢复到未孕时的紧张度。产后外阴常有轻度水肿,可于 2～3 天自行消退。会阴切口或会阴轻度裂伤,多在产后 3～5 天愈合。处女膜在分娩时撕裂,产后不能完全恢复,成为残缺不全的处女膜痕。

3. 盆底组织 因分娩时盆底肌肉及其筋膜过度扩张,且常伴有肌纤维部分断裂,可导致盆底肌肉弹性减弱,通过康复训练可恢复至接近未孕状态。若产后恢复不良日后易发生子宫脱垂。

（二）乳房

乳房的主要变化是泌乳。产后 2～3 天乳汁分泌开始增加;哺乳时婴儿的吸吮刺激,不但利于排出乳汁,还能促进子宫收缩、减少产后出血。产后 7 天内分泌的乳汁称初乳(colostrum),色偏黄、略稀薄,含丰富的蛋白质和营养物质,脂肪和乳糖含量较少,极易消化,是新生儿早期理想的天然食物。产后 7～14 天分泌的乳汁为过渡乳。产后 14 天以后分泌的乳汁为成熟乳,蛋白质含量减少,脂肪和乳糖含量增多。初乳和成熟乳均含有大量免疫抗体。产妇乳汁分泌数量的多少,与产妇的心情、健康状况、营养状况、睡眠及婴儿的吸吮刺激密切相关。

（三）血液循环系统

产妇循环血量于产后 2～3 周恢复至未孕状态。在最初的 3 天内,由于子宫胎盘血液循环的停止及子宫缩复,大量子宫血涌入体循环;加之妊娠期潴留在组织中的液体回吸收,使循环血量再次增加 15%～25%,心脏负担加重。尤其是产后 24 小时内更甚。

产褥期早期血液仍处于高凝状态,血小板数增多,有利于减少产后出血。凝血物质于产后 2～4 周恢复正常。白细胞总数在产褥早期仍较高,可达$(15～20) \times 10^9/L$,产后 1～2 周恢复正常。生理性贫血产后 2～6 周得到纠正。红细胞沉降率于产后 3～4 周恢复正常。

（四）消化系统

产后 1～2 天产妇常感口渴,食欲不佳,以后逐渐好转。产褥期因卧床时间长,胃肠蠕动减弱,加之腹肌及盆底肌肉松弛,易发生便秘和肠胀气。

（五）泌尿系统

妊娠期组织中潴留的水在产后经肾脏排出,故产后最初 1 周尿量增多。扩张的肾盂及输尿管,约需 4～6 周恢复。因分娩过程中膀胱受压致使黏膜水肿及肌张力降低、会阴伤口疼痛等原因,产妇易发生尿潴留,特别是产后 24 小时内。

（六）内分泌系统

产后 1 周雌激素、孕激素降至未孕水平。胎盘生乳素产后 6 小时血中测不出。绒毛膜促性腺素产后 2 周血中测不出。不哺乳妇女一般产后 6～8 周月经复潮,产后 10 周左右恢复排卵。哺乳妇女一般在产后 4～6 个月恢复排卵和月经。哺乳妇女往往在月经复潮前即有排卵,有受孕可能。

（七）腹壁

产后产妇腹壁明显松弛,紧张度于产后 6～8 周有所恢复。初产妇腹壁紫红色的妊娠纹,逐渐变成永久性银白色。

二、产褥期产妇的心理调适

分娩后,产妇需要从妊娠期及分娩期的不适、疼痛、焦虑中恢复,接受家庭新的成员和建

立新的家庭关系,这一过程称为心理调适。产褥期妇女心理变化一般经历3个时期:

1. 依赖期　为产后1~3天。产妇的很多方面都需要医护人员悉心指导及丈夫和家人的关心和帮助,如对孩子的关心、哺乳、清洁等。

2. 依赖-独立期　为产后3~14天。产妇表现出较为独立的行为,如对孩子的哺乳、关心和参与护理等。但此期因体内激素的急剧下降和母亲责任的压力等,产妇容易产生压抑、焦虑,甚至出现产后精神抑郁。

3. 独立期　为产后2周至1个月。此期产妇、家人和婴儿已成为一个完整的体系,形成新的生活方式。但此期产妇需要承担更多的家务、哺育孩子及维持夫妻关系中的各种角色等,新的矛盾和压力仍会出现。

因此,根据产褥期妇女心理变化过程,需要医护人员在产妇不同的心理变化时期,及时给家人及产妇进行帮助、指导和支持,使产妇能自觉承担家务,接纳哺育孩子,维持正常的家庭关系,平稳度过产褥期。

产褥期抑郁症

产妇在产褥期出现抑郁症状称产褥期抑郁症(又称产后抑郁症)。产褥期抑郁症是产褥期精神综合征中最常见的类型。产妇多在产后2周内发病,主要表现为焦虑、恐怖、易激惹。还可表现为沮丧、感情淡漠、不愿与人交流,对生活、家庭缺乏信心,常失去生活自理及照顾婴儿的能力。有的产妇还可出现思维障碍、迫害妄想,甚至出现伤婴或反复出现自杀行为。

产褥期抑郁症通常需要进行心理治疗和药物治疗。

第二节　正常产褥期产妇的护理

【护理评估】

(一) 健康史

了解产妇此次妊娠和分娩的具体情况,了解产妇既往健康状况。

(二) 临床表现

1. 生命体征　产妇产后24小时内体温略升高,但一般不超过38℃;脉搏略缓慢,60~70次/分钟;呼吸深慢,14~16次/分钟;血压平稳。

2. 子宫复旧　胎盘娩出后,子宫收缩变圆而硬,宫底在脐下一横指。产后第1天宫底平脐,以后每天下降1~2cm,至产后10天子宫降入骨盆腔,腹部扪不到子宫底。

3. 恶露　产后随坏死子宫蜕膜的脱落,含有血液、坏死蜕膜组织及宫颈黏液的液体经阴道排出,称为恶露(lochia)。根据颜色及内容物不同恶露分3种依次排出。①血性恶露(lochia rubra):色鲜红,含有大量血液,持续约3~4天。②浆液性恶露(lochia serosa):色淡红似浆液,含有少量血液,较多的坏死蜕膜及黏液和细菌,持续约10天。③白色恶露(lochia alba):色白、黏稠,含有大量白细胞、坏死蜕膜及细菌等,持续约3周。正常恶露有血腥味,但无臭味,总量约250~500ml。若产后子宫复旧不良、胎盘胎膜残留或合并感染时,恶露量增多、持续时间延长或有臭味。

4. 产后宫缩痛　在产褥早期因宫缩引起下腹部阵发性疼痛称产后宫缩痛。于产后1~2天出现,持续2~3天自然消失,哺乳时可加剧。多见于经产妇。

5. 乳房 产后哺乳延迟或没有及时排空乳房,导致乳腺管不通而形成硬结,产妇可出现乳房胀痛。孕期乳房护理不良或产后哺乳不当可导致乳头皲裂。

6. 其他 还可能出现尿潴留、便秘、会阴肿痛、伤口愈合不佳、产后1周内褥汗较多等情况。

(三) 心理-社会状况

产褥期是产妇在生理和心理上变化较大的一个时期。初为人母的产妇可表现出兴奋和喜悦,但情绪易波动。丈夫和家庭对产妇的态度和关心程度、身体恢复情况以及新生儿的性别、喂养、哭闹等都会影响产妇的心理及身体的恢复。

【常见护理诊断/问题】

1. 潜在并发症:产后出血、产褥感染。

2. 知识缺乏:缺乏产褥期保健相关知识。

3. 母乳喂养无效 缺乏正确的母乳喂养方法和知识。

【护理目标】

1. 产妇生命体征平稳,无产后出血和感染发生。

2. 能说出产褥期保健有关知识。

3. 掌握正确的哺乳方法,母乳喂养成功,亲子互动正常。

【护理措施】

(一) 一般护理

1. 饮食 以富含蛋白质,高热量、高纤维素及多汤汁食物为好,注意补充维生素和铁剂,少食多餐。

2. 大小便 产后4小时鼓励产妇排尿。若排尿困难,可指导产妇采取蹲式、水声诱导、鼓励、热敷及按摩下腹部等促进排尿,必要时遵医嘱肌注新斯的明或导尿。

3. 清洁卫生 产妇因出汗多,可用温水擦浴,勤换内衣裤、床单被褥。衣被要温暖适宜。每天要梳头、温水洗漱、洗脚。

4. 休息与活动 休息室应安静清洁,室内空气流通,温度适宜。产后24小时内产妇应保证充足的休息和睡眠。经阴道分娩无异常者产后6～12小时可起床轻微活动,第2天可在室内随意走动。会阴切开或剖宫产者可适当推迟活动时间。无异常者产后第2天可以做保健操(运动量应循序渐进),以促进对盆底肌肉及腹壁肌肉张力的恢复。产褥期应避免重体力劳动或长时间站立和下蹲,以防日后发生子宫脱垂。

(二) 预防并发症

1. 预防产后出血 产后2小时极易发生产后出血,应留产房密切观察产妇生命体征、阴道流血量和子宫收缩情况。每次观察均应按压宫底排出积血,以免影响子宫收缩。及时更换会阴垫,准确估计和记录出血量。

2. 预防产褥感染

(1)观察生命体征:每天测体温、脉搏、呼吸2次。若体温超过37.5℃,应每4小时测1次体温,直至正常。若脉搏增快,应注意有无出血及感染。每天测血压1次。

(2)观察子宫收缩和恶露:每天在同一时间,嘱产妇小便后,先按摩子宫促其收缩,而后手测宫底高度,了解子宫复旧情况。同时观察恶露量、颜色及气味。若子宫复旧不全,恶露增多,色红且持续时间长或恶露有臭味且子宫有压痛,应遵医嘱给予宫缩剂或抗生素。

(3)会阴护理:每天用消毒液冲洗或擦洗会阴2次,大便后温水冲洗,保持会阴清洁干燥。会阴部有明显水肿者可用50%硫酸镁或95%乙醇湿热敷,产后24小时后可局部红外线照射。会阴侧切者,应向健侧卧位,产后3～5天切口愈合。若切口感染,应提前拆线引流。

(三)心理护理

要耐心倾听产妇诉说分娩经历或不快,了解产妇对孩子及新家庭关系的看法、丈夫及家人对产妇和新生儿的关心程度。根据产妇心理变化的不同时期,及时给家人及产妇进行帮助、指导和支持,鼓励产妇尽快适应母亲角色,主动承担母亲的义务,并注意促使家人多给予产妇及新生儿关爱和照顾,促使产妇尽早恢复至正常的心理状态。

(四)健康指导

1. 知识宣教 通过交流了解产妇和家属对产褥期保健知识的需求和了解程度,根据具体情况及时提供促进产妇康复、新生儿母乳喂养及护理等知识教育,并给予必要的帮助,以促进产妇身心康复。

2. 母乳喂养指导 积极向产妇宣传母乳喂养的优点,介绍母乳喂养的相关知识,指导产妇掌握正确的喂养方法,促进母乳喂养成功(详见本教材第五章)。

3. 计划生育指导 产褥期内禁止性生活,防止产褥感染。产后6周应采取避孕措施。哺乳者不宜用口服避孕药避孕。

4. 产后访视和产后健康检查 产后访视至少3次,分别为产后7天、14天、28天。了解产妇饮食、睡眠、心理状况及哺乳情况;检查子宫复旧及伤口愈合情况;了解新生儿健康状况、喂养及预防接种等,并给予指导。产后6～8周母婴到医院进行一次全面健康检查,主要了解产妇生殖器恢复情况及新生儿的发育情况。

【护理评价】

1. 产妇生命体征是否平稳,有无产褥感染、产后出血并发症发生。
2. 对产褥期保健有关知识了解的程度。
3. 母乳喂养是否成功。

 **思考题**

李女士,28岁。第一胎,足月妊娠阴道自然分娩,产后第3天,阴道有稍多血性黏液状物流出,有腥味。子宫底脐下三横指,无压痛。余无异常。

1. 李女士子宫复旧及恶露是否正常?为什么?
2. 她若咨询产后计划生育知识,你如何指导?

(欧阳锦平)

第七章 异常妊娠孕妇的护理

第一节 妊娠早期出血性疾病孕妇的护理

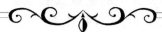

1. 掌握流产的定义、分型及临床表现、护理诊断及护理措施,掌握异位妊娠的定义、临床表现、护理诊断及护理措施。

2. 熟悉流产、异位妊娠的病因、病理、实验室及辅助检查方法、治疗要点。

3. 了解流产、异位妊娠的护理目标及护理评价。

4. 培养学生具有关心、体贴爱护患者的人文精神及科学认真的学习态度。

一、自然流产

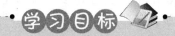

徐女士,26岁,因"停经40天,阴道少量流血4天"入院就诊。患者平素月经规则,4天前无明显诱因出现阴道流血至今,量少,暗红色,未见妊娠物排出。妇科检查:宫口未开,宫体正常大小。尿妊娠试验阳性。该患者最可能的医疗诊断是什么? 如需要确诊应再行何种检查? 应如何护理该患者?

【概述】

妊娠不足28周而终止,胎儿体重不足1000g者,称为流产(abortion)。妊娠于12周前终止者为早期流产,妊娠于12周至不满28周终止者为晚期流产。流产分为自然流产与人工流产,自然流产约占全部妊娠的10%～15%。

(一) 病因

1. 胚胎因素 染色体异常是导致早期流产的主要原因,包括染色体数目的异常和染色体结构的异常。

2. 母体因素 全身性疾病:急性高热刺激子宫强烈收缩导致流产;细菌毒素或病毒通过胎盘进入胎儿血液循环导致胎儿死亡而流产;慢性疾病(如高血压使胎盘梗死)也可导致流产。此外,内分泌失调(如黄体功能不足)、生殖系统疾病(如子宫畸形、宫颈内口松弛)或不良习惯(如抽烟、酗酒、吸毒)等均可导致流产。

3. 环境因素　接触过多有害的化学因素(如镉、铅、有机汞、DDT)和物理因素(如放射性因素、高温、噪声)亦可导致流产。

(二)病理

早期流产时,胚胎或胎儿多先死亡,随后底蜕膜出血并与胚胎绒毛分离,继而引起子宫收缩而被排出。妊娠前8周,发育中的胎盘绒毛与子宫蜕膜连接不紧密,妊娠物多能完全排出,出血量一般不多。妊娠8~12周,胎盘未完全形成,但胎盘绒毛发育茂盛,与子宫蜕膜紧密连接,流产时妊娠物往往不能完全从子宫壁剥离排出,从而影响子宫收缩,出血较多;妊娠12周以后,胎盘已完全形成,流产时往往是先腹痛,然后排出胎儿、胎盘,出血较少。

(三)临床类型

自然流产的常见类型如下:

1. 先兆流产(threatened abortion)　指妊娠28周前,先出现少量阴道流血,无妊娠物排出,随后出现阵发性下腹痛或腰背痛。

2. 难免流产(inevitable abortion)　指流产已不可避免。

3. 不全流产(incomplete abortion)　指部分妊娠物已排出,部分仍残留于宫腔内或堵塞于宫颈口。

4. 完全流产(complete abortion)　指妊娠物已全部排出。

常见流产类型的一般发展过程如下:

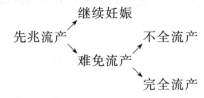

此外,临床还有两种特殊类型流产:

1. 稽留流产(missed abortion)　指胚胎或胎儿已死亡未及时自然排出者。

2. 习惯性流产(habitual abortion)　指连续自然流产3次或以上者。

> **复发性流产**
> 指连续2次或2次以上的自然流产,近年来常用复发性流产取代习惯性流产。

【护理评估】

(一)健康史

详细询问停经史、早孕反应情况。还应全面了解妊娠期间有无全身性疾病、内分泌功能失调、生殖系统疾病及有无接触有害物质等。

(二)临床表现

1. 症状　主要表现为阴道流血和腹痛。不同流产类型,其阴道流血及腹痛表现也不相同。

2. 体征　出血量多者呈贫血貌,不全流产患者可出现面色苍白、四肢厥冷、脉搏细速、血压下降等休克征象。妇科检查:阴道内有无组织物排出,堵塞宫颈口,宫颈是否扩张,子宫大小是否与妊娠周数相符,有无压痛等(表7-1)。

表 7-1　各种不同类型流产的临床表现及辅助检查结果

流产类型	症状			妇科检查		辅助检查	
	阴道流血	下腹疼痛	妊娠组织排出	宫口	子宫大小（与停经周数相比）	妊娠试验	B 超检查
先兆流产	少	轻或无	无	未开	等于	阳性	可见胎心、胎动
难免流产	增多	加重	无	已开	等于或略小	阴性	胎囊塌陷
不全流产	由少到多	减轻	部分排出	已开，有组织物堵塞	小于	阴性	宫内有不成形块状物
完全流产	逐渐停止	逐渐消失	全部排出	关闭	恢复正常大小	阴性	宫腔无妊娠物
稽留流产	反复、少量	轻或无	无	未开	小于	阴性	无胎心
习惯性流产	临床表现与一般流产相同						

（三）实验室及其他辅助检查

常用检查为血常规、妊娠试验、孕激素测定及 B 超检查。若为稽留流产，还需测定出凝血时间、凝血酶原时间、血小板计数等。

（四）心理-社会状况

因为阴道流血、腹痛，孕妇往往表现出焦虑不安，同时对胎儿的安危担忧，可表现出伤心、忧郁和烦躁不安等。

（五）处理要点

根据不同流产类型进行不同处理。先兆流产及习惯性流产行保胎治疗，其他类型流产均应行清宫术，及时排出宫腔内容物。若流产合并大出血或感染时应积极抗休克或抗感染治疗。

【常见护理诊断 / 问题】

1. 组织灌注无效　与阴道流血过多引起全身脏器缺血有关。

2. 有感染的危险　与阴道出血时间长、宫腔内有残留组织或行宫腔内手术操作有关。

3. 焦虑　与担心失去胎儿等因素有关。

【护理目标】

1. 患者出血得到及时控制，生命体征平稳。

2. 无感染征象发生或感染被及时发现和控制，体温及血象正常。

3. 能叙述流产的相关知识，焦虑有所缓解。

【护理措施】

（一）控制出血，防治休克

1. 先兆流产孕妇，应绝对卧床休息，禁止性生活及灌肠，避免刺激，减少出血。

2. 大量阴道流血伴休克时，患者取中凹卧位，吸氧，保暖。立即监测生命体征，正确估计出血量。同时肌注缩宫素，促进子宫收缩，减少出血。建立两条静脉通道，立即备血做交叉配血，做好输血输液的准备。

3. 如需手术治疗时,及时做好术前准备及做好输血、输液的准备。术中、术后密切观察患者生命体征,术后密切观察阴道流血量及子宫收缩情况,组织物一律送病理检查。

(二) 预防感染

1. 监测患者体温、血象,观察阴道流血及分泌物的性质、颜色、气味等,若发现感染征象及时告知医生,并遵医嘱给予抗生素治疗。

2. 各项检查及手术等应严格遵守无菌操作流程。

3. 流产合并感染者取半卧位以防感染扩散,并注意床边隔离,遵医嘱给予抗生素控制感染。

4. 每天 2 次会阴擦洗,每次大小便后及时清洗会阴,并指导患者使用消毒会阴垫,保持会阴部清洁干燥。

(三) 减轻焦虑

由于失去胎儿,患者往往会出现悲观等情绪,护士应给予同情和理解,帮助患者及家属接受现实,顺利度过悲伤期。此外,护士还应向他们解释流产的相关知识,使患者积极配合治疗,为再次妊娠做好准备。

(四) 健康指导

1. 加强营养,合理饮食,预防贫血,增强机体抵抗力。注意卫生,禁性生活 1 个月。

2. 加强知识宣教,使孕妇及家属对流产有正确的认识,指导再次妊娠。早期妊娠应注意避免性生活及重体力劳动,防止流产发生。

3. 先兆流产者应告知绝对卧床休息,并进行日常生活护理,若阴道流血增多,腹痛加重,应及时到医院就诊。

4. 有习惯性流产史的孕妇再次妊娠时应卧床休息,加强营养,禁止性生活等。保胎时间应超过以往流产的妊娠月份。

【护理评价】

1. 患者出血是否得到控制,生命体征是否正常。

2. 有无感染发生,或感染是否得到控制。

3. 焦虑是否缓解。

二、异位妊娠

案例导入:

王女士,27 岁,因"停经 48 天,左下腹撕裂样疼痛半小时"入院。患者平素月经规则,半小时前因无明显诱因出现左下腹撕裂样疼痛,伴恶心、呕吐。既往有慢性盆腔炎。BP 80/50mmHg。患者呈贫血貌,面色苍白、四肢厥冷。全腹压痛、反跳痛及腹肌紧张,移动性浊音阳性。妇科检查:宫颈举痛及摇摆痛,后穹隆饱满、有触痛。左附件区可触及明显肿块。您认为该患者目前最主要的护理诊断/问题是什么?如需要确诊应再行何种检查?应该如何护理该患者?

【概述】

正常妊娠时,受精卵着床于子宫体腔内膜。当受精卵在子宫体腔外着床发育时,称为异位妊娠(ectopic pregnancy),俗称宫外孕(extrauterine pregnancy)。异位妊娠包括输卵管妊娠、卵巢妊娠、腹腔妊娠、宫颈妊娠及子宫残角妊娠等。异位妊娠是妇产科的常见急腹症,其中以输卵管妊娠最为多见,占异位妊娠的95%左右。

输卵管妊娠(tubal pregnancy)因其发生部位不同分为间质部、峡部、壶腹部和伞部妊娠。以壶腹部妊娠多见,其次为峡部、伞部和间质部妊娠少见。

(一)病因

1. 输卵管炎症 是导致输卵管妊娠的主要原因,包括输卵管黏膜炎或输卵管周围炎。慢性炎症使管腔变窄甚至堵塞,从而影响受精卵的正常运行。

2. 输卵管发育不良或功能异常 输卵管过长、肌层发育差、黏膜纤毛缺如,输卵管功能异常等,均可影响受精卵的运行。

3. 其他 输卵管周围肿瘤(如子宫肌瘤、卵巢肿瘤)、受精卵游走、输卵管绝育术后再通、宫内节育器避孕失败、辅助生殖技术等,均可导致输卵管妊娠的发生。

(二)病理转归

1. 输卵管妊娠流产(tubal abortion) 以壶腹部妊娠多见,常发生于妊娠8~12周。由于妊娠时蜕膜形成不完整,易致胚泡与管壁分离。若整个胚泡剥离脱落,随输卵管逆蠕动排出落入腹腔,形成输卵管完全流产,出血一般不多;若胚泡剥离不完整,仍有部分附着于管壁,形成输卵管不完全流产,导致反复多量出血(图7-1)。

2. 输卵管妊娠破裂(rupture of tubal pregnancy) 以峡部妊娠多见,常发生于妊娠6周左右。胚泡绒毛发育时向管壁方向侵蚀管壁肌层及浆膜层,甚至穿破浆膜,形成输卵管妊娠破裂。由于输卵管肌层血运丰富,患者可发生大量的腹腔内出血,出现休克(图7-2)。

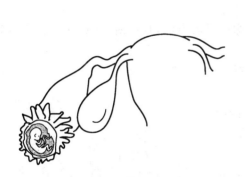

图 7-1 输卵管妊娠流产

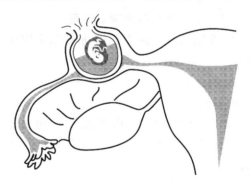

图 7-2 输卵管妊娠破裂

3. 陈旧性宫外孕(old ectopic pregnancy) 输卵管妊娠流产或破裂后,若反复内出血形成盆腔血肿,血肿机化变硬并与周围组织粘连形成包块,临床上称为陈旧性宫外孕。

4. 继发性腹腔妊娠(secondary abdominal pregnancy) 输卵管妊娠流产或破裂后,胚胎从输卵管排出到腹腔内或阔韧带内,多数胚胎会死亡。偶有存活者,存活胚胎的绒毛组织依附在输卵管或在腹腔重新获得营养,继续生长发育形成继发性腹腔妊娠。

【护理评估】

(一)健康史

详细询问病史,推算停经时间。重视发生宫外孕的高危因素,如慢性输卵管炎、输卵管发育不良、子宫肿瘤、放置宫内节育器、输卵管手术史等。

(二)临床表现

临床表现与受精卵的着床部位、有无流产或破裂及出血量多少以及时间长短等有关。

1. 症状

(1)停经:多数患者有 6～8 周停经史。

(2)腹痛:是输卵管妊娠患者的主要症状。在输卵管妊娠发生流产或破裂前,常表现为一侧下腹部隐痛或酸胀感。输卵管妊娠发生流产或破裂时,患者突感一侧下腹部撕裂样疼痛,常伴恶心、呕吐。随后血液由局部流向全腹,疼痛亦遍及全腹。当积聚于直肠子宫陷凹时,出现肛门坠胀感。

(3)阴道流血:胚胎死亡后,常出现暗红色或深褐色阴道流血,量少呈点滴状,一般不超过月经量。由于内分泌影响,子宫内膜出现蜕膜化,胚胎死亡后,子宫蜕膜剥离,也可伴有内膜碎片或蜕膜管型排出。

(4)晕厥与休克:由于急性大出血及剧烈腹痛,可引起晕厥或休克。内出血愈多愈急,症状出现也愈迅速愈严重,但与阴道流血量不成比例。

2. 体征

(1)全身情况:患者呈贫血貌。腹腔出血量大时,甚至出现面色苍白、脉搏细速,血压下降等休克体征。

(2)腹部检查:下腹部尤其是患侧有明显的压痛、反跳痛,出血较多时,叩诊有移动性浊音。

(3)盆腔检查:阴道后穹隆饱满,有触痛;出现宫颈举痛或摇摆痛,为输卵管妊娠的主要体征之一。内出血较多时,子宫有漂浮感。子宫一侧或后方可触及边界不清、大小不一、触痛明显的包块。

(三)实验室及其他辅助检查

1. 妊娠试验 血 β-HCG 是诊断早期异位妊娠的重要方法,其体内 HCG 水平比宫内妊娠低。

2. 阴道后穹隆穿刺 是一种简单可靠的诊断方法(图 7-3)。若抽出暗红色不凝固血液,说明腹腔存在内出血。

3. B 超检查 宫腔内空虚,宫旁可见轮廓不清的液性或实性包块,如包块内见有胚囊或胎心搏动,则可确诊。

4. 子宫内膜病理检查 仅适用于阴道流血较多的患者,排除同时合并宫内妊娠流产。将宫腔刮出物送检,仅见蜕膜组织不见绒毛,有助于异位妊娠的诊断。

5. 腹腔镜检查 目前视为异位妊娠诊断的金标准,适用于输卵管妊娠尚未流产或破裂的早期。已有大量腹腔内出血或伴休克者,禁做腹腔镜检查。

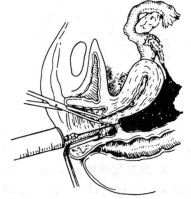

图 7-3 阴道后穹隆穿刺

(四)心理-社会状况

因大出血和剧烈疼痛,孕妇及家属出现恐惧、焦虑;又因失去胎儿孕妇表现为自责、悲伤、忧郁,并担心未来的受孕能力,可出现自尊紊乱。

(五)治疗要点

治疗原则以手术治疗为主。

1. 手术治疗 适用于异位妊娠流产或破裂后出血多,症状重,伴休克的患者。在防治休克的同时进行腹腔探查。

2. 非手术治疗 适用于异位妊娠流产或破裂之前出血量少、症状轻的患者。

异位妊娠的非手术治疗名家——于载畿

于载畿,女,1920 年出生,山东青岛人。中医、中药是我们的传统医学,她首创中西医结合非手术疗法治疗宫外孕,1958 年与山西省著名老中医李翰卿(1972 年已故)合作,共同研究中西医结合非手术治疗宫外孕获得成功。经过多年的实践、总结、提高,宫外孕非手术治愈率已达 95% 左右。

【常见护理诊断/问题】

1. 组织灌注量改变 与输卵管妊娠流产或破裂引起大出血有关。

2. 潜在并发症:出血性休克。

3. 有感染的危险 与大量出血引起机体抵抗力下降及手术操作有关。

4. 恐惧 与担心手术失败、生命安危有关。

5. 预感性悲哀 与即将失去胎儿及切除输卵管有关。

【护理目标】

1. 患者出血得到及时控制,不发生休克或休克得到及时处理和护理。

2. 出血能被及时控制,无感染征象发生。

3. 能说出异位妊娠的相关知识,恐惧及悲哀感有所缓解。

【护理措施】

(一) 减少出血,防治失血性休克

1. 有内出血患者立即取中凹卧位,吸氧,保暖。

2. 建立两条静脉通道,做配血交叉试验,按医嘱输血、输液,补充血容量。

3. 监测病情 严密监测生命体征,每 10~15 分钟测 1 次并记录。监测孕妇尿量,观察阴道流血的量、色、性状及腹痛的部位、性质、伴随症状。

4. 立即做好术前准备,如备皮、留置导尿、过敏试验及术前用药等。术后严密观察生命体征,注意阴道流血及子宫收缩情况。

(二) 预防感染

1. 密切观察生命体征,尤其是体温的变化,发现异常及时通知医生。

2. 保持外阴的清洁卫生,每天 2 次会阴擦洗,每次大小便后及时清洗会阴。

3. 遵医嘱应用抗生素预防感染。

4. 术后注意观察体温及腹部伤口情况。复查血象,及时发现感染征象。

(三) 心理护理

鼓励患者说出心理感受,同时向患者介绍治疗方法的必要性及可行性,并告知疾病的预后,消除患者的恐惧及悲哀心理,使其积极配合治疗和护理。允许家属陪伴,提供心理支持。

(四) 健康指导

1. 指导育龄期女性做好保健工作,防止发生盆腔感染。若发生盆腔炎后,应及时彻底治疗。

2. 指导患者加强营养,注意休息。保持良好的卫生习惯,禁止性生活 1 个月。采取有效的避孕措施,制订家庭护理计划。

3. 输卵管妊娠中约有 10% 的再发率和 50%~60% 的不孕率,患者下次妊娠应排除异位妊娠,若发现异常应及时处理。

【护理评价】

1. 患者出血是否得到及时控制,休克征象是否发生。

2. 体温是否正常,有无感染征象发生。

3. 恐惧及悲哀感是否有所缓解。

第二节　妊娠高血压疾病孕妇的护理

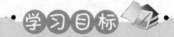

1. 掌握妊娠高血压疾病的定义、临床表现及分型、护理诊断及护理措施。

2. 熟悉妊娠高血压疾病的病因、病理、治疗要点。

3. 了解妊娠高血压疾病的实验室及辅助检查方法、护理目标及护理评价。

案例导入:

李女士,32 岁,因"停经 31^{+2} 周,胸闷、头痛 5 天,眼花 2 小时。"入院。患者平素月经规则,2 个月前出现颜面及下肢水肿,未引起重视。5 天前出现胸闷、头痛,到当地诊所就诊治疗无好转。2 小时前出现眼花、视物模糊,急诊入院。检查发现 BP160/110mmHg,水肿(＋＋),尿蛋白(＋＋＋＋)。您认为该患者最可能的疾病是什么? 应该如何护理该患者?

【概述】

妊娠高血压疾病(hypertensive disorders in pregnancy)是妊娠所特有的疾病,发病率为 9.4％~10.4％。本病强调生育年龄妇女发生高血压、蛋白尿与妊娠的因果关系,多数患者在妊娠期间发生一过性高血压、蛋白尿,分娩后消失。该病严重影响母儿健康,是孕产妇和围生儿病率及死亡率的主要原因。

(一)高危因素及病因

1. 高危因素　①精神过度紧张;②寒冷季节或气压升高时;③年轻初产妇＜18 岁或高龄初产妇＞40 岁;④有慢性高血压、肾炎、糖尿病等病史的孕妇;⑤营养不良;⑥体形较胖者;⑦子宫张力过高者,如双胎、羊水过多;⑧家族中有高血压病史;⑨低社会经济状况。

2. 妊娠高血压疾病确切病因不明确,可能与异常滋养细胞侵入子宫肌层、免疫机制、血管内皮细胞受损、遗传因素、营养缺乏、胰岛素抵抗等有关。

(二)病理

妊娠高血压疾病的基本病理变化是全身小动脉痉挛。

1. 脑　脑血管痉挛,通透性增加,脑水肿、充血,甚至导致脑血栓形成及脑出血。表现为昏迷、视力下降、失明等。

2. 肾脏　肾血管痉挛,肾血流量及肾小球滤过率降低。肾小球扩张,内皮细胞肿胀,血浆蛋白漏出形成蛋白尿。

3. 肝脏 肝小血管痉挛,肝功能异常。门静脉周围出血为肝脏的特征性损伤。

4. 心血管 血管痉挛,血压升高,心肌缺血、坏死,甚至心力衰竭。

5. 血液 全身小血管痉挛,通透性增加,血液浓缩。又因孕期伴有的高凝状态,可发生微血管病性溶血。

6. 子宫胎盘 子宫胎盘血管痉挛,胎盘灌流减少,且伴有内皮损伤、胎盘血管动脉粥样硬化,易发生胎儿窘迫甚至胎盘早剥。

【护理评估】

（一）健康史

详细询问是否存在妊娠高血压疾病的高危因素;既往有无原发性高血压、慢性肾炎及糖尿病等病史。本次妊娠有无高血压、蛋白尿甚至抽搐、昏迷等病史。

（二）分类及临床表现

分类及临床表现见表 7-2。

表 7-2 妊娠高血压疾病的分类及临床表现

分类		临床表现
妊娠期高血压		妊娠期首次出现,血压≥140/90mmHg,于产后 12 周恢复;尿蛋白(－),可伴上腹部不适或血小板减少
子痫前期	轻度	妊娠 20 周以后出现,血压≥140/90mmHg,尿蛋白≥0.3g/24h 或(＋),可伴上腹部不适、头痛等症状
	重度	血压≥160/110mmHg,尿蛋白≥2g/24h 或(＋＋);血肌酐＞106μmol/L,血小板＜100×10⁹/L,血 LDH 升高,血清 ALT 或 AST 升高;出现持续性头痛、视觉障碍、持续性上腹不适等症状
子痫		出现抽搐而不能用其他原因解释
慢性高血压并发子痫前期		高血压孕妇妊娠 20 周前无蛋白尿,妊娠 20 周后出现尿蛋白≥0.3g/24h 或尿蛋白突然增加、血压进一步升高或血小板＜100×10⁹/L
妊娠合并高血压		妊娠前或妊娠 20 周前舒张压≥90mmHg,妊娠期无明显加重,或妊娠 20 周后首次诊断高血压并持续到妊娠 12 周后

不可忽视的水肿

经休息不消退的水肿常为妊娠高血压疾病的首发症状,体重每周增加＞0.9kg 或 4 周增加＞2.7kg 常是子痫前期的信号。

子痫指子痫前期孕妇并发抽搐及昏迷,且不能用其他原因解释。子痫若发生在妊娠晚期或临产时,称产前子痫,临床上较多见;若发生在分娩过程中称产时子痫,较少见;若发生在产后 7 天内,尤其是产后 24 小时内称为产后子痫,偶有发生。子痫抽搐进展迅速,发作时先表现为眼球固定,瞳孔放大,瞬间头即扭向一侧,牙关紧闭,继而口角及面部肌肉颤动,进而全身及四肢肌肉强直痉挛性收缩。抽搐时呼吸暂停,面色青紫。持续 1 分钟左右抽搐停止,呼吸恢复,但患者仍处于深昏迷状态。最后意识恢复,但困惑、易激惹、烦躁。

（三）实验室及其他辅助检查

1. 血液检查　检查血常规、血细胞比容、血浆黏度、全血黏度，重症患者还需检查出凝血时间，凝血酶原时间，血小板计数等。

2. 尿液检查　尿蛋白定性、定量检查，尿比重检查。

3. 肾功能检查　谷丙转氨酶、血尿素氮、肌酐及尿酸等测定。

4. 眼底检查　正常动静脉比例为 2∶3，妊娠高血压疾病时动静脉比例为 1∶2，甚至1∶4。严重时可出现视网膜水肿、渗出、出血，甚至视网膜剥离可导致一过性失明。

5. 其他检查　胎盘功能、胎儿成熟度、B 超、超声心动图、心电图检查等结合病情而定。

（四）心理-社会状况

妊娠期高血压症状不明显，孕妇及家属往往表现出淡漠、不重视。当病情加重时孕妇因担心自己及胎儿的健康，而常表现出紧张和焦虑情绪。

（五）治疗要点

1. 妊娠期高血压　可住院也可门诊治疗。患者加强休息，适当应用镇静药。

2. 子痫前期　应住院治疗，防止子痫及并发症的发生。防治原则为解痉、降压、镇静、合理扩容、必要时利尿、适时终止妊娠。

3. 子痫　控制抽搐，纠正缺氧和酸中毒，控制血压，抽搐控制后 2 小时终止妊娠。

【常见护理诊断/问题】

1. 有母儿受伤的危险　与子痫发生抽搐、昏迷及胎盘供血不足有关。

2. 潜在并发症：急性肾衰竭、胎盘早剥、DIC、脑出血等。

3. 体液过多　与水钠潴留、低蛋白血症有关。

4. 焦虑　与疾病可能危害母儿生命安全有关。

【护理目标】

1. 患者病情得到控制，母儿受伤的危险性降低。

2. 不出现并发症，或并发症得到及时发现和处理。

3. 水肿减轻或消失。

4. 焦虑减轻，情绪稳定，积极配合治疗和护理。

【护理措施】

（一）防止母儿受伤

1. 子痫患者的急救护理

（1）避免刺激：安置患者在单人房间，光线宜暗，空气流通，保持绝对安静，避免一切外来刺激（如光亮和声音等），护理操作要轻柔、相对集中，防止因刺激而诱发抽搐。

（2）专人护理：为患者提供特别护理，详细观察记录病情、检查结果及治疗经过，为医生制订治疗方案提供依据。

（3）保持呼吸道通畅：患者昏迷或未完全清醒时应禁食、禁水，将头偏向一侧，以防呕吐物吸入导致窒息或吸入性肺炎，备好气管插管和吸引器，以便及时吸出呕吐物及呼吸道分泌物。

（4）防止受伤：备好开口器或纱布包裹的压舌板，以便及时置于患者上、下磨牙之间，防止抽搐时舌咬伤。在病床边加床档，防止抽搐、昏迷时坠地摔伤。

（5）遵医嘱正确用药：迅速控制抽搐，首选硫酸镁，必要时也可用强镇静药如哌替啶或冬眠合剂等，降低颅内压用甘露醇等。

2. 预防胎儿缺氧

(1)指导孕妇进行胎动计数,勤听胎心音,必要时进行电子胎儿监护,及时发现胎儿缺氧并纠正。

(2)嘱孕妇左侧卧位,吸氧,每天3次,每次1小时;并遵医嘱静脉滴注10%葡萄糖500ml加维生素C2g,每天1次,增加胎儿对缺氧的耐受力。

3. 适时终止妊娠

(1)终止妊娠的指征:①子痫前期患者经积极治疗24~48小时无明显好转者。②子痫前期患者,胎龄已超过36周、经治疗好转者。③子痫前期患者,胎龄不足36周,胎盘功能减退,而胎儿成熟度检查提示胎儿已成熟者。④子痫控制后2小时。

(2)终止妊娠的方式:①引产:适用于宫颈条件成熟者,行人工破膜后加用缩宫素静脉滴注引产。密切观察产程进展,若发现异常及时告知医生。②剖宫产:适用于宫颈条件不成熟,不能在短期内经阴道分娩者;引产失败者;胎盘功能明显减退,或胎儿已有窘迫征象者。

(二)预防并发症

观察生命体征,尤其是血压的变化;观察患者有无腹痛或阴道流血,并注意腹壁的紧张度;记录24小时液体出入量,进行肾功能检查及血液检查等;遵医嘱使用降压药或利尿剂。

(三)减轻水肿

1. 记录液体出入量,测量腹围及体重,观察水肿变化。

2. 注意休息,取左侧卧位,抬高下肢,以增加静脉回流。

3. 嘱患者摄入足够的蛋白质,水肿严重者适当限制食盐的摄入。

4. 遵医嘱使用白蛋白及血浆,并使用利用剂,增加尿量,减轻水肿。

(四)心理护理

鼓励患者说出心理感受,并对其表示理解。向患者说明本病是可逆的,在产后多能恢复正常。向患者解释治疗方法及护理措施,增强信心,使其积极配合治疗和护理。

(五)用药护理

1. 解痉药物 首选硫酸镁。镁离子能抑制运动神经末梢对乙酰胆碱的释放,从而阻断神经肌肉间的传导,使骨骼肌松弛。

(1)用药指征:控制子痫抽搐及防止再抽搐;预防重度子痫前期发展为子痫;子痫前期临产前预防用药。

(2)用药方法:可采用肌内注射或静脉给药。①静脉给药为首次负荷剂量25%硫酸镁20ml加于25%葡萄糖液20ml中,缓慢静脉注入,5~10分钟推完。然后将25%硫酸镁60ml加于10%葡萄糖液1000ml静脉滴注,滴速以1~2g/h。②根据血压情况,决定是否肌内用药。用法为25%硫酸镁20ml加2%利多卡因2ml,臀肌深部注射,每天1~2次,肌内注射易出现局部肌肉疼痛,不易被患者接受。

(3)毒性反应:正常孕妇血清镁离子浓度为0.75~1mmol/L,治疗有效血清镁离子浓度为2~3.5mmol/L,若高于5mmol/L即可发生中毒症状。中毒首先表现为膝反射消失,继而全身肌张力减退及呼吸抑制,严重时心跳可突然停止。

(4)注意事项:用药前及用药过程中应监测以下内容:①膝反射是否存在;②呼吸不少于16次/分;③尿量每24小时不少于600ml或每小时不少于25ml。应用硫酸镁时应备好10%葡萄糖酸钙,在出现毒性作用时及时解毒。

2. 镇静药物 适当镇静可消除患者紧张和焦虑心理,降低血压,缓解症状及预防子痫的发生。常用药物有地西泮(安定)及冬眠药物(可致血压急骤下降,降低子宫胎盘血运,仅用于硫酸镁治疗效果不佳者)。

3. 降压药物 适用于舒张压≥110mmHg 或平均动脉压≥140mmHg 者,降压药的选用应不影响心搏出量、肾血流量及子宫胎盘灌注量。常用药物有肼屈嗪、卡托普利、硝苯地平、甲基多巴、拉贝洛尔等。

4. 利尿药物 一般不主张使用,仅限于全身性水肿、急性心力衰竭、脑水肿、肺水肿或血容量过高者,常用利尿剂有呋塞米、甘露醇等。

5. 扩容药物 一般不主张使用,仅用于严重的低蛋白血症、贫血,常用扩容剂有人血清蛋白、血浆、全血、右旋糖酐等。

(六) 健康指导

1. 休息 孕妇应多注意休息,减轻工作量,保证每天睡眠 10 小时,取左侧卧位。

2. 自我监测 指导孕妇胎动计数,自测宫高,监测妊娠高血压疾病的自觉症状(如头痛、头晕、恶心、水肿),发现异常及时就诊。

3. 加强营养 进食高蛋白质、高维生素及富含铁、钙、锌等微量元素的食物,水肿严重者适当限制盐的摄入。每天补充钙剂 2g,对降低妊娠高血压疾病的发生有一定作用。

4. 加强产褥期卫生宣教,预防慢性高血压、慢性肾损害,并告之孕妇该病有复发的可能,故出院后一定要定期复查血压、尿蛋白,有异常及时就诊。

5. 避孕 1~2 年,再次怀孕时早期应到高危门诊就诊检查,接受产前检查和孕期保健指导。

【护理评价】

1. 患者病情是否得到控制,血压是否恢复正常,母儿有无受伤。

2. 有无并发症发生。

3. 水肿是否减轻或消失。

4. 焦虑是否减轻。

第三节 妊娠晚期出血性疾病孕妇的护理

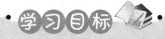

1. 掌握前置胎盘的定义、分类及临床表现、护理诊断及护理措施,掌握胎盘早剥的定义、临床表现、护理诊断及护理措施。

2. 熟悉前置胎盘、胎盘早剥的病因、病理、治疗要点及主要的实验室及辅助检查。

3. 了解前置胎盘、胎盘早剥的护理目标及护理评价。

一、前 置 胎 盘

案例导入:

李女士,25 岁,因"停经 30 周,阴道多量流血 3 小时"入院。患者平素月经规则,3 小时前在家睡觉时突然发现阴道流血,色鲜红,量大于月经。产科检查:子宫增大,脐上4横指,未触及宫缩,胎位骶左前,先露高浮,胎心率146次/分钟。您认为该患者目前最主要的护理诊断/问题是什么?如需要确诊,应再行何种检查?应该如何护理该患者?

【概述】

正常胎盘附着于子宫体的后部、前壁或侧壁。妊娠28周后若胎盘附着于子宫下段,甚至胎盘的下缘达到或覆盖宫颈内口,其位置低于胎儿先露部称前置胎盘(placenta previa)。前置胎盘是妊娠晚期出血的主要原因之一,处理不及时可危及母子生命,多见于经产妇或多产妇。

(一) 病因

目前还不明确,可能与下列因素有关。

1. 子宫内膜病变或损伤 如多次刮宫、多产、剖宫产等因素使子宫蜕膜血管生长不良,胎盘为摄取足够的营养延伸至子宫下段形成前置胎盘。

2. 胎盘异常 双胎或多胎妊娠、膜状胎盘等胎盘面积过大伸展到子宫下段或覆盖在子宫颈内口。

3. 受精卵发育迟缓 受精卵到达宫腔后,还未达到着床阶段而继续下移至子宫下段,并在该处着床发育形成前置胎盘。

4. 其他原因 吸烟或吸毒等可影响子宫胎盘的血液供应,诱发前置胎盘。

(二) 分类(图 7-4)

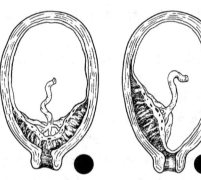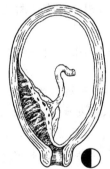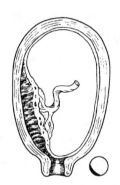

(1) 完全性前置胎盘　　(2) 部分性前置胎盘　　(3) 边缘性前置胎盘

图 7-4　前置胎盘的分类

根据胎盘组织下缘与宫颈内口的关系分成以下3类。

1. 完全性前置胎盘(complete placenta previa) 又称中央性前置胎盘,子宫颈内口全部为胎盘组织所覆盖。

2. 部分性前置胎盘(partal placenta previa) 子宫颈内口部分被胎盘组织覆盖。

3. 边缘性前置胎盘(marginal placenta previa) 胎盘附着于子宫下段,胎盘边缘达子宫颈内口,但未覆盖子宫颈内口。

【护理评估】

(一) 健康史

了解孕妇的健康史及孕产史,注意有无人工流产、剖宫产术、多产、子宫内膜炎等前置胎盘的高危因素;详细询问妊娠28周后,是否出现过无诱因无痛性反复阴道流血症状。

(二) 临床表现

1. 症状 前置胎盘典型症状是妊娠晚期或临产时,发生无诱因无痛性反复阴道流血。阴道流血发生时间的早晚、出血量多少及反复发生次数与前置胎盘类型有关。完全性前置胎盘往往初次出血时间早,多于妊娠28周左右,出血次数频繁,量较多,有时出血量大可使患者进入休克状态;边缘性前置胎盘初次出血发生晚,多在妊娠37~40周或临产后,出血量也较少;部分性前置胎盘初次出血时间、出血量及反复出血次数介于上述两者之间。

2. 体征

(1)全身情况:患者可出现贫血,贫血程度与阴道流血量成正比,严重出血者可导致面色苍白、脉搏细速、血压下降等休克征象。

(2)腹部检查:子宫软,无压痛,大小与停经周数相符。因胎盘前置影响胎先露入盆,胎先露高浮,约有15%并发胎位异常,多为臀先露。若胎盘附着于子宫前壁时,临产后可在耻骨联合上方听到胎盘杂音。

(三) 实验室及其他辅助检查

1. 超声检查 B超可清楚看到子宫壁、胎先露、胎盘与宫颈的位置,胎盘定位准确率高达95%以上,是目前最安全、有效的首选方法。

2. 产后检查胎盘及胎膜 见胎盘的前置部位有黑紫色或暗红色的陈旧血块附着。若胎膜破裂口距胎盘边缘<7cm则为部分性前置胎盘。

(四) 心理-社会状况

孕妇及家属因阴道突然出现流血,担心母亲及胎儿的安危而感到焦虑或恐惧。

(五) 治疗要点

防治原则是止血,纠正贫血及预防感染,并根据病情决定继续妊娠或终止妊娠。

子宫背带缝合术

前置胎盘由于子宫下段收缩差,易发生产后大出血。子宫背带缝合术是由英国Milton Keynes医院报道的一种新型的子宫缝合手术,用以控制产后出血,尤其在结扎子宫动脉等处理无效时,效果极佳。手术操作简便,术中控制出血迅速且安全可靠,且不会导致子宫缺血坏死。避免了切除子宫和席汉综合征、感染等并发症的发生,目前已经在全世界范围内得到广泛开展。

【常见护理诊断/问题】

1. 组织灌注量无效 与大量阴道流血有关。

2. 潜在并发症:早产、胎儿窘迫、产后出血。

3. 有感染的危险 与失血致产妇抵抗力下降,胎盘剥离面接近宫颈外口细菌容易侵入有关。

4. 焦虑 与担心母儿生命安全有关。

【护理目标】

1. 患者出血能得到控制,生命体征稳定。

2. 无并发症发生,或并发症能得到及时发现及处理。

3. 无感染发生,或感染能得到及时发现及处理。

4. 焦虑减轻,能积极配合治疗及护理。

【护理措施】

(一) 制止出血,缓解病情

1. 观察病情　监测孕妇的体温、脉搏、呼吸、血压,观察面色,注意尿量,并密切观察阴道出血的时间及量。

2. 对阴道大量流血者,取头高足低位,吸氧,保暖,立即建立静脉通路,输血输液,并立即做好剖宫产术前准备。

3. 适时终止妊娠　反复大量出血致贫血甚至休克者,无论胎儿成熟与否,均应终止妊娠。

(1)剖宫产术:剖宫产能迅速结束分娩,达到止血目的,使母儿相对安全,是目前处理前置胎盘最好的方法。护士应做好术前准备及术后护理工作。

(2)阴道分娩:适用于边缘性前置胎盘,枕先露,阴道流血不多,估计短时间内能结束分娩者。护士应做好接产及抢救新生儿的准备。

(二) 预防并发症

1. 预防早产及胎儿窘迫　对于孕周小于 34 周,胎儿体重低于 2000g,阴道流血不多者,采用期待疗法。

(1)观察病情:监测生命体征,观察阴道出血量,定时听取胎心音,必要时进行胎儿电子监护,发现异常及时通知医生。

(2)指导孕妇取左侧卧位或前置胎盘的同侧卧位,间断吸氧,每天 3 次,每次 1 小时。

(3)减少刺激:禁止肛查及灌肠,一般不做阴道检查,必须进行阴道检查时,应做好输血输液的准备。

(4)必要时遵医嘱给宫缩抑制剂及镇静剂,抑制宫缩,防止早产。

(5)如因反复出血需提前终止妊娠者,应用地塞米松促进胎肺成熟,预防新生儿窘迫综合征的发生。

2. 预防产后出血　胎儿前肩娩出后立即遵医嘱使用宫缩剂加强宫缩,产后密切观察生命体征、宫缩及恶露的情况。

(三) 预防感染

1. 观察体温的变化,注意恶露的量、性状及颜色,发现异常及时通知医生,并遵医嘱应用抗生素预防感染。

2. 保持外阴清洁干燥,使用消毒会阴垫,每天清洗外阴 2 次,大便之后加洗 1 次。

(四) 心理护理

鼓励孕妇及家属说出心中的焦虑、恐惧和担心的感受,认真解释期待疗法的目的,增加患者的信心和安全感,使其积极配合治疗和护理。

(五) 健康指导

1. 做好计划生育的宣教工作,避免因多产、多次刮宫、引产而导致子宫内膜的损伤或子宫内膜炎的发生。

2. 加强孕期保健指导,如果出现孕期阴道流血,应及时到医院就诊。

3. 产褥期禁止盆浴、性交,保持身体清洁舒适,防止感染。

4. 做好计划生育的指导工作,产后 42 天来院复诊。

【护理评价】

1. 患者出血是否得到控制,生命体征是否稳定。

2. 有无并发症发生。

3. 体温是否正常,有无感染征象发生。

4. 焦虑是否减轻。

二、胎盘早期剥离

案例导入:

李女士,25 岁,因"停经 26^{+6} 周,持续性下腹疼痛 2 小时"入院。患者平素月经规则,2 小时前因腹部受到撞击后出现持续性下腹疼痛,伴少量暗红色阴道流血,急来我院就诊。 BP 85/50mmHg。患者神志淡漠,呈贫血貌,面色苍白、四肢厥冷。产科检查:子宫硬如板 状,宫底升高,胎位不清,胎心听不清。您认为该患者目前最主要的护理诊断是什么? 应该 如何护理该患者?

【概述】

妊娠 20 周后或分娩期,正常位置的胎盘在胎儿娩出之前,部分或全部从子宫壁剥离,称 胎盘早期剥离(placental abruption),简称胎盘早剥。胎盘早剥是妊娠晚期的严重并发症, 起病急、进展快,处理不及时可危及母儿生命。

(一)病因

胎盘早剥的病因及发病机制尚不清楚,可能与下列因素有关。

1. 血管病变 如重度妊娠高血压疾病、慢性高血压、慢性肾脏疾病或有全身血管病变。

2. 机械因素 外伤尤其是腹部直接受到撞击、挤压;外倒转术矫正胎位、脐带绕颈、脐 带过短等均可引起胎盘早剥。

3. 子宫静脉压突然升高 妊娠晚期或临产后孕妇长时间仰卧,增大的子宫压迫下腔静 脉,导致子宫静脉瘀血,静脉压升高,引起蜕膜静脉血管床瘀血或破裂,形成胎盘后血肿而发 生胎盘剥离。

4. 子宫腔内压力骤降 羊水过多破膜后羊水流出过快,双胎妊娠第一胎儿娩出过速, 均可使子宫腔内压力骤然降低,子宫突然收缩,胎盘与子宫壁发生错位而剥离。

5. 其他 如高龄孕妇、吸烟、孕妇代谢异常、子宫肌瘤患者等易并发胎盘早剥,有胎盘 早剥史的孕妇再次发生的可能性增加。

(二)病理

胎盘早剥的主要病理变化是底蜕膜出血,形成胎盘后血肿,导致胎盘自附着处剥离而出 血。若剥离面积小,出血很快停止,临床表现多无明显症状。

1. 显性剥离(外出血) 若底蜕膜继续出血形成胎盘后血肿,胎盘剥离面逐渐增大,随 着出血量的增多,血液冲开胎盘边缘沿胎膜与子宫壁之间经宫颈管向外流出。

2. 隐性剥离(内出血) 若胎盘边缘仍附着于子宫壁上,胎膜与子宫壁未分离,或胎头 固定于骨盆入口,使血液积聚于胎盘与子宫壁之间。

3. 混合性剥离(混合性出血) 随着胎盘后血肿越来越大,宫底不断升高,当出血达到 一定程度时,血液终会冲开胎盘边缘与胎膜,经宫颈管外流(图 7-5)。

胎盘剥离隐性出血时,胎盘后血肿不断增大,局部压力升高,使血液浸入子宫肌层,引起 肌纤维分离,甚至断裂、变性,当血液侵入至浆膜层时,子宫表面呈现紫蓝色瘀斑,称子宫胎

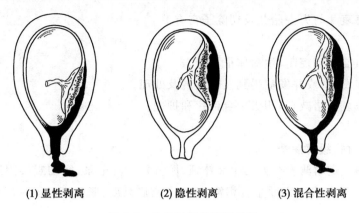

(1) 显性剥离　　　　　(2) 隐性剥离　　　　　(3) 混合性剥离

图 7-5　胎盘早剥的病理类型

盘卒中(uteroplacental apoplexy)。

【护理评估】

(一) 健康史

询问有无胎盘早剥的高危因素,如慢性高血压、慢性肾脏疾病、外伤等病史。并注意了解孕产史及本次妊娠过程中有无阴道流血、腹痛、急性失血或休克等情况出现。

(二) 临床表现

主要表现为腹痛及阴道流血。根据病情严重程度将胎盘早剥分为 3 度。

Ⅰ度:胎盘剥离面积小,多见于分娩期。患者无腹痛或腹痛轻微。腹部检查:子宫软,大小与妊娠周数相符,胎位清楚,胎心音正常。产后检查胎盘母体面有凝血块及压迹。

Ⅱ度:胎盘剥离面积为胎盘总面积的 1/3 左右。表现为突然出现持续性腹痛、腰酸及腰背痛,无阴道流血或流血量少。患者呈贫血貌,与阴道流血不成正比。腹部检查:宫底上升,子宫大于妊娠周数,局部有压痛,宫缩有间歇,胎位可扪及,胎儿存活。

Ⅲ度:胎盘剥离面积超过胎盘面积的 1/2。症状较Ⅱ度重,可出现恶心、呕吐、面色苍白、四肢厥冷、血压下降等休克症状,程度多与阴道流血不相符。腹部检查:宫底升高,子宫硬如板状,压痛明显,拒按,宫缩间歇期仍不减轻,胎位不清,胎心消失。患者可发生子宫胎盘卒中、DIC、产后出血、肾衰竭或希恩综合征。

(三) 实验室及其他辅助检查

1. B 超　显示胎盘与子宫壁之间有液性暗区或胎盘增厚。

2. 实验室检查　包括全血细胞计数及凝血功能检查。如血常规、血小板计数、出凝血时间及纤维蛋白原等检查,必要时作 DIC 筛选试验。

(四) 心理-社会状况

因反复大量出血,孕妇感到自身和胎儿的生命受到威胁,并由于可能切除子宫而表现出紧张、害怕,甚至恐惧。

(五) 治疗要点

纠正休克,及时终止妊娠,控制并发症。

【常见护理诊断 / 问题】

1. 组织灌注无效　与胎盘剥离引起大量出血有关。

2. 潜在并发症:DIC、肾衰竭、产后出血。

3. 恐惧　与担心自身及胎儿生命安全有关。

4. 预感性悲哀　与失去胎儿及切除子宫有关。

【护理目标】

1. 患者出血能得到控制,生命体征稳定。

2. 无并发症发生,或并发症得到及时发现及处理。

3. 恐惧及悲哀情绪减轻,积极配合治疗和护理。

【护理措施】

(一) 控制出血,缓解病情

1. 观察病情　定时测量孕妇的生命体征、尿量并及时记录;密切观察阴道出血量、颜色及性状,注意出血量与失血程度是否相符;观察子宫底高度、紧张度及子宫压痛,判断病情严重程度。

2. 对于大出血伴休克患者,迅速建立静脉通路,遵医嘱输血、输液、面罩吸氧,纠正缺氧状态。

3. 及时终止妊娠

(1)阴道分娩:孕妇一般情况好,胎盘剥离面积小,出血量不多,宫口已开全,胎心良好的情况下,行阴道分娩,做好接产及抢救新生儿的准备。

(2)剖宫产:若胎盘剥离面积大,外出血量与贫血程度不相符,病情危急时,应做好剖宫产术前准备。

(二) 防治并发症

观察患者有无出血倾向,检查凝血功能,判断有无凝血功能障碍;观察尿量,肾功能检查有无肾衰竭,发现异常及时通知医生。观察子宫收缩情况,及时发现子宫胎盘卒中,应用宫缩剂增强宫缩,必要时行子宫切除术。

(三) 心理护理

1. 解除恐惧心理　鼓励患者说出心理的感受,解释病情及救护措施,增强信心,积极配合治疗及护理。

2. 提供心理支持　产妇因病情严重失去胎儿或因子宫切除而悲伤时,要将产妇安排在没有新生儿的病房,允许家人陪伴,以免触景生情。

(四) 健康指导

1. 饮食与休息　指导孕妇进高热量、高维生素、高蛋白、富含铁剂的食物。嘱患者绝对卧床休息,取左侧卧位,做好床边护理。

2. 指导产妇每天用 1‰ 的苯扎溴铵清洁外阴 2 次,勤换会阴垫,保持外阴清洁干燥。

3. 孕期管理　加强产前检查,积极防治妊娠高血压疾病、原发性高血压、慢性肾炎,避免创伤,防止宫腔内压力骤减。

4. 指导母乳喂养　根据产妇情况指导是否给予母乳喂养。对死产者指导产妇采取退奶措施。

5. 指导产妇采取合理的避孕措施,产后 42 天到产科门诊复查。

【护理评价】

1. 患者出血是否得到控制,生命体征是否稳定。

2. 并发症是否发生。

3. 恐惧及悲哀情绪是否减轻。

第四节 其他异常妊娠孕妇的护理

·学习目标·

1. 熟悉早产、过期妊娠、羊水过多及双胎妊娠的定义、临床表现、护理诊断及护理措施。

2. 了解早产、过期妊娠、羊水过多及双胎妊娠的病因及治疗要点。

一、早 产

妊娠满 28 周至不满 37 周分娩者称早产(premature delivery)。此时娩出的新生儿称早产儿,体重低于 2500g,各器官发育尚不成熟,抵抗力低,预后差。早产发生率为 5%~15%,约有 15% 的早产儿死于新生儿期。因此,积极防治早产,是降低围生儿死亡率的重要环节。

【护理评估】

(一)健康史

仔细询问有无早产的高危因素,如流产、早产史,孕妇有无妊娠并发症或合并症,是否存在子宫畸形、子宫肌瘤等。并详细了解本次妊娠症状及有无阴道流血等。

(二)临床表现

最初为不规则宫缩,常伴有少量阴道流血或血性分泌物。若出现至少 10 分钟 1 次的规则宫缩,伴宫颈管缩短,为先兆早产。

若规律性子宫收缩持续 30 秒以上,间隔 5~6 分钟,伴有子宫颈管消退 75% 及宫口扩张 2cm 以上则诊断为早产临产。若宫口扩张≥4cm 或胎膜已破,则早产已不可避免。其临床经过与足月妊娠分娩相似。

(三)实验室及其他辅助检查

B 超检查确定胎儿大小,核实孕周,了解胎盘成熟度及羊水量等。胎心监护仪监测宫缩、胎心等情况。

(四)心理-社会状况

出现早产时,孕妇常与一些事情相关联,出现自责感。孕妇及家属因无法预测妊娠能否继续,担心胎儿能否存活等而产生焦虑、恐惧等情绪反应。

(五)处理要点

若胎膜未破、胎儿存活,且无胎儿宫内窘迫者,应行抑制宫缩保胎治疗,尽可能延长妊娠时间;若早产已不可避免时,则应尽量提高早产儿的存活率。

【常见护理诊断/问题】

1. 有围生儿受伤的危险 与早产儿发育不成熟、生活能力低下有关。

2. 急性疼痛 与子宫收缩有关。

3. 焦虑 与担心早产儿预后有关。

【护理措施】

(一)促进围生儿健康

1. 先兆早产的护理

(1)嘱孕妇绝对卧床休息,取左侧卧位,增加子宫胎盘的血流量。避免性生活、刺激乳头及腹部等,慎做肛查和阴道检查,以免诱发宫缩。

（2）治疗早产的关键是有效抑制子宫收缩。常用药物有沙丁胺醇、硫酸镁及前列腺素抑制剂。

（3）严密观察宫缩、胎心音及产程进展情况,若阴道流血增多,腹痛加重,应及时报告医生并积极配合处理。

（4）若孕妇精神紧张,可遵医嘱给予对胎儿刺激较小的镇静剂,如苯巴比妥、地西泮等。

2. 难免早产的护理

（1）促进胎儿肺成熟,给予地塞米松肌注,促进胎肺成熟,避免早产儿呼吸窘迫综合征的发生。

（2）给孕妇吸氧,改善胎儿缺氧。严密监测宫缩及胎心音情况,一旦发现异常,应及时报告医生,并做好新生儿窒息的抢救准备。

（3）给予维生素 K_1 预防颅内出血。

（4）根据胎儿情况,选择合适的分娩方式。经阴道分娩者,应适当缩短产程,行会阴切开术,减轻对胎头的压迫。行剖宫产者,护士应做好术前准备及术后护理工作。

（5）加强对早产儿的护理。

（二）减轻疼痛

1. 先兆早产孕妇可用宫缩抑制剂抑制宫缩,减轻疼痛。

2. 指导孕妇转移注意力,如听音乐,家属陪伴聊天等。

3. 可用无痛分娩等技术减轻疼痛。

（三）缓解焦虑

讲解早产的保健知识、保胎治疗和护理,以及早产儿出生后可能出现的问题,将要接受的治疗和护理内容,增强孕妇的信心,使其积极配合治疗和护理。

（四）健康指导

1. 加强孕期保健指导,增强营养,注意休息,取左侧卧位;保持心情愉快;妊娠最后 3 个月避免性生活;注意卫生,避免感染;尽量避免外伤的发生。

2. 定期产前检查,积极防治妊娠合并症及并发症。宫颈内口松弛者应在妊娠 14～16 周行宫颈内口环扎术。

3. 教会产妇识别早产的先兆表现,发现异常及时就诊。

4. 指导孕妇及家属对早产儿的喂养知识及护理知识。

5. 指导避孕措施。半年后方可再孕,再孕时应到高危门诊就诊。

二、过 期 妊 娠

【概述】

平时月经规则,妊娠达到或超过 42 周尚未分娩者,称过期妊娠（postterm pregnancy）。其发生率为 3%～15%。

（一）病因

过期妊娠可能与下列因素有关①内分泌因素:雌激素分泌不足而孕酮水平增高;②胎儿畸形:如无脑儿;③头盆不称;④遗传因素。

（二）病理

1. 胎盘 包括胎盘功能正常及胎盘功能减退两种病理类型。

2. 羊水　羊水量在妊娠 42 周后明显减少,且羊水粪染率明显增高。

3. 胎儿　若胎盘功能正常,胎儿继续生长发育成巨大儿,手术产率增加;若胎盘功能减退,胎儿成熟障碍或出现宫内窘迫。

（三）对母儿影响

过期妊娠易发生巨大儿、胎儿窘迫、胎粪吸入综合征、新生儿窒息等并发症,使围生儿的病残率及死亡率增加,同时导致手术产率及母亲产伤增加。

【护理评估】

（一）健康史

仔细询问孕妇的月经史、早孕反应及胎动时间,核实孕周,并注意了解家族中有无过期妊娠史等。

（二）临床表现

1. 症状　停经超过 42 周。

2. 体征　检查孕妇的体重是否增加,子宫底高度及腹围与停经周数是否相符,胎头是否入盆。同时监测胎动及胎心音情况。

（三）实验室及其他辅助检查

1. B 超检查　观察胎动、羊水量,测定胎儿双顶径、股骨长度,推算预产期。

2. 监测胎盘功能　测定尿雌三醇（E_3）值$<10mg/24h$,或尿雌三醇/肌酐（E/C）<10,表示胎盘功能减退。

3. 胎心电子监护　无应激试验（NST）每周 2 次,无反应者继续做宫缩激惹试验（OCT）,若反复出现晚期减速,提示胎儿缺氧。

（四）心理-社会状况

当达到或超过预产期仍未分娩,孕妇及家属担心胎儿生命安危,要求医护人员尽快帮助孕妇结束分娩。

（五）处理要点

核实孕周,如确为过期妊娠,及时终止妊娠。根据胎盘及胎儿情况选择合适的分娩方式。

【常见护理诊断/问题】

1. 有围生儿受伤的危险　与胎盘功能减退、巨大儿、胎儿窘迫、新生儿窒息等有关。

2. 知识缺乏:缺乏过期妊娠对母儿危害的知识。

【护理措施】

（一）促进围生儿健康

1. 休息　取左侧卧位,增加子宫胎盘血流量。

2. 加强对胎儿监护　勤听胎心音,嘱孕妇每天自测胎动,必要时做胎儿电子监护,有异常情况及时报告医生。

3. 协助终止妊娠

（1）阴道分娩:如宫颈条件成熟,胎头已衔接行阴道分娩。临产后,严密观察产程进展和胎心音的变化,必要时做胎儿电子监护。给予氧气吸入。发现胎心音异常或羊水污染,及时报告医生。

（2）剖宫产:如出现胎盘功能低下或胎儿窘迫的征象,立即以剖宫产结束分娩。做好术前准备及新生儿窒息抢救的准备。

（二）知识宣教

向孕妇、家属说明过期妊娠对胎儿的危害性，解释终止妊娠的必要性，使孕妇能接受及配合医护人员的处理及护理。

（三）健康指导

1. 按时产前检查 督促孕妇进行产前检查，并告知孕妇如超过预产期1周未临产者，必须到医院就诊。

2. 适当活动 坚持散步，做力所能及的工作和家务等。

三、羊 水 过 多

妊娠任何时期羊水量超过2000ml者，称羊水过多（polyhydramnios）。羊水过多孕妇约有25％合并胎儿畸形，其中最常见的是中枢神经系统畸形。若羊水量在数天内急剧增加，称急性羊水过多；若羊水量缓慢增加，称慢性羊水过多。

【护理评估】

（一）健康史

注意孕妇有无并发羊水过多的高危因素，如胎儿畸形、妊娠合并糖尿病、妊娠高血压疾病、多胎妊娠、或胎盘绒毛血管瘤等病史。

（二）临床表现

1. 症状

（1）急性羊水过多：临床较少见。常发生在妊娠20～24周，由于数天内羊水快速增多，子宫急剧增大，出现明显的压迫症状。孕妇因膈肌上升出现呼吸困难、甚至出现发绀、不能平卧；又因胃肠道受压出现腹胀、消化不良、呕吐等。

（2）慢性羊水过多：临床较多见，多发生在妊娠28～32周。数周内羊水缓慢增加，压迫症状较轻，孕妇能逐渐适应。

2. 体征 腹部检查见子宫大于妊娠月份，腹壁皮肤紧绷发亮，有液体震荡感，胎位不清，胎心遥远或听不清。因增大的子宫压迫下腔静脉而影响血液回流出现外阴、下肢水肿或静脉曲张。

羊水过多孕妇易出现早产、妊娠高血压疾病、胎盘早剥、胎位异常、胎膜早破、脐带脱垂、产后出血等并发症，而表现相应的症状和体征。

（三）实验室及其他辅助检查

1. B 超 见羊水最大暗区垂直深度（AFV）＞7cm或羊水指数（AFI）＞18cm，同时还可显示胎儿畸形。

2. 甲胎蛋白（AFP）测定 当羊水或母血中AFP含量显著增高时，往往提示胎儿神经管畸形。

（四）心理-社会状况

羊水过多往往与母体疾病有关，因此孕妇常有负疚感。因子宫迅速增大，孕妇担心自身和胎儿的健康。羊水过多常合并胎儿畸形，孕妇和家属常感焦虑、紧张，甚至恐惧。

（五）处理要点

处理原则主要取决于胎儿有无畸形、孕周及症状的轻重程度。①若为胎儿畸形者，一旦确诊应及时终止妊娠。②若胎儿无畸形，妊娠＜37周，症状轻者，应尽量延长妊娠时间；自觉症状严重者，应经羊膜腔穿刺放羊水以缓解症状。

【常见护理诊断/问题】

1. 有围生儿受伤的危险　与羊水过多易并发胎盘早剥、胎膜早破、早产、脐带脱垂等有关。

2. 低效型呼吸型态　与子宫异常增大引起呼吸困难有关。

3. 体液过多　与子宫异常增大压迫下腔静脉导致下肢及外阴水肿等有关。

4. 焦虑　与担心母儿安危及胎儿畸形有关。

【护理措施】

（一）防治并发症，促进母儿健康

1. 测量宫高、腹围、体重，协助进行 B 超检查，监测羊水量变化。定期检查胎儿生长发育情况，及早发现有无畸形。

2. 嘱孕妇减少下床活动，避免做增加腹压的动作，勿刺激乳头及腹部，必要时遵医嘱用镇静药，防止胎膜早破及早产。若胎膜破裂，立即嘱产妇平卧，抬高臀部，防止脐带脱垂。

（二）减轻压迫症状，促进舒适

1. 休息　嘱产妇多卧床休息，取左侧卧位。若急性羊水过多有压迫症状者可取半卧位，改善呼吸状况。

2. 饮食　低盐饮食，注意多食蔬菜、水果，保持大便通畅。

3. 羊膜腔穿刺放羊水　若胎儿无畸形，压迫症状严重，妊娠未满 37 周者，协助医生在 B 超监测下行羊膜腔穿刺放羊水，改善压迫症状。

（1）做好输液、输血准备及腹部皮肤准备。

（2）患者排空膀胱，取平卧位或半卧位。

（3）严格执行无菌操作，防止感染。注意控制羊水流出的速度及量。羊水流出速度不超过 500ml/h，每次放羊水量不超过 1500ml。

（4）操作中密切观察孕妇生命体征、宫缩、胎心音、呼吸变化及阴道流血等情况。

（5）遵医嘱使用镇静剂、宫缩抑制剂防早产，使用抗生素预防感染。

4. 人工破膜　对于胎儿畸形合并羊水过多，行高位破膜法。

（1）做好输液、输血准备。

（2）严格无菌操作，协助医生进行高位人工破膜，使羊水缓慢流出，防止脐带脱垂。

（3）边放羊水边腹部放置砂袋或加腹带包扎，以免腹压骤降引起胎盘早剥、休克。

（4）监测母儿情况，注意观察孕妇的血压、脉搏，注意阴道流血情况及羊水的颜色、性状及量、观察胎心音和胎位变化。

（5）若破膜 12 小时仍无宫缩，静脉滴注缩宫素引产并给予抗生素预防感染；产后注射宫缩剂预防产后出血。

（三）心理护理

向孕妇及家属讲解羊水过多的有关知识，告知治疗及护理方法，尤其对胎儿畸形的孕妇进行心理疏导，使患者积极配合治疗和护理。

（四）健康指导

1. 患者出院后注意休息，加强营养，增强抵抗力，防止产后出血和感染的发生。

2. 指导产妇再次受孕后应进行遗传咨询，加强孕期检查，并进行高危妊娠监护。

四、双 胎 妊 娠

【概述】

一次妊娠有 2 个或 2 个以上胎儿时称为多胎妊娠(multiple pregnancy)。其中 2 个胎儿称双胎妊娠(twin pregnancy)是多胎妊娠中最为常见的一种。近年来由于辅助生殖技术的广泛应用,双胎妊娠的发生率明显升高。

（一）病因

1. 遗传因素　孕妇或丈夫家族中有双胎妊娠史者,双胎发生率增加。

2. 年龄与胎次　双胎妊娠随孕妇的年龄增大、胎次增多,发生率也会增加。

3. 药物　使用促排卵药物后,双胎妊娠的发生率也会升高。

（二）分类

1. 双卵双胎　由 2 个卵子分别受精而形成,约占双胎妊娠的 2/3。由于 2 个胎儿的基因不相同,其性别、血型可相同或不同,但容貌、指纹等不同。

2. 单卵双胎　由 1 个卵子受精后分裂而形成,约占双胎妊娠的 1/3。因此,2 个胎儿的基因相同,其性别、血型相同,容貌也相似。

【护理评估】

（一）健康史

了解孕妇及其丈夫的家族中有无多胎妊娠史、孕妇的年龄、胎次及孕前是否使用促排卵药。

（二）临床表现

早孕反应较重,面色稍苍白。孕 24 周后体重增加明显,腹部增大,出现腰背部酸痛,下肢水肿。妊娠晚期行动不便,甚至出现呼吸困难。产科检查:①测量子宫大于妊娠周数;②可触及多个肢体及两个胎头;③在两个不同部位听到两个胎心音,速率相差 10 次/分钟以上。

（三）实验室及其他辅助检查

B 超检查显示两个胚胎或胎儿。

（四）心理-社会状况

孕妇及家属既为双胎妊娠感到高兴,同时又担心母儿的健康。

（五）处理要点

加强产前检查及孕期监护,选择合适的分娩方式,防治并发症。

【常见护理诊断／问题】

1. 低效型呼吸型态　与子宫异常增大引起呼吸困难有关。

2. 体液过多　与子宫异常增大压迫下腔静脉导致下肢及外阴水肿等有关。

3. 潜在并发症:贫血、早产、胎膜早破、宫缩乏力、产后出血、双胎输血综合征等。

4. 焦虑　与担心妊娠及分娩时母儿的安危有关。

【护理措施】

（一）减轻压迫症状,促进舒适

1. 注意休息,每天保证 10 小时的睡眠,取左侧卧位,抬高下肢,必要时取半卧位缓解呼吸困难。

2. 指导孕妇穿弹力袜,减轻下肢水肿。腰背痛时可局部热敷缓解症状。

（二）防治并发症,促进母儿健康

1. 妊娠期

（1）饮食指导:采取少量多餐,进食高蛋白、高热量、高维生素的食物,增加铁、叶酸的供给,防治贫血。

（2）加强产前检查:督促孕妇进行产前检查,及早发现各种并发症,并及时进行治疗配合。

2. 分娩期

（1）第一产程:临产后注意观察产程进展情况,定时听诊胎心音。嘱产妇注意休息,补充营养,保存体力,如出现宫缩乏力、胎儿窘迫立即报告医生。

（2）第二产程:第一个胎儿娩出后,立即断脐;扶正第二个胎儿的胎位,使之保持纵产式,并密切观察胎心、宫缩及阴道流血,及时发现胎盘早剥及脐带脱垂并处理;约 20 分钟,协助娩出第二个胎儿;如 15 分钟后无宫缩,遵医嘱静脉滴注缩宫素促进宫缩。第二个胎儿前肩娩出后,遵医嘱及时注射缩宫素,加强宫缩,预防产后出血。

（3）第三产程:第二胎娩出后,腹部放置1kg沙袋 24 小时,并用腹带紧裹腹部,预防腹压骤降引起产后循环衰竭。产后注意观察子宫收缩及阴道流血量。

（三）减轻焦虑

多与孕妇、家属沟通,耐心解答疑惑,提供双胎妊娠的相关保健信息,提高孕妇对妊娠、分娩的信心。

（四）健康指导

对双胎妊娠孕妇进行孕期保健指导,以便更好配合孕、产期的监测、治疗及护理。

第五节　高危妊娠孕妇的护理

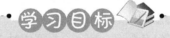

1. 熟悉高危妊娠的定义及护理措施。

2. 了解高危妊娠的护理评估及护理诊断。

高危妊娠(high risk pregnancy)是指妊娠期因个人、社会不良因素,或有妊娠并发症或合并症而可能危害孕妇、胎儿、新生儿及产妇者。具有高危妊娠因素的孕妇称为高危孕妇。

【护理评估】

（一）健康史

高危妊娠的危险因素如下:

1. 社会及个人因素　孕妇和丈夫职业不稳定、收入低、居住环境差、未婚或独居;年龄<16 岁或>35 岁;受教育时间<6 年;家属中有明显的遗传疾病;不良嗜好(如吸烟、饮酒等);未做过或未正规做过产前检查者。

2. 异常孕产史　有自然流产、异位妊娠、早产、死产、死胎、手术产等病史;不孕症经治疗后受孕;妊娠期接触大量放射线或化学毒物,或服用过对胎儿有影响的药物;曾患病毒性感染;有新生儿死亡、新生儿溶血性黄疸、先天性或遗传性疾病、巨大儿等病史。

3. 各种合并症 合并心脏病、糖尿病、高血压、肾脏病、肝炎、甲状腺功能亢进、血液病（贫血）、性病、恶性肿瘤、生殖器官良性肿瘤、生殖器官发育异常、智力低下、明显精神异常等疾病。

（二）临床表现

1. 全身检查 ①了解营养状况、身高、体重：营养不良（<40kg）或肥胖（>70kg）、身高<140cm；②测量生命体征：血压≥140/90mmHg 或较基础血压上升 30/15mmHg；③观察步态有无异常；④检查有无水肿。

2. 心肺听诊 评估心脏杂音及心功能的级别。

3. 产科检查 测量宫高、腹围、判断子宫大小是否与孕周相符，大于或小于正常值 3cm 为异常。产科四步触诊判断胎方位。胎心听诊了解胎心率、节律及强弱。骨盆外测量检查骨盆大小有无异常。

4. 绘制妊娠图 根据产前检查所得的血压、体重、宫底高度、腹围、水肿、尿蛋白等数据绘制妊娠图，若孕妇宫高高于平均值第九十百分位数，表示子宫>孕龄，可能是巨大儿、双胎或羊水过多；若低于第十百分位数，则可能是胎儿宫内发育迟缓或羊水过少。

5. 胎动计数 详见本节护理措施中"胎动计数"相关内容。

6. 评估产程的进展情况 临产后监测宫缩、宫口扩张、胎先露下降及胎心情况，观察胎膜是否破裂，羊水的量及性状等。

（三）实验室及其他辅助检查

1. 实验室检查 血液及尿液常规、血红蛋白、出凝血时间、血小板计数、肝肾功能、血糖及糖耐量等。

2. B超 了解胎儿大小、数目、胎方位、体表有否畸形，监测胎心音及胎盘成熟度等。

3. 胎儿电子监护 可连续记录胎心率的变化，又可同时观察胎动、宫缩对胎心率的影响（详见本教材第三章评估胎儿健康技术）。

4. 羊膜镜检查 当头先露胎儿缺氧时，胎粪排入羊水中导致羊水污染，羊水粪染分为 3 度：Ⅰ度羊水呈淡绿色，表示胎儿慢性缺氧或轻度急性缺氧。Ⅱ度羊水呈深绿色较稠，表示胎儿急性缺氧。Ⅲ度羊水呈黄褐绿色较稠，表示胎儿严重缺氧。

（四）心理-社会状况

因为各种高危因素，孕妇及家属担心自身及胎儿的安危，表现出焦虑、恐惧情绪；孕妇也可因胎儿畸形、死亡或切除子宫等而表现为悲伤、自责情绪。

（五）治疗要点

婚前、孕前应做好保健和预防工作；妊娠期根据病情严重程度，进行病因治疗、对症处理及相应护理措施，结合胎儿情况、胎儿成熟度、胎盘功能及孕妇情况适时终止妊娠，并选择对母儿最有利的分娩方式。

【常见护理诊断/问题】

1. 知识缺乏 缺乏有关预防、监护高危妊娠的知识。

2. 焦虑、恐惧 与担心自身的健康状况及胎儿的安危有关。

3. 潜在并发症 胎儿发育迟缓、胎儿窘迫、产后出血等。

【护理措施】

（一）进行知识宣教，减轻焦虑和恐惧

提供关于高危妊娠对母儿危害的信息，告知孕妇及家属进行预防、孕期保健及产前诊断的措施及必要性,嘱孕妇常规产前检查,教会孕妇自我监测,发现异常及时就诊。

(二) 防治并发症,促进母儿健康

1. 加强孕妇监护与治疗配合　加强产前检查监护,必要时住院治疗。密切配合医生的治疗方案,加强病情监测,发现异常及时报告医生。

2. 胎儿的监护　监测胎儿宫内情况、胎儿-胎盘功能及评估胎儿成熟度。

(1)胎儿宫内情况监护

1)妊娠早期:根据末次月经、妇科检查及 B 超检查等确定子宫的大小与妊娠周数是否相符。

2)妊娠中期:①测量子宫底高度及腹围;②遗传性疾病筛查;③妊娠 20 周后,产前检查需进行胎心监测及描记妊娠图。

3)妊娠晚期:①测量宫高及腹围,听诊胎心,描记妊娠图。②胎动计数是了解胎儿宫内安危最简单、有效的方法。自妊娠 30 周开始,嘱孕妇进行胎动计数,于每天早、午、晚各数 1 小时胎动,3 次胎动数之和再乘以 4,为 12 小时的胎动数。正常胎动不少于 30 次/12 小时;若<10 次/12 小时,或胎动数突然下降 50%,提示胎儿缺氧。③B 超。④胎儿电子监护。⑤羊膜镜检查。⑥胎儿心电图监测。⑦胎儿头皮血 pH 测定。

(2)胎盘功能检查:包括孕妇雌三醇(E_3)测定、孕妇血清胎盘泌乳素(HPL)、血清妊娠特异性 β-糖蛋白及阴道脱落细胞测定等。

(3)测定胎儿成熟度:卵磷脂与鞘磷脂比值(L/S)>2 提示胎儿肺成熟,肌酐值≥176.8μmol/L(2mg%)提示肾成熟,胆红素类物质<0.02 提示肝成熟,淀粉酶值≥450U/L,提示唾液腺成熟,脂肪细胞出现率≥20%,提示皮肤成熟。

(三) 产科处理的配合

1. 提高胎儿对缺氧的耐受力　遵医嘱用 10% 葡萄糖 500ml+维生素 C 2g,静脉缓慢滴注。

2. 间歇吸氧　对胎盘功能减退的孕妇尤为重要,3 次/天,每次 30 分钟。

3. 预防早产　遵医嘱用硫酸镁抑制宫缩。

4. 适时终止妊娠　对有剖宫产术指征者,及时做好术前准备并配合医生进行手术。

5. 产程的处理　密切观察产程进展及胎心的变化,配合医生行阴道助产手术,尽量缩短产程。做好新生儿窒息的抢救准备,并预防产后出血及感染。

6. 产褥期　对产妇、高危儿仍需加强监护、用药治疗。

(四) 健康指导

1. 补充营养　指导孕妇高蛋白、高能量饮食,补充足够的维生素、铁、钙,也可静脉滴注葡萄糖及多种氨基酸。给孕妇制订合理的饮食计划。

2. 休息　指导孕妇合理安排休息,取左侧卧位,每天保证不少于 10 小时的睡眠。

3. 保持外阴清洁　如已破膜或阴道流血者,擦洗外阴 2 次/天,使用消毒卫生垫。大小便后要注意按由前至后的顺序进行外阴清洁。

4. 指导孕妇进行孕期保健,发现异常或出现产兆及时就诊。

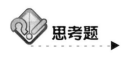
思考题

1. 余女士,26 岁,因"停经 8 周,下腹隐痛 4 天,伴阴道少量出血"入院就诊。患者平素月经规则,4天前无明显诱因出现下腹正中隐痛,伴阴道少量流血,至今仍断续出血。妇科检查:宫颈光滑,宫口未开,无抬举痛,子宫前倾前屈,妊娠8周大小,软,附件(-)。

(1)此病例最有可能的诊断是什么?

(2)目前最有价值的检查是什么?

(3)若经检查,胎儿存活,应采取哪些护理措施?

2. 李女士,36岁,"因妊娠37周,持续性剧烈下腹疼痛3小时"入院就诊。患者3个月前出现下肢水肿,未予重视。3天前感头胀、头痛,3小时前突发持续性剧烈下腹疼痛入院。体检:贫血貌,血压150/100mmHg,脉搏110次/分钟,宫高37cm,腹围102cm,子宫不松弛,压痛可疑,胎位不清,胎心音听不清,肛查时发现阴道少量流血,宫颈管未消失,宫口未开。

(1)该患者最有可能的诊断是什么?

(2)为尽快明确诊断,哪项检查为首选检查?

(3)此时最主要的护理诊断及护理措施是什么?

(郑巧灵)

第八章 妊娠合并症孕产妇的护理

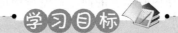

学习目标

1. 掌握妊娠合并心脏病、妊娠合并病毒性肝炎的护理评估、护理诊断和护理措施。

2. 熟悉妊娠与其合并症的相互影响，熟悉妊娠合并糖尿病、妊娠合并贫血的护理评估、护理诊断和护理措施。

3. 了解妊娠合并症的护理目标和护理评价。

第一节 妊娠合并心脏病孕产妇的护理

案例导入：

王女士，24 岁，因妊娠 8 周，要求产前检查入院。10 年前因"先天性心脏病"手术治疗，术后日常体力活动不受限制，目前无心悸和呼吸困难等不适。王女士很渴望妊娠，但又担心合并心脏病的风险。王女士目前的情况能否适宜继续妊娠呢？妊娠对心脏病又会造成什么影响呢？

【概述】

妊娠合并心脏病是孕产妇死亡的重要原因之一，在我国孕产妇死因顺位中居第二位，占非直接产科死因的首位；主要死因是心力衰竭，其次是感染。加强孕前咨询和围生期保健，预防心力衰竭，可降低心脏病孕产妇的死亡率。

妊娠合并心脏病的流行病学

1975 年以前，妊娠合并心脏病中妊娠合并风湿性心脏病最多见。随着社会经济发展和广谱抗生素的应用，风湿性心脏病的发病率逐年下降；而心血管外科的发展，使更多的先天性心脏病女性通过手术获得妊娠和分娩的机会。因此，妊娠合并先天性心脏病跃居妊娠合并心脏病的第一位，占 35%～50%；其次是风湿性心脏病。我国 1992 年报道妊娠合并心脏病的发病率为 1.06%。

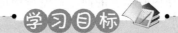

（一）妊娠、分娩对心脏病的影响

1. 妊娠期　血容量增加和心脏位置的改变,加重心脏负担。

(1)血容量增加:妊娠后孕妇的血容量逐渐增加,至妊娠 32~34 周达高峰。血容量增加使心排出量增加和心率加快,心脏负担加重。

(2)心脏位置改变:妊娠晚期,子宫增大使膈肌上移,心脏向左、上、前方移位,出入心脏的大血管轻度扭曲,机械性增加心脏负担。

2. 分娩期　分娩期是心脏负担最重的时期。

(1)第一产程:子宫收缩增加周围循环阻力,同时每次子宫收缩使部分血液被挤入体循环,回心血量增加,心脏负荷加重。

(2)第二产程:子宫收缩以及腹肌和骨骼肌收缩使周围循环阻力增加;产妇屏气用力使肺循环压力增高,同时腹压增加使内脏器官的回心血流量增加,心脏前后负荷均加重。第二产程是心力衰竭最易发生的时期。

(3)第三产程:胎儿娩出后,子宫体积缩小导致腹压骤降和内脏血管扩张,回心血量减少;胎盘娩出后,子宫胎盘循环停止,子宫收缩使子宫血窦内的血液进入体循环,回心血量又迅速增加。上述两种血流动力学的急剧变化,容易诱发心力衰竭。

3. 产褥期　产后 3 日内,仍易发生心力衰竭。除子宫收缩使部分血液进入体循环外,妊娠期组织间隙潴留的体液也逐渐回流至体循环,血容量增加。另外,妊娠期心血管系统的变化不能立即恢复至非孕状态,产妇劳累和伤口疼痛等亦可加重心脏负担。

综上所述,妊娠 32~34 周、分娩期及产褥期的最初 3 日内,容易发生心力衰竭,是心脏病孕产妇最危险的时期。

（二）心脏病对妊娠、分娩的影响

心脏病不影响受孕,如孕妇心功能良好,在严密监护下妊娠,母儿相对安全;如发生心力衰竭,缺氧诱发子宫收缩可能导致流产和早产,血氧含量不足可能导致胎儿窘迫、胎儿生长受限、死胎或新生儿窒息,围生儿死亡率是正常妊娠的 2~3 倍。另外,防治心力衰竭的药物可能对胎儿有影响,部分先天性心脏病如室间隔缺损、肥厚型心肌病等有较高的遗传性。

【护理评估】

（一）健康史

1. 心脏病史　了解孕妇的心脏病史,如心脏疾病的类型、是否影响其日常活动,活动后有无呼吸困难、心悸和胸闷,夜间睡眠能否平卧,既往有无心力衰竭或心脏手术史等。

2. 诱发心力衰竭的因素　评估孕产妇有无呼吸道感染、过度疲劳、贫血以及妊娠期高血压疾病、产后出血和产褥感染等诱发心力衰竭的因素。

3. 生育史　了解既往妊娠和分娩过程是否顺利,有无死胎、死产和新生儿死亡史。孕妇对本次妊娠的适应及产前检查情况等。

（二）临床表现

1. 原发心脏病的症状和体征　详见《内科护理学》相关内容。

2. 重点评估心力衰竭的临床表现

(1)早期心力衰竭的征象:孕产妇出现下列征象,应考虑早期心力衰竭。①轻微活动后即有胸闷、气急及心悸;②休息时心率超过 110 次/分钟,呼吸超过 20 次/分钟;③夜间常因胸闷而坐起,或需到窗口呼吸新鲜空气;④肺底部出现少量持续性湿啰音,咳嗽后不消失。

(2)左心衰竭:呼吸困难是主要症状,肺瘀血可引起咳嗽、咳痰和咯血,心排血量降低可能导致疲倦、乏力、头晕、心悸和嗜睡等。体征有肺底部湿性啰音、唇周发绀和基础心脏病体征,如心脏扩大和舒张期奔马律等。

(3)右心衰竭:以胃肠道和肝脏瘀血引起的消化道症状最常见,表现为腹胀、食欲减退、恶心和呕吐等。常见体征有水肿、颈静脉怒张和肝脏肿大等。

3. 心功能分级　根据病人的活动能力划分为4级。

Ⅰ级:体力活动不受限制,日常活动不引起明显的乏力、心悸和呼吸困难等,为心功能代偿期。

Ⅱ级:体力活动轻度受限,休息时无症状,日常活动出现上述症状,休息后很快缓解,称Ⅰ度或轻度心衰。

Ⅲ级:体力活动明显受限,休息时无症状,低于日常活动量即可引起上述症状,休息较长时间后方可缓解,称Ⅱ度或中度心衰。

Ⅳ级:不能从事任何体力活动,休息时亦有心力衰竭的症状,活动后加重,称Ⅲ度或重度心衰。

4. 产科检查　除常规产前检查内容外,重点评估是否存在诱发心力衰竭的产科因素,如妊娠期高血压疾病、产后出血和感染等。

(三) 实验室及其他辅助检查

1. 心电图　提示心律失常或心肌受损。

2. 超声心动图　准确反映心腔大小、心瓣膜结构及血流动力学改变。

3. X线检查　显示心脏扩大或肺瘀血。

4. B超和胎儿电子监护仪检查,了解胎儿发育和宫内安危情况。

(四) 心理-社会状况

生育期的心脏病妇女对妊娠既渴望又害怕,确诊妊娠后,可能于短暂的兴奋后出现紧张不安和焦虑,担心自己和胎儿的健康状况,担心病情加重甚至危及母儿生命;分娩期最易发生心力衰竭,产妇及家属可能表现出高度精神紧张、焦虑甚至恐惧;产后则因心脏疾病影响日常生活以及不能正常母乳喂养而困扰产妇和家属。因此,应评估孕产妇对妊娠、分娩和产褥期各个时期的不同心理反应,是否因为疾病和妊娠影响日常生活而烦躁,是否因担心心力衰竭危及母儿生命而焦虑,是否因不能正常照顾婴儿而愧疚和自责。

(五) 治疗要点

1. 孕前咨询　确定是否适宜妊娠。

(1)可以妊娠:心功能Ⅰ～Ⅱ级、既往无心力衰竭史和并发症者,可以在严密监护下妊娠。

(2)不宜妊娠:心功能Ⅲ～Ⅳ级、既往有心力衰竭史、严重心律失常、心脏疾病急性期或年龄在35岁以上者不宜妊娠。

2. 妊娠期　确定能否继续妊娠。

(1)终止妊娠:因心脏疾病不宜继续妊娠者,控制心衰后,于妊娠12周前终止妊娠;妊娠超过12周者,人工终止妊娠的危险性较大,应于密切监护下继续妊娠;对病情加重、顽固性心力衰竭者,必要时行剖宫取胎术。

(2)继续妊娠:适宜继续妊娠者,应加强产前检查,动态评估心脏功能,预防心力衰竭。孕期经过顺利者,妊娠36～38周住院待产。

3. 分娩期　选择适宜的分娩方式,防止心力衰竭。

(1)经阴道分娩:心功能Ⅰ～Ⅱ级、无产科剖宫产指征者,于严密监护下经阴道试产;宫口开全后适时行阴道助产术,缩短第二产程。

(2)剖宫产:有产科指征、心脏病情较重或心功能Ⅲ～Ⅳ级者,择期行剖宫产术,不宜再妊娠者同时行输卵管结扎术。剖宫产可避免子宫收缩引起的血流动力学改变,减轻心脏负担。

4. 产褥期 防治心衰和感染。产后 3 天内仍应预防心力衰竭,临产开始后应用抗生素直至产后 1 周,如无感染征象停药。

5. 原发心脏疾病和心力衰竭,请内科医师协助监护和治疗,详见《内科护理学》相关内容。

【常见护理诊断/问题】

1. 潜在的并发症:心力衰竭、胎儿窘迫。

2. 活动无耐力 与心排出量减少有关。

3. 有感染的危险 与分娩创伤和抵抗力下降有关。

4. 焦虑 与担心胎儿和自身安全有关。

【护理目标】

1. 孕产妇未发生心力衰竭,胎儿窘迫得到预防或纠正。

2. 孕产妇心功能改善,活动耐力增加。

3. 产妇分娩过程顺利,未发生感染。

4. 孕产妇和家属情绪稳定,焦虑缓解。

【护理措施】

(一) 加强监护,预防并发症

1. 妊娠期护理

(1)休息与活动:依据孕妇的心脏功能安排其活动与休息,介绍适合孕妇的有氧活动,避免过度劳累,强调保证休息的重要性。每天至少 10 小时睡眠,中午休息 2 小时。休息时宜采取左侧卧位,略抬高床头。

(2)饮食与营养:给予高蛋白、高维生素和含铁丰富的食物,少食多餐,不宜过饱,控制孕期体重增加不超过 12kg。妊娠 16 周后限制钠盐摄入,每天量不超过 4～5g。多食蔬菜水果,预防便秘,避免排便时过度用力加重心脏负荷。

(3)消除心力衰竭的诱因:指导孕妇加强产前检查,定期测量血压和体重,注意双下肢有无水肿,预防妊娠期高血压疾病;注意保暖,预防上呼吸道感染;多食含铁丰富的食物,预防贫血;避免过度劳累和情绪激动。

(4)加强产前检查:嘱孕妇增加产前检查次数,妊娠 20 周前每 2 周 1 次;妊娠 20 周后每周 1 次,每次检查由产科和内科医生共同完成。指导孕妇胎动计数,休息时左侧卧位,必要时遵医嘱吸氧,预防胎儿窘迫。

2. 分娩期护理

(1)经阴道分娩者的护理:

1)第一产程:①协助实施心电监护,密切观察产妇的心率、呼吸、脉搏和血压,动态评估心脏功能。②安慰鼓励产妇,消除紧张情绪。估计胎儿 6 小时内不能娩出者,必要时遵医嘱肌内注射地西泮 10mg 或哌替啶 100mg。③产妇左侧卧位,略抬高头部,吸氧。④严密观察产程进展,每 30 分钟听胎心 1 次。

2)第二产程:做好新生儿窒息的抢救准备,每10分钟听胎心1次,指导产妇避免屏气用力,宫口开全后行阴道助产术,严格无菌操作。胎儿娩出后,必要时遵医嘱给予吗啡5～10mg缓慢静脉注射。

3)第三产程:胎儿娩出后,于产妇腹部放置1～2kg重的沙袋,持续24小时,防止腹压骤降诱发心力衰竭。产后宫缩乏力、出血较多者,遵医嘱给予缩宫素;禁用麦角新碱,避免静脉压升高诱发心力衰竭。

(2)剖宫产手术的护理:术前遵医嘱用药改善病人的心脏功能,做好剖宫产手术准备与新生儿窒息的抢救准备。术中、术后严格控制输液量和速度,注意心脏功能的评估。

3. 产褥期护理

(1)预防心力衰竭:产后3日内仍应加强监护,保证产妇休息,尤其产后24小时内需绝对卧床,必要时遵医嘱给予镇静剂。在心脏功能允许的情况下,产后24小时后,鼓励产妇下床适度活动。清淡饮食,多吃水果和蔬菜,防止便秘。

(2)预防产后出血和感染:保持外阴清洁,观察子宫收缩和阴道流血量,注意体温和恶露变化,遵医嘱应用缩宫素和抗生素。

(3)指导哺乳:心功能Ⅰ～Ⅱ级的产妇可哺乳,但应避免劳累;心功能Ⅲ～Ⅳ级者不宜哺乳,应指导退乳及人工喂养的方法,新生儿按高危儿护理。

4. 心力衰竭的预防和护理

(1)病情观察:注意孕产妇有无胸闷、乏力、心悸和劳力性呼吸困难等早期心力衰竭的症状,监测呼吸、心率、血压和尿量变化。

(2)一般护理

1)休息与活动:休息可减轻心脏负荷。心功能Ⅰ级者避免重体力劳动;心功能Ⅱ级者限制体力活动;心功能Ⅲ级者严格限制体力活动,以卧床休息为主;心功能Ⅳ级者绝对卧床休息。呼吸困难者取头高位或半卧位。

2)吸氧:急性心力衰竭者,高流量(6～8L/min)鼻导管吸氧,经50%乙醇湿化吸入,有利于改善通气。慢性心力衰竭者鼻导管吸氧,氧流量2～4L/min。根据患者缺氧程度的改变,如口唇发绀情况,及时调整氧流量。

3)饮食护理与排便护理:同妊娠期护理。

(3)用药护理:急性心力衰竭者,遵医嘱开放静脉通道,缓慢静脉注射吗啡、呋塞米和毛花苷丙(毛花苷 C)等纠正心衰的药物。观察洋地黄类药物的毒性反应,如心率低于60次/分钟,及时报告医生停药。利尿剂可能导致低钾血症,出现乏力、腹胀、心律失常并易诱发洋地黄中毒,应监测电解质变化,每天记出入量。使用扩血管药物时注意控制滴速、监测血压,嘱患者改变体位时动作宜慢,预防体位性低血压发生。心力衰竭者控制输液速度,以15～30滴/分钟为宜。

(二) 改善心脏功能,增强活动耐力

制订活动计划,鼓励患者说出活动后的感觉,了解其活动耐力的水平。活动时出现呼吸困难、心悸、头晕、疲劳等症状时应停止活动,立即住院。提供良好的日常护理,满足患者的生活需求。加强妊娠、分娩与产褥期护理,遵医嘱按时用药,改善心脏功能。

(三) 预防感染

指导产妇注意保暖、及时排尿、保持外阴清洁,观察体温、伤口、子宫复旧和恶露变化,乳房有无疼痛和硬块等,遵医嘱使用抗生素。

（四）缓解焦虑

指导孕妇和家属了解妊娠合并心脏病的相互影响和注意事项，多与孕产妇及家属沟通，使其理解加强监护可降低风险，消除其思想顾虑和紧张心理。分娩期提供陪伴分娩，鼓励病人表达自己的不适，增强信心，取得家属的理解和支持，遵医嘱配合监护和治疗，消除焦虑和恐惧。产后指导产妇保持平静心态，尽早休息，必要时遵医嘱应用镇静剂。

（五）健康指导

1. 孕前咨询确定心脏病患者能否适宜妊娠，不宜妊娠者应严格避孕。

2. 告知加强产前检查和监护的必要性，指导孕妇胎动计数，避免劳累、情绪激动、便秘和呼吸道感染等诱发心衰的因素，学会识别早期心力衰竭的征象，出现胸闷、气短和心悸等症状立即入院。

【护理评价】

1. 孕产妇心力衰竭和胎儿窘迫是否得到预防或及时纠正。

2. 孕产妇心功能是否改善，活动耐力是否增加。

3. 产妇感染是否得到预防或及时处理。

4. 孕产妇和家属焦虑是否缓解。

第二节 妊娠合并病毒性肝炎孕产妇的护理

案例导入：

张女士，25岁，因妊娠14周，要求产前检查入院。5年前曾患"乙型肝炎"，经积极治疗后临床症状消失，肝功能各项指标恢复正常。张女士能否继续妊娠？她很担心肝炎病毒的母婴传播，作为一名护士，应如何指导病人？

【概述】

病毒性肝炎（以下简称肝炎）是常见传染病，目前确定的肝炎病毒有甲型、乙型、丙型、丁型及戊型五种，临床表现基本相似，以妊娠合并乙型肝炎最常见。妊娠、分娩加重肝脏负担，容易导致重症肝炎或慢性肝炎，孕妇暴发性肝炎为非孕妇的66倍，是我国孕产妇死亡的主要原因之一。

（一）妊娠、分娩对病毒性肝炎的影响

1. 孕妇新陈代谢率增加，营养物质消耗增多，肝脏负担加重，而早孕反应导致肝糖原储备减少，不利于疾病恢复。

2. 孕妇体内产生的大量雌激素在肝脏灭活，胎儿代谢产物经母体肝脏代谢，加重肝脏负担。

3. 妊娠期高血压疾病，分娩时的体力消耗、创伤和用药，产后出血和感染等亦加重肝脏负担。

（二）病毒性肝炎对妊娠、分娩的影响

1. 对孕产妇的影响 妊娠早期合并肝炎，加重早孕反应；妊娠晚期合并肝炎，妊娠期高血压疾病发生率增高，可能与肝脏对醛固酮的灭活能力下降有关。肝功能受损，凝血因子合成减少，容易发生产后出血，重者并发凝血功能障碍。

2. 对围生儿的影响　妊娠合并肝炎可能导致胎儿畸形、流产、早产、死胎及新生儿死亡等。围生儿病毒感染,部分转为慢性病毒携带状态,以后可能诱发肝硬化或原发性肝癌。

3. 母婴传播　与肝炎病毒类型有关,其中乙型肝炎表面抗原(HBsAg)阳性者40％为母婴传播。乙型肝炎病毒的母婴传播有3种途径:①垂直传播:肝炎病毒通过胎盘感染胎儿,发生宫内传播。②产时传播:是乙型肝炎病毒母婴传播的主要途径。胎儿通过产道时接触母血、羊水和阴道分泌物,或者子宫收缩使胎盘绒毛破裂、母血漏入胎儿血循环,均可能导致感染。③产后传播:与产后接触母亲唾液、汗液或母乳喂养有关。

【护理评估】

(一) 健康史

了解孕妇有无肝炎家族史、肝炎病人密切接触史、输血或注射血制品史,有无重症肝炎的诱发因素,了解其乙肝疫苗接种史。

(二) 临床表现

1. 症状　孕妇出现不明原因的食欲减退、乏力、厌油腻、恶心、呕吐、腹胀和肝区疼痛等消化道症状,不能用早孕反应来解释。重症肝炎多发生于妊娠晚期,病人迅速出现黄疸、畏寒、发热,食欲极度减退、频繁呕吐、腹胀和腹水,甚至嗜睡、烦躁和昏迷等。

2. 体征　皮肤、巩膜黄染,肝脏肿大或缩小(重症肝炎),肝区叩击痛等。

3. 产科检查　除常规产前检查内容外,重点评估合并肝炎容易发生的产科并发症,如妊娠期高血压疾病、产后出血和产褥感染等。

(三) 实验室及其他辅助检查

1. 肝功能检查　血清丙氨酸氨基转移酶(ALT)升高,血清胆红素和尿胆红素升高,均有助于肝炎诊断。

2. 血清病原学检测及意义　肝炎病毒抗原抗体检测,有助于明确病原体种类和病情,见表8-1。

表8-1　乙型肝炎病毒(HBV)血清病原学检测阳性的临床意义

项目	临床意义
HBsAg	阳性提示 HBV 感染,见于乙肝病人或 HBV 携带者
抗-HBs	阳性表示曾感染过 HBV 或疫苗接种后,为保护性抗体,不易再次患乙型肝炎
HBeAg	阳性提示 HBV 复制活跃,有较强的传染性
抗-HBe	阳性提示 HBV 大部分被消除,传染性降低
HBcAg	一般方法不易检出,阳性表示病毒呈复制状态,有传染性
抗-HBc	抗-HBc IgM 阳性提示肝炎急性期,抗-HBc IgG 阳性是过去感染的标志

3. 凝血功能检查　检查出血、凝血时间,凝血酶原时间,纤维蛋白原含量和血小板数目。

4. B超和胎儿电子监护仪检查,了解胎儿发育和宫内安危状况。

(四) 心理-社会状况

孕妇及家属可能担心妊娠使肝炎病情加重或围生儿发生病毒感染,产生焦虑、紧张和无助感;患者因肝炎的传染性和隔离治疗可能出现情绪低落和自卑;分娩期因担心产后出血而紧张不安甚至恐惧,产后因不宜母乳喂养而愧疚。因此,应评估孕产妇是否因为疾病的传染性而烦躁、焦虑和自卑,是否因担心产后出血而恐惧,是否因不能母乳喂养和照顾婴儿而自责。

(五) 治疗要点

1. 妊娠期肝炎的治疗　原则同非孕期肝炎。有黄疸或重症肝炎者住院治疗,预防肝性脑病、凝血功能障碍及肝肾衰竭的发生。

2. 产科处理原则　肝炎患者原则上不宜妊娠。

(1)妊娠期:①妊娠早期合并轻型肝炎,一般认为经积极治疗后可继续妊娠。慢性活动性肝炎对母儿威胁较大,适当治疗后终止妊娠。②妊娠中、晚期合并肝炎,应于密切监护下继续妊娠,避免妊娠延期或过期。尽量避免人工终止妊娠,避免手术、药物对肝脏的影响。

(2)分娩期:①做好预防产后出血的准备。②经阴道分娩者,宫口开全后适时行助产术,缩短第二产程。③重症肝炎者积极治疗 24 小时后,行剖宫产终止妊娠,避免体力消耗加重肝脏负担。

(3)产褥期:预防产后出血,选用对肝脏损害较小的抗生素预防感染。实施新生儿免疫接种,肝炎产妇产后不宜哺乳。

【常见护理诊断 / 问题】

1. 潜在的并发症:肝性脑病、产后出血。

2. 活动无耐力　与肝功能受损、能量代谢障碍有关。

3. 有感染的危险　与肝炎病毒的传染性有关。

4. 焦虑　与担心母儿安全和围生儿感染有关。

【护理目标】

1. 孕产妇肝性脑病和产后出血得到预防或有效控制。

2. 活动耐力增加,乏力减轻。

3. 未发生交叉感染和围生儿病毒感染,或者感染的危险性降至最低。

4. 孕产妇情绪稳定,焦虑缓解。

【护理措施】

(一) 加强监护,预防并发症

1. 预防肝性脑病

(1)休息与活动:急性期卧床休息,病情好转可适当下床活动,以不感疲劳为宜。慢性肝炎及无症状的乙肝病毒携带者亦应注意休息,避免活动过度。

(2)饮食与营养:急性期病人宜进食清淡、易消化、高维生素的流质饮食,重症肝炎患者宜进食高维生素、高热量、低脂、低盐食物,有肝性脑病倾向者限制或禁止蛋白质摄入。腹胀者减少产气食品如牛奶、豆制品等的摄入。多食蔬菜和水果,保持大便通畅,减少氨及毒素的吸收。

(3)观察病情、消除诱因:加强产前检查,注意肝性脑病的前驱表现,如淡漠、嗜睡、性格改变、行为异常和扑翼样震颤等;加强监护,预防妊娠期高血压疾病、产后出血和感染等诱发病情加重的因素;严禁肥皂水灌肠。

(4)药物治疗:遵医嘱给予保肝药物;口服新霉素或甲硝唑抑制大肠杆菌,减少游离氨及其他毒素的吸收;出现肝性脑病的前驱症状者用降氨药,改善脑功能。避免应用对肝脏有损害的药物。

2. 预防产后出血

(1)分娩前:做好预防产后出血的准备,产前 1 周遵医嘱肌内注射维生素 K_1,每天 20～40mg;查血型及凝血功能,准备新鲜血液、纤维蛋白原或血浆。

(2)分娩期:宫口开全后适时协助阴道助产术,缩短第二产程,减少体力消耗;尽量避免软产道损伤和胎盘胎膜残留;胎儿前肩娩出后遵医嘱静脉或肌内注射缩宫素 10～20U 加强宫缩。

(3)产褥期:严密观察生命体征、子宫收缩和阴道流血量,注意皮肤黏膜、注射部位出血等凝血障碍的征象,发现异常及时报告医生并配合处理。

(二) 改善肝脏功能,增强活动耐力

遵医嘱实施保肝治疗。急性肝炎、慢性肝炎活动期和重症肝炎患者应卧床休息,降低机体代谢率。症状减轻、肝功能改善后,适当下床活动,避免过度劳累和重体力劳动。

(三) 防止交叉感染和母婴传播

1. 预防交叉感染　设置专门诊室和产房,严格遵守消毒隔离制度,所用物品、器械用 2000mg/L 的含氯消毒液浸泡后再按相关规定处理。向患者和家属讲解消毒隔离的重要性,取得其理解与配合。

2. 阻断母婴传播

(1)妊娠期:HBsAg 阳性的孕妇,妊娠晚期注射乙肝免疫球蛋白,可能有一定的宫内阻断作用。

(2)分娩期:注意消毒隔离,正确处理产程。经阴道分娩者尽量避免损伤和擦伤,如防止软产道损伤、新生儿产伤以及呼吸道黏膜损伤,避免羊水和阴道分泌物吸入等。留脐血做血清病原学及肝功能检查,判断新生儿有无肝炎病毒感染。

(3)产褥期:指导母乳喂养,目前认为母亲仅 HBsAg 阳性、新生儿接受免疫注射后或者乳汁 HBV-DNA 阴性者可母乳喂养。不宜哺乳者,口服维生素 B_6、生麦芽冲剂或乳房外敷芒硝回乳,禁用雌激素。

(4)新生儿免疫接种:对 HBsAg 及 HBeAg 阳性产妇分娩的新生儿,采用联合免疫可减少或阻止 HBV 进入肝脏,免疫率达 95％。方法为新生儿出生后 6 小时和 1 个月时各肌注乙肝免疫球蛋白(HBIG)100IU;出生后 24 小时注射乙肝疫苗 $30\mu g$,生后 1 个月、6 个月分别注射 $10\mu g$。出生后 6 个月复查。

3. 遵医嘱应用对肝脏损害较小的抗生素预防感染。

(四) 缓解焦虑

指导孕妇和家属了解妊娠合并肝炎的相互影响、消毒隔离的方法和重要性,多与孕产妇及家属沟通,使其理解采取适当的措施可阻断母婴传播,消除其思想顾虑、紧张和自卑心理,采取积极的应对方式,遵医嘱配合监护和治疗。

(五) 健康指导

1. 提倡婚前检查和孕前检查,将肝功能和肝炎病毒血清病原学检测纳入产前检查,重视高危人群和疫苗接种。

2. 肝炎妇女宜选择避孕套避孕,避免交叉感染;不宜采用药物避孕,以免加重肝脏负担。肝炎痊愈后至少半年,最好 2 年后在医师指导下妊娠。

3. 肝炎孕妇应保持乐观情绪,保证休息和营养,遵医嘱按时服药,勿滥用对肝脏可能有损害的药物。实施适当的家庭隔离。

【护理评价】

1. 孕产妇肝性脑病和产后出血是否得到预防或有效控制。
2. 孕产妇肝脏功能是否改善,活动耐力是否增加。
3. 肝炎病毒的交叉感染和围生儿感染是否发生。
4. 孕产妇焦虑是否缓解。

第三节 妊娠合并糖尿病孕产妇的护理

案例导入:

李女士,28岁,G_1P_0,因妊娠28周,产前检查发现糖尿病入院。无糖尿病家族史,既往无糖尿病史。孕妇很担心糖尿病对胎儿和新生儿的影响以及糖尿病的预后,护士应如何进行指导呢?

【概述】

妊娠合并糖尿病包括两种类型,妊娠前已患糖尿病和妊娠后才发生或首次发现的糖尿病,后者称妊娠期糖尿病(gestational diabetes mellitus,GDM),约占80%以上。我国妊娠期糖尿病发生率1%～5%,近年有增高趋势。糖尿病孕产妇的临床经过复杂,并发症较多,对母儿影响较大。

(一)妊娠、分娩对糖尿病的影响

1. 诱发或加重糖尿病 妊娠可能使隐性糖尿病显性化、使原有糖尿病加重或者既往无糖尿病的孕妇发生妊娠期糖尿病,多见于妊娠中晚期,与血容量增加、血液稀释使胰岛素相对不足以及胎盘分泌的激素有拮抗胰岛素的作用有关。

2. 低血糖 妊娠早期、分娩期和产褥期,孕产妇对胰岛素需求减少,如胰岛素治疗量未相应减少,可能导致低血糖。

3. 酮症酸中毒 与妊娠期内分泌改变、血糖升高而胰岛素不足或者低血糖有关,是糖尿病孕产妇死亡的主要原因。

(二)糖尿病对妊娠、分娩的影响

1. 对母体的影响

(1)易发生妊娠期高血压疾病,可能与糖尿病导致微血管病变有关。

(2)羊水过多发生率增高,可能与胎儿高血糖和高渗性利尿有关。

(3)易感染,与患者白细胞功能缺陷有关。

(4)难产发生率增高,与孕妇糖利用障碍和巨大胎儿有关。

2. 对胎儿的影响

(1)巨大胎儿:发生率高达25%～40%,与胎儿长期处于高血糖状态,刺激胎儿胰岛素过度分泌,促进蛋白质和脂肪合成有关。

(2)胎儿生长受限:常发生于严重糖尿病的孕妇。

(3)胎儿畸形、流产和早产:与母体高血糖使胚胎发育异常和妊娠并发症有关。

3. 对新生儿的影响

(1)新生儿呼吸窘迫综合征:与胎儿肺泡表面活性物质产生减少,胎儿肺成熟延迟有关。

（2）新生儿低血糖：与新生儿出生后仍存在高胰岛素血症有关。

【护理评估】

（一）健康史

1. 了解孕妇有无糖尿病史或糖尿病家族史。

2. 生育史　了解既往有无巨大胎儿或足月新生儿呼吸窘迫综合征史、有无不明原因的反复流产、胎儿畸形、死胎和死产史，有无妊娠期高血压疾病和羊水过多史。

3. 孕妇有反复发作的外阴阴道假丝酵母菌病，应考虑合并糖尿病的可能。

（二）临床表现

1. 糖尿病症状　常见症状有多饮、多食、多尿或体重改变，部分孕妇无明显症状。

2. 糖尿病并发症

（1）低血糖：出现饥饿感、软弱无力、面色苍白、出汗、心悸、肌肉颤抖甚至昏迷等。

（2）酮症酸中毒：表现为食欲减退、恶心、呕吐、嗜睡、深大呼吸或呼气中带有烂苹果味等。

（3）感染：以泌尿系统感染或反复发作的外阴阴道假丝酵母菌病较多见。

3. 产科检查　除产前检查常规内容外，重点评估有无妊娠期高血压疾病、羊水过多、异常分娩、产后出血和感染等产科并发症。围生儿方面，重点评估是否巨大胎儿，新生儿有无发生呼吸窘迫综合征和低血糖。

4. 妊娠合并糖尿病的分期（表 8-2）

表 8-2　妊娠合并糖尿病的分期（White 分类法）

分期	标准
A 级	妊娠期出现或发现的糖尿病
B 级	显性糖尿病，20 岁以后发病，病程＜10 年
C 级	发病年龄在 10～19 岁，或病程达 10～19 年
D 级	10 岁前发病，或病程≥20 年，或合并单纯性视网膜病
F 级	糖尿病性肾病
R 级	眼底有增生性视网膜病变或玻璃体出血
H 级	合并冠状动脉粥样硬化性心脏病
T 级	有肾移植史

（三）心理-社会状况

孕妇和家属可能担心糖尿病对母儿的影响而焦虑，分娩期因担心发生难产或新生儿呼吸窘迫综合征而紧张不安。少数患者因缺乏对疾病知识的了解，对定期产前检查和糖尿病治疗不够重视，可能导致不良后果发生。

（四）实验室及其他辅助检查

1. 尿糖测定　约 15％的孕妇可能出现餐后生理性糖尿，尿糖阳性只能作为诊断的重要线索，确诊需进一步做空腹血糖测定及糖筛查试验。

2. 空腹血糖测定　妊娠期 2 次或 2 次以上空腹血糖≥5.8mmol/L，可诊断糖尿病。

3. 糖筛查试验　通常于妊娠 24～28 周时进行，用于筛查妊娠期糖尿病。对高龄或者肥胖的孕妇，可于初诊时筛查。葡萄糖 50g 溶入 200ml 水中，5 分钟内服完。服后 1 小时血糖≥7.8mmol/L 为糖筛查阳性，应检查空腹血糖。空腹血糖异常者诊断糖尿病，正常者再做葡萄糖耐量试验(OGTT)。

葡萄糖耐量试验及临床意义

空腹 12 小时后,口服葡萄糖 75g,不同时段血糖正常上限为:空腹 5.6mmol/L、1 小时 10.3mmol/L、2 小时 8.6mmol/L、3 小时 6.7mmol/L。若其中 2 项或 2 项以上达到或超过正常值,可诊断为妊娠期糖尿病。仅 1 项高于正常值,诊断为糖耐量异常。

---

4. 糖尿病并发症的检查 定期眼底检查、尿酮体及肝肾功能检查。

5. 胎儿监护 B超、胎儿电子监护仪、胎盘功能检查和羊水 L/S 比值测定,了解胎儿发育、宫内安危状况和胎儿成熟度。

(五)治疗要点

1. 确定能否妊娠 病变较轻、血糖控制在正常范围者,可在严密监护下妊娠。D、F、R级糖尿病患者不宜妊娠,若已妊娠应及早终止。

2. 糖尿病治疗 遵循糖尿病的治疗原则,控制孕产妇血糖在正常或接近正常范围。药物治疗首选胰岛素,禁忌使用可能对胎儿产生毒性的磺脲类和双胍类降糖药。部分妊娠期糖尿病孕妇,通过合理饮食和适当运动,即可控制血糖在正常范围。

3. 产科处理原则

(1)妊娠期:加强产前检查,妊娠早期每周 1 次至第 10 周,妊娠中期每 2 周 1 次,孕 32 周后每周 1 次。注意血糖监测、胎儿监护和糖尿病孕妇容易发生的妊娠期高血压疾病、羊水过多等并发症。

(2)分娩期:确保母儿安全的前提下,通常选择妊娠 38~39 周终止妊娠。如糖尿病病情重、巨大胎儿、胎盘功能不良或有其他产科指征者,择期剖宫产。

(3)产褥期:预防新生儿呼吸窘迫综合征和低血糖,预防产后出血和感染。

【常见护理诊断/问题】

1. 营养失调:低于或高于机体需要量 与糖代谢异常有关。

2. 有受伤的危险(围生儿) 与血糖控制不良和胎儿肺泡表面活性物质产生减少有关。

3. 潜在的并发症:酮症酸中毒、低血糖、感染。

4. 焦虑 与担心母儿安全有关。

【护理目标】

1. 孕产妇血糖控制在正常或接近正常范围,能满足机体需要。

2. 血糖控制良好,难产或新生儿呼吸窘迫综合征得到预防或及时处理。

3. 孕产妇未发生并发症或得到及时处理。

4. 孕产妇和家属情绪平稳,焦虑缓解。

【护理措施】

(一)指导控制血糖,防止营养失调

1. 糖尿病教育和病情监测 指导孕妇和家属了解糖尿病对母儿的影响、正确控制血糖的措施、血糖监测的方法和血糖控制标准。血糖水平与孕产妇和围生儿并发症密切相关,妊娠期血糖控制的满意标准为孕妇无明显饥饿感,空腹血糖 3.3~5.6mmol/L。每次产前检查测尿酮体,每月 1 次肝肾功能检查和眼底检查。

2. 饮食指导 饮食控制是糖尿病治疗的基础,其理想目标是保证孕妇营养和胎儿正常生长发育的需要,避免发生饥饿酮症、餐后高血糖或者胎儿生长受限,整个孕期体重增加控制在 10～12kg。糖尿病孕妇妊娠早期需要热量与孕前相同,妊娠中期以后每周热量增加 3%～8%。其中糖类占 40%～50%、蛋白质占 20%～30%、脂肪占 30%～40%。将热卡合理分配,早餐 25%,午餐 30%,晚餐 30%,睡前 15%,提倡少食多餐,控制餐后 1 小时血糖<8mmol/L。提倡多食绿叶蔬菜、豆类、粗谷物和低糖水果,坚持低盐饮食。根据血糖和尿酮体的测定,评价饮食控制的效果。每天补充钙剂 1～1.2g,叶酸 5mg,铁 15mg。

3. 适度运动　可提高机体对胰岛素的敏感性,改善血糖和脂代谢紊乱。运动方式以有氧运动最好,选择散步或中速步行,每天至少 1 次,于餐后 1 小时进行,持续 20～40 分钟。

4. 正确应用胰岛素　遵医嘱和血糖水平调整胰岛素用量,胰岛素以皮下注射为主,注意用药剂量和用药途径准确无误。妊娠早期、分娩期和产褥期,适当减少胰岛素用量,防止低血糖;妊娠中晚期适当增加胰岛素的用量,避免血糖升高加重病情。多数妊娠期糖尿病患者产后血糖恢复正常,不再需要胰岛素;产后需胰岛素治疗者,用量减至分娩前的 1/3～1/2,产后 1～2 周胰岛素用量恢复至孕前水平。

(二) 防止围生儿受伤

1. 妊娠期　控制孕妇血糖于正常范围,加强产前检查,指导孕妇胎动计数,协助 B 超检查和胎儿电子监护,监测胎儿宫内情况。

2. 分娩期　协助适时终止妊娠,时机选择不当尤易发生新生儿呼吸窘迫综合征或死胎。终止妊娠前 2 天,遵医嘱肌内注射地塞米松 5mg,每天 2 次,促进胎儿肺成熟。临产后每 1～2 小时监测血糖 1 次,注意产程进展和胎心变化,产程时间不超过 12 小时,避免产程过长发生酮症酸中毒。产程进展异常或发生胎儿窘迫者,协助手术产结束分娩。

3. 加强新生儿护理

(1)预防新生儿呼吸窘迫综合征:新生儿无论体重大小均按早产儿护理,吸氧,保暖,严密观察新生儿的面色和呼吸。

(2)防止新生儿低血糖:出生时取脐血检测血糖,出生后 30 分钟开始定时喂服 25% 葡萄糖液。多数新生儿出生后 6 小时内血糖恢复至正常值。

(3)早开奶:产妇胰岛素治疗不影响母乳喂养,鼓励早开奶。

(4)其他:预防新生儿产伤、低血钙和高胆红素血症等。

(三) 加强监护,防止并发症

1. 预防感染　孕妇每天清洗外阴,产后保持外阴清洁,观察体温、恶露、子宫复旧和伤口情况,遵医嘱应用抗生素。

2. 防治酮症酸中毒和低血糖　告知患者酮症酸中毒和低血糖的诱因、症状和应急措施。指导患者监测血糖,遵医嘱调整胰岛素用量,不得自行调整。发生低血糖,立即服用糖水、含糖饮料、饼干、面包等,必要时 50% 葡萄糖液 40～60ml 静脉注射。出现酮症酸中毒征象,立即入院治疗;遵医嘱输液、用药,鼓励清醒的患者饮水。

(四) 缓解焦虑

妊娠期指导孕妇和家属了解妊娠合并糖尿病的相关知识,多与孕产妇及家属沟通,鼓励患者表达自己的不适,说出内心的感受,使其理解加强监护可降低风险,采取积极的应对方式控制血糖,消除思想顾虑,遵医嘱配合监护和治疗。

(五) 健康指导

1. 指导孕妇和家属了解糖尿病的基本知识和发生并发症的应急处理措施。

2. 多数妊娠期糖尿病患者产后血糖恢复正常,但将来发生Ⅱ型糖尿病的机会增加,应定期随诊。产后2个月复查葡萄糖耐量试验,进一步明确诊断,及早干预,减少或推迟显性糖尿病的发生。

【护理评价】

1. 孕产妇是否学会控制血糖的方法,营养失调是否得到纠正。

2. 新生儿产伤或呼吸窘迫综合征是否发生或得到及时处理。

3. 孕产妇是否发生酮症酸中毒、低血糖或感染等并发症。

4. 孕产妇和家属情绪是否平稳,焦虑是否缓解。

第四节　妊娠合并贫血孕产妇的护理

【概述】

贫血是妊娠期较常见的合并症,对母儿均有一定影响。WHO资料表明,50%以上孕妇合并贫血,以缺铁性贫血最常见。妊娠期血液系统的生理变化导致孕妇生理性贫血,使妊娠期贫血的诊断标准与非孕期不同。WHO规定的妊娠期贫血标准为:孕妇外周血血红蛋白<110g/L,血细胞比容<0.33。

(一) 贫血对孕产妇的影响

贫血使孕产妇抵抗力降低,对妊娠、分娩、手术和麻醉的耐受力降低,妊娠和分娩的风险增加。重度贫血缺氧可能导致贫血性心脏病或妊娠期高血压疾病,产妇产后出血和产褥感染发生率增加。

(二) 贫血对胎儿的影响

孕妇轻度贫血,对胎儿影响不大;重度贫血时,胎儿生长发育所需的营养物质和氧气供应不足,容易导致胎儿生长受限、胎儿窘迫、死胎或早产。

孕妇缺铁性贫血的原因

妊娠期铁的需要量增加是孕妇缺铁的主要原因。妊娠期孕妇因血容量增加和胎儿生长发育大约需铁1000mg,每天需铁至少4mg。孕妇每天饮食中含铁10～15mg,吸收利用率仅10%,即1～1.5mg,即使妊娠晚期铁的最大吸收率达40%,一般食物也不能满足需求。若孕期未补充铁剂,容易耗尽体内储存铁而造成贫血。

【护理评估】

(一) 健康史

了解孕妇有无月经过多、消化道出血等慢性失血性疾病史,有无妊娠剧吐、长期偏食或胃肠功能紊乱等可能导致铁摄入不足的因素存在。

(二) 临床表现

1. 症状　疲乏、困倦和软弱无力是贫血最常见和最早出现的症状。轻者症状不明显,重者可有头晕耳鸣、记忆力减退和活动后心悸气短等。

2. 体征　皮肤黏膜苍白是贫血的主要体征,以睑结膜、口唇和甲床较明显。另外,可能出现皮肤毛发干燥、脱发、指甲脆薄、口腔炎和舌炎等。

3. 产科检查　除常规产前检查内容外,重点评估有无妊娠合并贫血可能发生的并发症,如贫血性心脏病、妊娠期高血压疾病、产后出血、感染以及胎儿窘迫和死胎等。

（三）心理-社会状况

孕妇和家属担心贫血对母儿的不利影响,可能出现紧张和焦虑不安。部分孕妇因不重视贫血对母儿的影响,对治疗和护理配合欠佳。

（四）实验室及其他辅助检查

1. 血象　我国妊娠期贫血的诊断标准为血红蛋白<100g/L,红细胞计数<3.5×10^{12}/L 或血细胞比容<0.30;妊娠期生理性贫血,血红蛋白 100～110g/L。

2. 血清铁　孕妇血清铁<6.5μmol/L,可诊断缺铁性贫血。

3. B超和胎儿电子监护仪检查,了解胎儿宫内情况。

（五）治疗要点

去除病因,补充铁剂,必要时少量多次输血。预防胎儿窘迫、产后出血和感染等并发症发生。

【常见护理诊断/问题】

1. 活动无耐力　与组织缺氧有关。

2. 潜在的并发症:胎儿窘迫、产后出血、产褥感染。

3. 焦虑　与担心母儿安全有关。

【护理措施】

（一）纠正贫血,增强活动耐力

1. 一般护理

（1）饮食:建议孕妇加强营养,摄取高铁、高蛋白质和高维生素C的食物,如动物肝、瘦肉、豆类、菠菜、甘蓝、葡萄干和胡萝卜等,纠正偏食的习惯。

（2）活动与休息:保证充足睡眠,适当安排体力活动,避免劳累。

2. 正确服用铁剂　妊娠 4 个月后遵医嘱补充铁剂。首选口服制剂,如硫酸亚铁 0.3g,每天 3 次,饭后或餐中服用,减轻铁剂刺激胃黏膜引起的恶心、呕吐和胃部不适等;服用铁剂后,因铁与肠内硫化氢作用可能产生黑色便,应告知患者;重度贫血、严重胃肠道反应不能口服铁剂者,可选择右旋糖酐铁或山梨醇铁深部肌内注射。同时服维生素C促进铁的吸收,每天 0.3g。用药期间忌饮茶水。

3. 血红蛋白<60g/L、临近预产期或短期内准备剖宫产者,遵医嘱少量多次输血纠正贫血。

（二）预防并发症

1. 预防胎儿窘迫　加强产前检查,指导孕妇胎动计数。临产后严密监测胎心变化,胎心异常时,应取左侧卧位,吸氧,协助实施阴道助产术或剖宫产术尽快结束分娩。

2. 预防产后出血　中、重度贫血的孕妇,临产前遵医嘱给予维生素 K$_1$ 等止血药物并备血,胎肩娩出后遵医嘱肌内或静脉注射缩宫素,产后严密观察生命体征、子宫收缩和阴道流血量。

3. 预防感染　严格无菌操作,产时、产后遵医嘱给予抗生素预防感染,注意子宫复旧、恶露和体温变化。

（三）缓解焦虑

妊娠期指导孕妇和家属了解妊娠合并贫血的相关知识,多与孕产妇及家属沟通,取得家属的理解和支持,采取积极的应对方式,帮助孕妇改变偏食、厌食的不良习惯并及时补充铁剂,消除其思想顾虑,增强对治疗的信心。

（四）健康指导

加强孕期营养,合理饮食,进食富含铁和维生素C的食物,避免偏食。指导补充铁剂的方法和注意事项。定期产后随访。

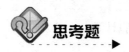
思考题

1. 张女士,26岁,G_1P_0,因妊娠10周,要求产前检查入院。病人6年前确诊"风湿性心脏病",经治疗后病情稳定,休息时无症状,体力活动不受限制,日常活动无明显乏力、心悸和呼吸困难,既往无心力衰竭史。请回答下列问题:

（1）说出该孕妇的心功能分级,并确定能否继续妊娠。

（2）说出妊娠合并心脏病最危险的3个时期。

（3）指导该孕妇产前检查的时间和注意事项。

（4）如该孕妇妊娠38周住院待产,心功能Ⅱ级,产科检查正常,估计胎儿体重3000g,选择经阴道分娩。拟定分娩期及产褥期预防心衰的护理措施。

2. 王女士,25岁,G_1P_0,因妊娠30周,要求产前检查入院。自述近日乏力、食欲不振、厌油腻、有时恶心和呕吐。产科检查未见异常。肝功能检查:血清ALT和血清胆红素均升高。请传染科会诊,确诊"乙型肝炎",收入院治疗。请回答下列问题:

（1）该孕妇能否继续妊娠?肝炎对母儿的影响有哪些?

（2）如何预防交叉感染和母婴传播?

（3）如何预防肝炎产妇产后出血?

（闫瑞霞）

第九章　异常分娩产妇的护理

1. 掌握子宫收缩乏力的护理评估、护理诊断和护理措施。

2. 熟悉子宫收缩过强、骨产道异常、胎位异常和巨大胎儿的护理评估、护理诊断和护理措施。

3. 了解各种异常分娩的护理目标和护理评价,了解软产道异常和胎儿畸形的护理。

影响分娩的主要因素为产力、产道、胎儿和产妇的精神心理因素,这些因素在分娩过程中相互影响。任何一个或多个因素异常,或者四个因素之间不能相互适应,而使分娩过程受阻,称异常分娩(abnormal labor),俗称难产(dystocia)。顺产和难产在一定条件下可相互转化,应正确处理,保证母儿安全。

第一节　产力异常产妇的护理

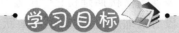

李女士,35 岁,G_1P_0,因妊娠 9^+ 月,阵发性腹痛 3 小时入院。腹部检查:尺测子宫长度 33cm,头先露,胎心率 146 次/分钟,宫缩 40 秒/3~4 分钟。阴道检查:宫口扩张 3cm,头先露 S^{-2}。8 小时后检查,宫缩 30 秒/5~6 分钟,强度弱;宫口扩张 6cm,头先露 S^{-1}。该产妇的子宫收缩和产程进展正常吗?

子宫收缩力是主要产力,贯穿于分娩全过程,促使宫颈扩张、胎先露下降和胎儿娩出。分娩过程中,子宫收缩的节律性、对称性、极性不正常或者频率、强度发生改变,称子宫收缩力异常,简称产力异常(abnormal uterine action)。包括子宫收缩乏力(简称宫缩乏力)和子宫收缩过强(简称宫缩过强)两类,每类又分为协调性和不协调性子宫收缩(表 9-1)。

表 9-1 子宫收缩力异常的分类

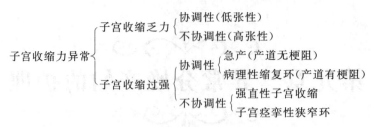

一、子宫收缩乏力

子宫收缩乏力(uterine inertia)依据出现时期不同分为两类①原发性子宫收缩乏力:产程开始即出现子宫收缩乏力,常表现为潜伏期延长。②继发性子宫收缩乏力:产程开始子宫收缩正常,在产程进展到某一阶段后宫缩减弱,常表现为活跃期或第二产程延长,多见于头盆不称和胎位异常。

【护理评估】

（一）健康史

了解产妇的年龄和孕产史,评估产妇有无下述导致子宫收缩乏力的因素。

1. 头盆不称或胎位异常 胎先露下降受阻,不能紧贴子宫下段和子宫颈内口,无法引起反射性子宫收缩,是继发性子宫收缩乏力最常见的原因。

2. 精神因素 精神紧张和恐惧使大脑皮质功能紊乱,临产后产妇进食不足、睡眠减少、体力消耗和膀胱直肠充盈等,均可影响子宫收缩,初产妇多见。

3. 子宫因素 子宫肌纤维过度伸展(如双胎、巨大胎儿、羊水过多)、子宫肌瘤、多产、子宫发育不良和畸形等,均能影响子宫收缩。

4. 内分泌失调 临产后产妇体内雌激素、催产素、前列腺素的合成与释放减少,孕激素下降缓慢,可影响子宫收缩。

5. 药物影响 临产后不恰当地使用大剂量镇静、解痉和麻醉类药物,如吗啡、哌替啶和硫酸镁等,抑制子宫收缩。

（二）临床表现

1. 协调性子宫收缩乏力 多属继发性子宫收缩乏力。

(1)子宫收缩具有正常的节律性、对称性和极性,但子宫收缩力弱,持续时间短,间歇期长且不规律,宫缩次数<2 次/10 分钟。对胎儿影响较小。

(2)产程延长,部分产妇出现疲劳、肠胀气和尿潴留。宫缩高峰时,宫体隆起变硬不明显,用手指按压子宫底部肌壁仍可出现凹陷,宫腔压力低(又称低张性子宫收缩乏力)。

2. 不协调性子宫收缩乏力 多属原发性子宫收缩乏力,初产妇多见。

(1)子宫收缩失去其正常的节律性、对称性和极性。宫缩的兴奋点不是起自两侧子宫角部,而是来自子宫的一处或多处,子宫收缩时可能出现子宫下段强而宫底部弱,呈极性倒置,节律不协调,宫缩间歇期子宫肌肉不能完全放松,宫腔压力高(又称高张性子宫收缩乏力),容易发生胎儿窘迫。此类宫缩不能促进宫颈扩张和胎先露下降,属无效宫缩,产程进展停滞。

(2)产妇烦躁不安,腹部持续疼痛难忍、拒按,下腹部压痛,胎位触不清,胎心不规则。严重者出现脱水、电解质紊乱、肠胀气和尿潴留。

3. 产程曲线异常 子宫收缩乏力影响宫口扩张和胎先露下降,导致产程延长或停滞,产程图曲线异常。

(1)潜伏期延长:从规律宫缩开始至宫口开大 3cm 为潜伏期。初产妇潜伏期正常约需 8 小时,最大时限 16 小时,超过 16 小时称潜伏期延长〔图 9-1(1)〕。

(2)活跃期延长:从宫口开大 3cm 至宫口开全为活跃期。初产妇活跃期正常约需 4 小时,最大时限 8 小时,超过 8 小时,称活跃期延长〔图 9-1(2)〕,宫口扩张速度初产妇<1.2cm/h,经产妇<1.5cm/h。

(3)活跃期停滞:产程进入活跃期后,宫口不再扩张达 2 小时以上,称活跃期停滞〔图 9-1(3)〕。

(4)第二产程延长:第二产程初产妇超过 2 小时,经产妇超过 1 小时尚未分娩,称第二产程延长〔图 9-1(4)〕。

(5)第二产程停滞:第二产程达 1 小时胎头下降无进展,称第二产程停滞。

(6)胎头下降延缓:活跃晚期及第二产程胎头下降速度每小时小于 1cm,称胎头下降延缓。

(7)胎头下降停滞:活跃晚期胎头停留在原处不下降达 1 小时以上,称胎头下降停滞。

(8)滞产(prolonged labor):总产程超过 24 小时,称滞产。

上述产程异常,可单独或合并存在。

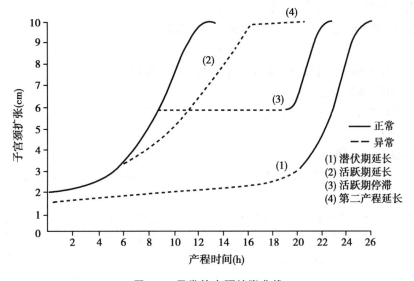

图 9-1 异常的宫颈扩张曲线

4. 对母儿的影响

(1)对产妇的影响

1)产程延长影响产妇的休息和进食,体力消耗大,产妇出现疲乏、肠胀气和尿潴留,严重时引起脱水、酸中毒和低钾血症,加重子宫收缩乏力。

2)产后出血:与子宫收缩乏力影响胎盘剥离、娩出以及胎盘剥离面的子宫壁血窦关闭有关。

3)产褥感染:与产程延长、胎膜早破、阴道检查次数增多、手术产以及产后出血等有关。

4)生殖道瘘:产程延长,胎先露压迫阴道前后壁组织及毗邻器官膀胱、直肠等,导致局部组织缺血、水肿和坏死,形成尿瘘或粪瘘。

(2)对围生儿的影响:不协调性子宫收缩、产程延长以及手术助产等因素,可能导致胎儿窘迫、新生儿窒息或新生儿产伤。

(三)实验室及其他辅助检查

胎儿电子监护仪监测宫缩和胎心变化。

(四)心理-社会状况

产程延长使产妇和家属盼望尽早结束分娩,担心难产可能对母儿造成的危害,特别是重度新生儿窒息和产伤,可能导致智力障碍和瘫痪等远期后遗症,使产妇和家属表现出焦虑、紧张不安甚至恐惧。部分家属可能对异常分娩认识不足,对治疗和护理配合欠佳。

(五)治疗要点

1. 协调性子宫收缩乏力　阴道检查了解产程进展情况,确定有无头盆不称和胎位异常。有明显头盆不称和胎位异常者,行剖宫产术。无头盆不称和胎位异常,估计胎儿能经阴道分娩者加强子宫收缩。积极预防产后出血和感染。

2. 不协调性子宫收缩乏力　调整子宫收缩,给予镇静剂哌替啶或吗啡。协调性宫缩恢复者等待自然分娩;若子宫收缩仍不协调或出现胎儿窘迫,行剖宫产术。宫缩不协调时禁忌使用缩宫素。

【常见护理诊断/问题】

1. 疲乏　与子宫收缩异常导致产程延长和体力消耗有关。

2. 焦虑　与担心母儿安全有关。

3. 潜在的并发症:胎儿窘迫、产后出血、产褥感染。

【护理目标】

1. 产妇异常宫缩和产程延长得到及时处理,疲乏感减轻。

2. 焦虑缓解,情绪稳定。

3. 围生儿和产妇并发症得到预防或被及时发现处理。

【护理措施】

(一)调整宫缩,缓解疲乏

明显头盆不称者,遵医嘱做剖宫产准备。无明显头盆不称,决定经阴道试产者,做好以下护理:

1. 一般护理　关心安慰产妇,缓解精神紧张。过度疲劳或烦躁不安者,遵医嘱缓慢静脉注射地西泮10mg,地西泮尚有软化宫颈并促进宫颈扩张的作用。鼓励产妇进食,必要时静脉输液,补充营养,纠正脱水、酸中毒和低钾血症。

2. 协调性宫缩乏力　无头盆不称和胎儿窘迫者,遵医嘱加强宫缩。

(1)排空充盈的膀胱和直肠:自然排尿困难者诱导排尿或导尿,初产妇胎膜未破、宫口扩张<4cm者温肥皂水灌肠,均可促进子宫收缩。

(2)人工破膜:宫口扩张3cm或以上、胎头已衔接者,遵医嘱协助人工破膜。破膜后,胎头下降紧贴子宫下段及宫颈内口,反射性加强子宫收缩。破膜在宫缩间歇时进行,以预防羊水栓塞;破膜后控制羊水缓慢流出,预防脐带脱垂;严密观察产妇呼吸、羊水性状和胎心变化。

(3)缩宫素静脉滴注:适用于协调性子宫收缩乏力、头盆相称和胎心正常者。先用5%葡萄糖液500ml静脉滴注,调节滴速为4~5滴/分钟,加入缩宫素2.5U摇匀。根据宫缩调整滴速,滴速通常不超过40滴/分钟,以宫缩维持在间歇2~3分钟,持续40~60秒为宜。缩宫素使用不当导致子宫收缩过强,可能发生子宫破裂或胎儿窘迫,使用时必须专人监护,严密观察子宫收缩、胎心和血压变化。血压升高应减慢滴速,宫缩过强、持续 1 分钟以上或者胎心率异常,立即停止静脉滴注。胎儿前肩娩出前禁止肌内注射或静脉注射缩宫素。

(4)其他:刺激乳头,针刺合谷、三阴交、关元等穴位,有加强宫缩的效果。

3. 不协调性子宫收缩乏力 遵医嘱给予哌替啶 100mg 或吗啡 10mg 肌内注射,使产妇充分休息。指导产妇宫缩时做深呼吸及放松技巧,缓解疼痛。

4. 手术准备 经上述处理,异常宫缩未纠正、产程无进展或出现胎儿窘迫者,遵医嘱做剖宫产或阴道助产术准备,并做好新生儿窒息抢救准备。

(二)缓解焦虑

关心安慰产妇,允许家属陪伴,向产妇介绍周围环境,消除因陌生而产生的紧张情绪,说明精神因素对分娩的影响,指导产妇放松的技巧。解释子宫收缩乏力的原因、对母儿的影响以及采取的措施,让产妇和家属了解产程进展情况并积极配合处理,增加产妇对分娩的信心和安全感,缓解焦虑和紧张情绪。

(三)加强监护,预防并发症

1. 预防胎儿窘迫 严密观察子宫收缩和胎心变化。若胎心异常,停用缩宫素,指导产妇左侧卧位并吸氧,做好手术和新生儿窒息抢救准备,尽快结束分娩。

2. 预防产后出血 胎儿前肩娩出后,遵医嘱静脉或肌内注射缩宫素 10U,同时给予缩宫素 10~20U 静脉滴注。产后密切观察产妇生命体征、子宫收缩和阴道流血量;指导产妇及时排尿和早开奶,有利于促进子宫收缩。

3. 预防产褥感染 分娩过程中减少不必要的检查,严格无菌操作。产后保持外阴清洁,观察会阴伤口、子宫复旧、恶露和体温变化,遵医嘱给予抗生素预防感染。

(四)健康指导

加强产前教育,让孕妇及家属了解分娩过程,避免精神紧张。临产后,指导产妇休息、饮食、排尿及排便,鼓励家属给予产妇情感和舒适的支持。产后观察子宫复旧和恶露变化,指导母乳喂养。剖宫产术后至少避孕 2 年。

【护理评价】

1. 产妇子宫收缩乏力是否得到纠正,疲乏是否缓解。

2. 产妇焦虑是否缓解,情绪是否稳定。

3. 围生儿和产妇并发症是否发生或被及时发现处理。

二、子宫收缩过强

【护理评估】

(一)健康史

了解既往有无急产史,评估产妇有无精神过度紧张、产道梗阻、缩宫素使用不当、粗暴的产科检查及胎盘早剥等可能诱发子宫收缩过强的因素。

(二)临床表现

1. 协调性子宫收缩过强

(1)子宫收缩的节律性、对称性和极性正常,但子宫收缩过强、过频(宫缩次数≥5 次/10分钟,持续 60 秒或以上)。

(2)产妇宫缩阵痛难忍,间歇期短,容易发生胎儿窘迫。

(3)若无产道狭窄、头盆不称和胎位异常,产程进展迅速,分娩可能在短时间内结束。总产程不足 3 小时者,称急产(precipitate delivery),经产妇多见。如存在头盆不称、胎位异常或者瘢痕子宫,可能导致病理性缩复环甚至子宫破裂。

2. 不协调性子宫收缩过强

(1)强直性子宫收缩(tetanic contraction of uterus):①强直性子宫收缩指宫颈内口以上部分的子宫肌层出现强直性痉挛性收缩,几乎均由外界因素造成。②子宫收缩失去其节律性,间歇期短或无间歇期,容易发生胎儿窘迫。③产妇烦躁不安,腹部持续疼痛、拒按,胎位查不清,胎心异常。如合并产道狭窄,可能出现病理性缩复环、血尿等先兆子宫破裂的征象。

(2)子宫痉挛性狭窄环(constriction ring of uterus):①子宫壁局部肌肉呈痉挛性不协调性收缩形成环状狭窄,持续不放松,称子宫痉挛性狭窄环(图 9-2)。②狭窄环可发生在宫颈、宫体的任何部位,多见于子宫上下段交界处或者胎体狭窄部,如胎儿颈部、腰部。③产妇烦躁不安、持续腹痛,产程停滞,胎心不规则。

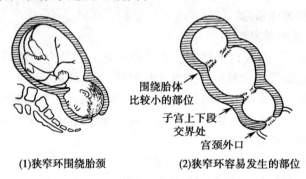

(1)狭窄环围绕胎颈   (2)狭窄环容易发生的部位

图 9-2 子宫痉挛性狭窄环

3. 对母儿的影响

(1)对产妇的影响:子宫收缩过强可能诱发羊水栓塞或发生严重软产道裂伤;如胎先露下降受阻,可能导致子宫破裂;急产来不及消毒者,易发生产褥感染;产后子宫肌纤维缩复不良,容易发生产后出血。

(2)对围生儿的影响:子宫收缩过强影响子宫胎盘循环,容易发生胎儿窘迫和新生儿窒息。急产时可能发生新生儿坠地外伤、颅内出血、破伤风或其他感染。

(三)实验室及其他辅助检查

胎儿电子监护仪监测宫缩及胎心变化。

(四)心理-社会状况

产妇疼痛难忍以及担心自身和胎儿安危,表现出精神紧张、焦虑和烦躁不安,盼望尽早结束分娩。剧烈疼痛可能使产妇失去理智,大声叫喊,对治疗和护理配合欠佳。

(五)治疗要点

1. 协调性子宫收缩过强 硫酸镁抑制宫缩的同时,迅速做好接生准备,严密监测胎心变化。如产道狭窄或者出现胎儿窘迫,立即手术结束分娩。发生急产者,预防新生儿颅内出血和感染,同时预防产后出血和产褥感染。

2. 不协调性子宫收缩过强 消除诱因,给予哌替啶或吗啡,协调性宫缩恢复者等待自然分娩。如不协调性宫缩未能纠正、出现胎儿窘迫或者病理性缩复环,立即行剖宫产术。

【常见护理诊断/问题】

1. 急性疼痛 与过频过强的子宫收缩有关。

2. 焦虑　与担心自身和胎儿安危有关。

3. 有受伤的危险（母儿）　与宫缩过强、产程过快有关。

【护理目标】

1. 产妇宫缩恢复正常,急性疼痛缓解。

2. 情绪稳定,焦虑缓解。

3. 异常宫缩得到及时处理,母儿安全。

【护理措施】

(一) 抑制宫缩,缓解疼痛

1. 消除宫缩过强的诱因,如停止阴道内操作、停用缩宫素等。同时指导产妇缓解疼痛的措施,如深呼吸、变换体位、腹部触摸和背部按摩、转移产妇注意力等。

2. 调整宫缩　遵医嘱给予 25％硫酸镁 20ml 加入 25％葡萄糖 20ml 缓慢静脉推注(不少于 5 分钟),哌替啶 100mg 或吗啡 10mg 肌内注射。异常宫缩未能纠正或者出现胎儿窘迫者,做好手术准备。

(二) 缓解焦虑

提供陪伴分娩,关心安慰产妇。向产妇和家属解释疼痛的原因,指导缓解疼痛的措施。通过交谈,分散产妇注意力,让产妇和家属了解其分娩过程可能出现的问题和采取的措施,减轻其紧张和焦虑,增加产妇对分娩的信心和安全感。

(三) 加强监护,防止母儿受伤

1. 急产的护理　有急产史的孕妇,预产期前 1～2 周住院待产,提前做好接生准备,临产后不宜灌肠。急产来不及消毒接生者,严格消毒后协助结扎脐带、缝合软产道裂伤部位;观察新生儿有无外伤和颅内出血表现,遵医嘱给予新生儿破伤风抗毒素、维生素 K_1 和抗生素肌内注射,预防新生儿破伤风、颅内出血或其他感染。

2. 协调性宫缩过强　产程进展迅速者,遵医嘱用硫酸镁抑制子宫收缩的同时,迅速做好接生准备;吸氧;宫口开全后,指导产妇宫缩时张嘴哈气,勿屏气,协助胎儿缓慢娩出,防止软产道严重裂伤。如伴产道狭窄或出现胎儿窘迫,遵医嘱做好手术准备及护理。

3. 不协调性宫缩过强　遵医嘱肌内注射哌替啶 100mg 调整宫缩。不协调性宫缩未能纠正者,遵医嘱做好手术和新生儿窒息抢救准备。

4. 预防产后出血和感染　产后密切观察产妇的生命体征、子宫收缩和阴道流血量,观察会阴伤口、子宫复旧、恶露和体温变化,遵医嘱给予缩宫素和抗生素。

(四) 健康指导

1. 加强产前检查,做好妊娠期心理调适,提前做好分娩准备,避免临产后精神紧张影响子宫收缩。

2. 有急产史者提前住院分娩。

3. 产后 6 周复诊,了解产妇身体恢复、母乳喂养和新生儿的生长发育情况,有异常者随时入院就诊。

【护理评价】

1. 产妇异常宫缩是否得到纠正,疼痛是否缓解。

2. 情绪是否稳定,焦虑是否缓解。

3. 产妇和新生儿并发症是否得到预防或及时处理。

第二节　产道异常产妇的护理

案例导入：

王女士,26岁,G₁P₀,因妊娠40周,见红2小时入院。腹部检查:尺测子宫长度34cm,头先露,胎头未衔接,胎心率132次/分钟。骨盆外测量骶耻外径17cm,其余径线正常。B超检查胎头双顶径9.3cm。请考虑:初产妇胎头衔接的时间通常在何时? 该产妇胎头未衔接的可能原因是什么?

产道是胎儿娩出的通道,包括骨产道和软产道。产道异常(abnormal birth canal)可使胎儿娩出受阻发生难产,临床上以骨产道异常多见。

一、骨产道异常

骨产道异常是指骨盆的径线过短或形态异常,阻碍胎先露下降,影响产程顺利进展,又称狭窄骨盆。狭窄骨盆影响胎先露入盆或胎头内旋转,可能引起头盆不称、胎位异常或继发性子宫收缩乏力,导致产程延长或停滞。处理不当,可能造成子宫破裂,危及母儿生命。

【护理评估】

（一）健康史

评估孕产妇有无可能导致骨盆异常的疾病,如佝偻病、结核病、骨软化病和骨盆外伤。了解既往有无难产、新生儿产伤或死亡史。

（二）临床表现

1. 全身检查　孕妇身高＜145cm、跛足、脊柱及髋关节畸形、米氏菱形窝不对称等,应警惕狭窄骨盆。

2. 产科检查

（1）初产妇尖腹或经产妇悬垂腹(图9-3),提示可能存在骨盆入口狭窄或者骨盆倾斜度过大,影响胎头衔接。

（2）测量宫高和腹围,估计胎儿大小,有助于判断头盆关系。

（3）估计头盆关系:正常情况下,初产妇预产期前1～2周、经产妇临产后胎头入盆。若初产妇临产后胎头尚未入盆,应行胎头跨耻征检查,估计头盆关系。产妇排尿后仰卧,两腿伸直,检查者

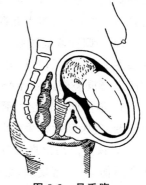

图9-3　悬垂腹

将手放于耻骨联合上方,向骨盆腔方向推压胎头。如胎头低于耻骨联合平面,表示头盆相称〔图9-4(1)〕,称胎头跨耻征阴性;若胎头与耻骨联合在同一平面,表示可疑头盆不称〔图9-4(2)〕,称胎头跨耻征可疑阳性;若胎头高于耻骨联合平面,表示头盆不称〔图9-4(3)〕,称胎头跨耻征阳性。

（4）狭窄骨盆的类型及表现

1）骨盆入口平面狭窄:主要表现为骨盆入口前后径短,骶耻外径＜18cm、入口前后经＜10cm、对角径＜11.5cm。入口平面呈横扁圆形,称扁平骨盆,包括单纯扁平骨盆(图9-5)和佝偻病性扁平骨盆(图9-6)。骨盆入口狭窄影响胎先露衔接,容易发生胎位异常(如头盆不称、臀先露和肩先露)、胎膜早破和继发性子宫收缩乏力;严重狭窄者发生梗阻性难产,可能导致子宫破裂。

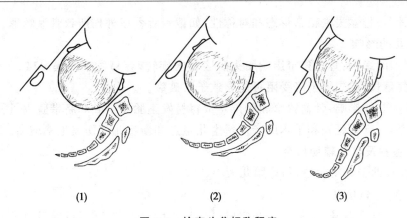

图 9-4　检查头盆相称程度

(1)头盆相称　(2)头盆可能不称　(3)头盆不称

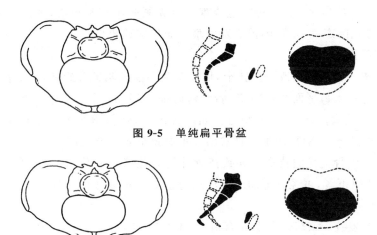

图 9-5　单纯扁平骨盆

图 9-6　佝偻病性扁平骨盆

2)中骨盆及出口平面狭窄:主要表现为中骨盆及出口横径缩短。坐骨棘间径<10cm，坐骨结节间径<8cm,出口横径和后矢状径之和<15cm,耻骨弓角度<90°。如骨盆入口平面各径线值正常,中骨盆及出口平面横径缩短,两侧骨盆壁向内倾斜,似漏斗状,称漏斗骨盆(图 9-7)。如骨盆三个平面横径均狭窄,称横径狭窄骨盆。中骨盆狭窄影响胎头内旋转,可形成持续性枕后位或枕横位。

3)骨盆三个平面均狭窄:骨盆形态正常,但各平面径线均比正常值小 2cm 或以上,称均小骨盆(图 9-8),多见于身材矮小、体型匀称的妇女。胎儿较大、明显头盆不称者,不能经阴道分娩。

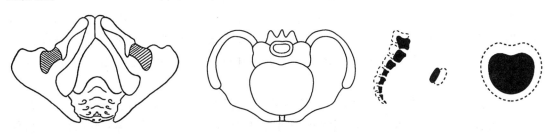

图 9-7　漏斗型骨盆　　　　　　**图 9-8　均小骨盆**

4）畸形骨盆：骨盆失去正常形态和对称性，如偏斜骨盆或外伤所致骨盆畸形。

3. 对母儿的影响

（1）对产妇的影响：骨盆狭窄影响胎头衔接和内旋转，容易发生胎膜早破、胎位异常、宫缩乏力和产程延长；胎先露下降受阻可能导致子宫破裂。

（2）对围生儿的影响：骨盆狭窄和胎位异常容易发生胎膜早破和脐带脱垂，诱发早产、胎儿窘迫甚至死亡；产程延长和手术助产使新生儿窒息和新生儿产伤发生率增高。

（三）实验室及其他辅助检查

B 超检查有助于确定胎位，估计胎儿大小。

（四）心理-社会状况

产前检查发现骨盆狭窄，使孕妇和家属过早的担忧。临产后，对可能需要手术分娩感到犹豫和无助，担心难产及手术产可能对母儿的影响，产妇和家属表现出焦虑、紧张甚至恐惧。妊娠期应评估孕妇对其骨盆狭窄可能造成难产有无紧张不安和焦虑，临产后评估产妇和家属对选择分娩方式的态度，是否因担心发生难产而焦虑或恐惧。

（五）治疗要点

1. 剖宫产术 骨盆畸形或明显狭窄，估计胎儿不能经阴道分娩者，行剖宫产术。

2. 试产 骨盆入口平面相对狭窄、胎头跨耻征可疑阳性，或者均小骨盆、胎儿不大、头盆相称者，在严密观察下试产 2～4 小时。如产程进展顺利，胎儿经阴道分娩。如产程进展受阻或出现胎儿窘迫，行剖宫产术。骨盆出口平面狭窄者不能试产。

3. 助产术 中骨盆平面狭窄可导致持续性枕后位或枕横位，宫口开全后，胎头双顶径达坐骨棘水平或以下者，可经阴道助产。注意防止新生儿窒息和产伤。

【常见护理诊断／问题】

1. 潜在的并发症：子宫破裂、胎儿窘迫、新生儿产伤。

2. 焦虑 与担心母儿安危有关。

3. 知识缺乏：缺乏骨盆狭窄可能对母儿造成不良影响的相关知识。

【护理措施】

（一）加强监护，预防并发症

1. 有明显头盆不称、估计胎儿不能经阴道分娩者，遵医嘱做好剖宫产手术准备与护理。

2. 严密观察产程 决定经阴道分娩者，临产后密切观察子宫收缩、产程进展和胎心变化。胎心异常者，指导产妇左侧卧位并吸氧，协助助产术或剖宫产术尽快结束分娩。产程进展受阻或出现先兆子宫破裂征象者，及时报告医生并遵医嘱做好剖宫产手术准备，预防子宫破裂等并发症发生。

3. 试产的护理 确定试产者，需专人守护，在严密监护下进行。宫口扩张＞3cm、胎头衔接、头盆相称者行人工破膜，子宫收缩乏力者静脉滴注缩宫素加强子宫收缩，一般不用镇静、镇痛药，禁忌灌肠。试产 2～4 小时，若产程进展顺利，胎儿经阴道自然分娩或协助实施阴道助产术。若胎头仍未入盆或出现胎儿窘迫，做好剖宫产手术和新生儿窒息抢救准备。

4. 防止新生儿产伤 选择适宜的分娩方式，新生儿按难产儿护理，严密观察新生儿的面色、呼吸、心率、体温及精神状态，遵医嘱给予抗生素和维生素 K_1 预防感染和颅内出血，保持安静，各种护理和治疗操作须轻柔。

（二）缓解焦虑

关心安慰产妇，认真解答产妇和家属的疑问，向产妇及家属解释难产的原因、对母儿的影响以及手术产的必要性，使产妇和家属解除对未知的焦虑，取得理解和配合。试产过程中，给予关爱与体贴，增加产妇对分娩的信心和安全感，缓解其焦虑、紧张和恐惧心理。

（三）健康指导

1. 产前检查发现骨盆狭窄，及早进行产前指导，让孕妇和家属了解骨盆狭窄对母儿的影响和处理措施，提前入院待产。

2. 对助产术后重度窒息、复苏时间较长的新生儿，应保持安静，延迟哺乳；指导产妇和家属注意其精神状态和运动功能，警惕智力障碍、瘫痪等远期后遗症发生，出院后定期随访。

二、软产道异常

软产道是由子宫下段、宫颈、阴道及盆底软组织构成的弯曲管道。软产道异常导致的难产较少见，容易忽视。妊娠早期应行常规妇科检查，了解软产道有无异常。

1. 外阴异常　外阴组织坚韧、水肿和瘢痕，会阴伸展性差，分娩时应行会阴切开术或剖宫产术，避免会阴严重裂伤。严重会阴水肿者，临产前用50％硫酸镁局部湿热敷，临产后在严密消毒下多点针刺皮肤放液。

2. 阴道异常

（1）阴道横膈和纵隔：隔膜薄，分娩时隔膜断裂或被推向一侧，不影响分娩；隔膜厚影响胎儿娩出者，可剪断隔膜或行剖宫产术。

（2）阴道壁囊肿或肿瘤：阴道壁囊肿行囊肿穿刺术，阴道肿瘤影响分娩者行剖宫产术。

（3）阴道壁尖锐湿疣：行剖宫产术，预防新生儿患喉乳头状瘤。

3. 宫颈异常

（1）宫颈坚韧：高龄初产妇多见，宫颈不易扩张。可静脉注射地西泮10mg，或在宫颈两侧注射0.5％利多卡因5～10ml。无效者行剖宫产术。

（2）宫颈水肿：多因滞产或枕后位时产妇过早运用腹压所致。嘱产妇抬高臀部，减轻胎头对宫颈的压力；宫颈两侧或水肿明显部位注射0.5％利多卡因5～10ml，静脉注射地西泮10mg；宫口近开全时，用手上推水肿的宫颈前唇，使其越过胎头。经处理无效影响分娩者，行剖宫产术。

第三节　胎位异常产妇的护理

案例导入：

张女士，35岁，G_1P_0，因妊娠41周临产入院。入院后6小时，产妇自觉宫缩时有排便感。产科检查：宫缩40秒/3～4分钟，强度较弱，胎心率142次/分钟，宫口扩张5cm，头先露 S^{+1}，小囟门位于骨盆左后方。请考虑：该产妇宫缩时有排便感是否正常？可能原因是什么？

胎位异常(abnormal fetal position)包括胎头位置异常、臀先露、肩先露和复合先露等,是造成难产的常见原因。其中胎头位置异常约占 6%～7%,以持续性枕后位或枕横位多见;臀先露约占 3%～4%;肩先露极少见,但对母儿的影响最大。

一、持续性枕后位、枕横位

胎头以枕后位或枕横位衔接,分娩过程中,胎头枕部因强有力的子宫收缩多能转成枕前位而自然分娩。如果胎头枕骨持续不能转向前方,直至分娩后期仍位于母体骨盆后方或侧方,导致分娩发生困难者,称持续性枕后位(persistent occipito posterior position)或持续性枕横位(persistent occipito transverse position)。

【护理评估】

（一）健康史

评估产妇是否存在影响胎头内旋转的因素,如胎头俯屈不良、子宫收缩乏力、中骨盆狭窄、头盆不称和膀胱充盈等。

（二）临床表现

1. 产程进展缓慢 临产后胎头衔接和俯屈不良,胎先露部不易紧贴子宫下段和宫颈内口,容易导致子宫收缩乏力,影响宫颈扩张和胎先露下降。

2. 产妇过早运用腹压 枕后位时胎头枕骨压迫直肠,宫缩时产妇有肛门坠胀及排便感,宫口未开全即屏气用力,过早使用腹压,导致宫颈水肿和产妇疲劳,进一步影响产程进展。

3. 腹部检查 头先露,腹壁前方易触及胎儿肢体,胎背偏向母体后方或侧方不易触及。胎心在脐下一侧偏外处最清楚。

4. 阴道检查 临产后,宫颈口部分扩张时行阴道检查,根据矢状缝和大小囟门的位置,一般可确诊枕后位或枕横位(图 9-9)。胎头水肿查不清时,可结合胎儿耳廓及耳屏的位置和方向判断。

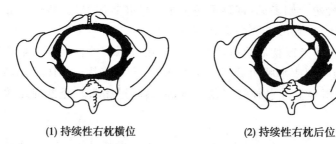

(1) 持续性右枕横位   (2) 持续性右枕后位

图 9-9 持续性枕后位、枕横位

5. 对母儿的影响 胎位异常容易继发子宫收缩乏力和产程延长,常需手术助产。围生儿易发生胎儿窘迫、新生儿窒息和产伤,产妇可能发生软产道裂伤、产后出血、感染甚至生殖道瘘。

（三）实验室及其他辅助检查

B 超检查有助于确定胎儿大小和胎方位。胎儿电子监护仪监测子宫收缩和胎心变化。

（四）心理-社会状况

产妇产程进展缓慢和体力衰竭,使产妇和家属急躁、紧张不安和焦虑,盼望尽早结束分娩;对持续性枕后位或枕横位可能造成难产不理解,对需要手术分娩产生犹豫和无助,担心难产手术可能对母儿的影响,进一步加重其不良情绪。

(五) 治疗要点

1. 阴道检查　确定产程进展情况、胎方位和头盆关系。

2. 分娩方式选择　①有明显头盆不称者,及时剖宫产术。②持续性枕后位或枕横位、无明显头盆不称、估计胎儿不大者试产。宫口开全后,胎头双顶径在坐骨棘水平或以下者,可经阴道徒手旋转胎头为枕前位,经阴道自然分娩或行阴道助产术;胎头双顶径未达坐骨棘水平或出现胎儿窘迫者,行剖宫产术。

3. 预防并发症　预防胎儿窘迫、新生儿窒息和产伤,防止产妇严重软产道裂伤、产后出血和感染。

【常见护理诊断/问题】

1. 有受伤的危险(母儿)　与产程延长和手术产有关。

2. 焦虑　与担心母儿安全有关。

3. 知识缺乏:缺乏头位难产可能对母儿有不良影响的相关知识。

【护理措施】

(一) 加强监护,防止母儿受伤

1. 一般护理　鼓励产妇进食;指导产妇向胎背对侧卧位,有利于胎头枕部转向前方;宫口开全之前,勿过早屏气用力,避免体力消耗,防止宫颈水肿和产妇疲乏。

2. 严密观察产程　观察子宫收缩、胎心和产程进展情况,发现异常及时报告医生并协助处理。如胎心异常,指导产妇左侧卧位,吸氧,并尽早结束分娩。

3. 预防并发症

(1)遵医嘱做剖宫产或阴道助产术的手术准备和护理,做好新生儿窒息的抢救准备。

(2)预防产后出血和感染:产后严密观察产妇的生命体征、阴道流血量、子宫复旧、恶露和体温变化,遵医嘱用宫缩剂和抗生素。

(3)防止新生儿产伤:正确选择分娩方式。经阴道分娩者,避免第二产程延长,宫口开全后适时协助阴道助产术。对新生儿实施难产儿护理,严密观察新生儿的面色、呼吸、心率、体温和精神状态,遵医嘱给予抗生素和维生素 K_1,预防感染和颅内出血。

(二) 缓解焦虑

提供陪伴分娩,关心安慰产妇,向产妇及家属解释难产的原因和应对措施。劝告试产的产妇和家属耐心等待,说明剖宫产或手术助产的必要性和可靠性,取得理解和配合,增加产妇对分娩的信心和安全感,缓解焦虑和紧张。

(三) 健康指导

1. 指导产妇和家属正确认识头位难产。持续性枕后位或枕横位是较常见的头位难产,常于临产后产妇产程进展缓慢时发现和确诊,多需手术产结束分娩。处理不当,可能对母儿有较大影响。

2. 指导产妇和家属注意观察手术产新生儿的面色、呼吸和精神状态。

3. 对重度窒息的新生儿,指导产妇和家属注意严重脑缺氧可能导致的智力减退、瘫痪等远期后遗症的观察,嘱其出院后定期随访。

二、臀　先　露

臀先露(breech presentation)是常见的异常胎位,其围生儿死亡率是枕先露的 3～8 倍。

臀先露的形成可能与胎头衔接受阻、胎儿在宫腔内活动范围过大或受限有关。

【护理评估】

（一）健康史

了解产妇生育史,是否存在骨盆狭窄、羊水过多、双胎或者子宫畸形等可能导致臀先露的因素。

（二）临床表现

1. 分类 根据胎儿两下肢所取的姿势不同分为 3 种:单臀先露(腿直臀先露)、完全臀先露(又称混合臀先露)和足先露(不完全臀先露)。详见本教材第三章相关内容。

2. 临床表现 妊娠晚期孕妇自觉肋下有圆而硬的胎头,胎动时感肋下胀痛。腹部检查在宫底部触及圆而硬的胎头,耻骨联合上方触到不规则、宽而软的胎臀,胎心音在脐上左侧或右侧听诊最清楚。阴道检查盆腔内空虚,触及胎臀或胎足。

3. 对母儿的影响

（1）对产妇的影响:胎臀形状不规则,不能紧贴子宫下段及宫颈内口,容易发生胎膜早破、子宫收缩乏力和产程延长,需剖宫产或臀位助产分娩。

（2）对围生儿的影响:胎膜早破可能诱发早产和脐带脱垂。经阴道分娩者,后娩出胎头困难,易发生新生儿窒息、产伤甚至死亡。围生儿的发病率与死亡率均增高。

（三）实验室及其他辅助检查

B 超检查有助于判断臀先露的类型和胎儿大小。

（四）心理-社会状况

产前检查发现臀先露,孕妇及家属可能过分担心臀先露对母儿的影响而精神紧张。少数孕妇不了解臀先露对母儿的影响,对孕期臀先露的矫正配合欠佳。临产后担心难产手术及可能发生的并发症,产妇和家属可能表现出紧张不安和焦虑。

（五）治疗要点

1. 妊娠期 妊娠 30 周前,臀先露多能自行转为头先露,不必处理。妊娠 30 周后仍为臀先露应予矫正。

（1）胸膝卧位:孕妇排空膀胱,松解裤带,空腹时做胸膝卧位(图 9-10)。每天 2 次,每次 15 分钟,连续 1 周后复查。

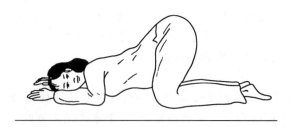

图 9-10 胸膝卧位

（2）激光照射或艾灸至阴穴:激光照射或艾灸两侧至阴穴(足小趾外侧,距趾甲后外角 3mm),每天 1 次,每次 15～20 分钟,5 次为一疗程。

（3）外转胎位术:用于上述方法矫正无效,腹壁松弛的孕妇,一般在妊娠 32～34 周进行。该方法有胎盘早剥、脐带缠绕的危险,应慎重使用,最好在 B 超和胎心电子监护下进行。

2. 分娩期

（1）择期剖宫产：产道异常、估计胎儿体重大于 3500g、足先露、高龄初产、胎儿窘迫或有难产史者，择期剖宫产。

（2）经阴道分娩：详见本教材第十四章臀牵引术。

1）第一产程：严密观察产程，胎膜破裂时注意胎心变化，抬高臀部，预防脐带脱垂。宫缩时阴道口见到胎足，宫颈可能仅扩张 4～5cm，消毒外阴后，宫缩时用手掌垫无菌巾堵住阴道口，直至宫口开全。

2）第二产程：做好新生儿窒息的抢救准备；导尿，做会阴后-侧切开术，行臀位助产术。当胎臀自然娩出至脐部后，胎肩和胎头由接生者协助娩出。脐部娩出后，一般应于 2～3 分钟内娩出胎头，最长不能超过 8 分钟。

3）第三产程：预防产后出血和感染。

【常见护理诊断／问题】

1. 有受伤的危险（围生儿）　与胎位不正和后娩出胎头困难有关。

2. 焦虑　与担心母儿安全有关。

【护理措施】

（一）加强监护，防止围生儿受伤

1. 加强产前检查，妊娠 30 周后发现臀位，指导孕妇矫正；臀位未能矫正者，提前住院待产。指导孕妇妊娠晚期减少活动，防止胎膜早破。

2. 择期剖宫产者，做好术前准备。

3. 经阴道分娩者的护理　临产后指导产妇侧卧位，不宜站立走动，禁忌灌肠。胎膜破裂时立即听胎心，协助产妇抬高臀部，预防脐带脱垂。做好臀位助产和新生儿窒息抢救的准备并协助实施。加强新生儿护理，注意有无新生儿产伤。

（二）缓解焦虑

产前检查发现臀先露，向孕妇及家属解释臀位分娩对母儿的影响，指导其矫正臀先露的必要性和方法。临产后，关心安慰产妇，解释臀位剖宫产和经阴道分娩的利弊，帮助确定分娩方式，增加其安全感，缓解焦虑和紧张。

（三）健康指导

1. 加强产前检查，妊娠 30 周后发现臀位应及时矫正。

2. 指导孕妇矫正臀位的方法，解释孕期矫正臀位的必要性；臀位未能矫正者，应提前入院待产。

三、肩　先　露

肩先露是对母儿最不利的胎位，除死胎和早产儿胎体可折叠娩出外，足月活胎不可能经阴道娩出。临产后，如不及时剖宫产，可能导致忽略性肩先露（图 9-11）、病理性缩复环甚至子宫破裂，危及母儿生命。

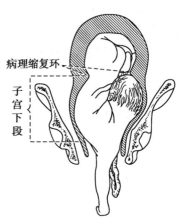

病理缩复环

子宫下段

图 9-11　忽略性肩先露

忽略性肩先露

胎儿肩先露,临产后如未及时剖宫产,强烈宫缩可能使胎肩和部分胸廓挤入骨盆腔内,胎头与胎臀被阻于骨盆入口上方,胎体折叠弯曲,胎颈被拉长,上肢脱出于阴道口外,形成嵌顿性横位,又称忽略性肩先露。

妊娠期产前检查发现肩先露应及时矫正,矫正时间和方法同臀先露。肩先露未能矫正者应提前入院,择期剖宫产。如产妇出现病理性缩复环或子宫破裂征象,无论胎儿存活与否,均应立即手术。

第四节 巨大胎儿与胎儿畸形产妇的护理

一、巨 大 胎 儿

胎儿体重达到或超过4000g,称巨大胎儿(fetal macrosomia)。巨大胎儿可能导致头盆不称而发生分娩困难,手术产率及死亡率较正常胎儿明显增高。

【护理评估】

(一)健康史

多见于父母身材高大、孕妇轻型糖尿病、经产妇和少数过期妊娠胎盘功能正常者。

(二)临床表现

1. 孕妇体重增加较迅速,腹部明显膨隆,妊娠晚期出现呼吸困难、腹部及肋两侧胀痛等压迫症状。

2. 腹部检查 子宫大于孕月,胎体大,先露高浮,胎头跨耻征多阳性,胎心音清晰,但听诊位置较高。

3. 对母儿的影响 巨大胎儿可导致头盆不称,易发生胎膜早破和产程阻滞;如分娩受阻处理不当,可能诱发子宫破裂;因子宫肌纤维过度伸展,易发生子宫收缩乏力和产后出血;因产程延长和手术助产,容易发生胎儿窘迫、新生儿窒息和产伤。

(三)实验室及其他辅助检查

B超检查胎头双顶径>10cm。怀疑孕妇糖尿病导致巨大胎儿者,应做血糖和尿糖测定。

(四)心理-社会状况

孕妇和家属对巨大胎儿可能造成难产不甚理解,妊娠期因胎儿较大而欣喜,同时也对可能造成难产而略有不安。临产后可能因产程进展异常发生难产而紧张不安和焦虑。

(五)治疗要点

有明显头盆不称者行剖宫产术。无明显头盆不称者可在严密观察下试产,宫口开全后,做好阴道助产术或肩难产的助产准备。预防产后出血和感染。

【常见护理诊断/问题】

1. 潜在的并发症:子宫破裂、新生儿产伤、产后出血。

2. 焦虑 与担心母儿安危有关。

【护理措施】

(一) 严密监护,预防并发症

1. 加强产前检查,估计巨大胎儿、可能存在头盆不称者提前入院待产。

2. 经阴道试产者,严密观察子宫收缩、产程进展和胎心变化。宫口开全后,做好新生儿窒息的抢救准备,协助阴道助产,防止新生儿产伤。

3. 明显头盆不称或产程进展受阻者,及时协助剖宫产术,预防子宫破裂。

4. 胎儿娩出后遵医嘱用宫缩剂,观察子宫收缩和阴道流血量,预防产后出血。

(二) 缓解焦虑

关心安慰产妇,向产妇及家属解释巨大胎儿对分娩的影响及采取的应对措施,缓解焦虑和紧张,取得理解和配合。

(三) 健康指导

产前检查发现有巨大胎儿倾向者,适当节制饮食。胎儿体重明显偏大者注意孕妇合并糖尿病的可能。

二、胎 儿 畸 形

(一) 脑积水

脑积水指胎头脑室内外有大量脑脊液(500~3000ml)潴留,使头颅体积增大,发生率0.5‰,胎儿常合并脊柱裂、足内翻等畸形(图9-12)。B超检查胎头双顶径＞11cm,侧脑室增大、对称,脑室内可见不规则液性暗区。孕妇血清或羊水甲胎蛋白(AFP)含量明显升高。因胎儿畸形,确诊后应及时终止妊娠。宫颈扩张后行颅内穿刺放液,胎头体积缩小后经阴道分娩,防止梗阻性难产导致子宫破裂。

(二) 无脑儿

无脑儿指胎头缺乏颅盖骨,脑髓暴露在外(图9-13),多伴有羊水过多。确诊后尽早终止妊娠。

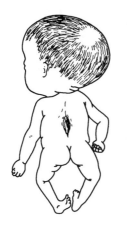

图 9-12 脑积水伴脊柱裂

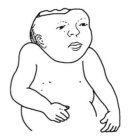

图 9-13 无脑儿

(三) 联体儿

极少见,发生率0.02‰,系单卵双胎在孕早期发育过程中未能分离,或者分离不完全所致,性别相同。腹部检查不易与双胎妊娠区别。B超检查有助于确诊。确诊后尽早终止妊娠,以不损伤母体为原则。足月妊娠者行剖宫产术。

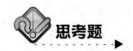思考题

1. 李女士,26 岁,G_1P_0,因妊娠 40 周,阵发性腹痛 5 小时入院。腹部检查:尺测子宫长度 33cm,头先露,胎头衔接,胎心率 140 次/分钟,宫缩 30～40 秒/4～5 分钟。骨盆测量未见异常。阴道检查:头先露 S^{-2},宫口扩张 3cm,触及羊膜囊。入院后 6 小时检查:胎心率 130 次/分钟,宫缩 20～30 秒/5～6 分钟,宫缩时腹壁变硬隆起不明显。阴道检查:头先露 S^{-1},胎膜未破,宫口扩张 5cm。请回答:

(1)该产妇产程进展缓慢的可能原因是什么?

(2)对该产妇能否加强宫缩? 可采取哪些方法?

(3)说出缩宫素的使用方法和注意事项。

2. 王女士,28 岁,G_1P_0,因妊娠 40 周,阵发性腹痛 4 小时入院。腹部检查:尺测子宫长度 33cm,头先露,跨耻征可疑阳性,胎心率 132 次/分钟。骨盆外测量:髂棘间径 23cm、髂嵴间径 25cm、骶耻外径 18cm、坐骨棘间径 10cm,坐骨结节间径 9cm。阴道检查:头先露 S^{-1},胎膜未破,宫口扩张 2cm,骨盆内测量未见明显异常。B 超检查胎头双顶径 9.3cm。请回答:

(1)根据病例提供的资料,说明头盆关系如何? 能否试产?

(2)如果拟定试产,请写出试产的指征、时间和注意事项。

3. 王女士,25 岁,G_1P_0,因妊娠 30 周,要求产前检查入院。产科检查:尺测子宫长度 28cm,子宫底部触及圆而硬的胎头,耻骨联合上方触到不规则、宽而软的胎臀,胎心音在脐上左侧听诊清楚,胎心率 140 次/分钟。诊断:晚期妊娠,臀先露。

(1)向孕妇和家属解释臀先露分娩时可能对母儿的影响。

(2)指导孕妇矫正臀先露的方法。

(闫瑞霞)

第十章 分娩期并发症产妇的护理

1. 掌握胎膜早破、产后出血、子宫破裂、羊水栓塞、脐带脱垂的定义及常见护理诊断和护理措施。掌握产后出血的病因、临床表现和防治要点。

2. 熟悉胎膜早破、脐带脱垂、子宫破裂、羊水栓塞的病因、临床表现、防治要点。

3. 帮助学生树立"时间就是生命"的严谨工作态度,关心体贴孕产妇。

第一节 胎膜早破产妇的护理

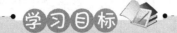

孕妇刘女士,29岁,G_2P_0,平素月经规律,现孕37周,今晨乘车发生交通意外,腹部受撞击,自述阴道流出较清液体。孕妇及家人异常慌张,入院求治。该孕妇情况正常吗? 可能的护理诊断有哪些? 该如何制订护理措施呢?

胎膜于临产前自发性破裂称为胎膜早破(premature rupture of membranes,PROM)。其对妊娠、分娩的不良影响是早产、脐带脱垂发生几率增加,围生儿死亡率、宫内感染率升高。胎膜早破发生的主要原因包括创伤、宫颈内口松弛、胎膜炎、羊膜腔内压力升高、胎儿先露部衔接不良、胎膜发育不良等。孕妇缺乏微量元素锌、铜亦可引发胎膜早破。

【护理评估】

(一) 健康史

详细询问有无创伤、性交、生殖道感染、头盆不称、羊水过多等病史;是否有宫缩表现;确定破膜时间和妊娠周数。

(二) 临床表现

1. 症状 孕妇突然感觉有液体自阴道间歇性流出,时多时少,不能自控。需观察孕妇阴道内流出液体的情况,是否在打喷嚏、咳嗽、负重等增加腹压的动作后感阴道流液增加,以憋尿的方式也无法止住。

2. 体征 阴道检查触不到前羊水囊,上推胎儿先露部有液体从阴道流出。注意阴道分泌物有无异味,孕妇有无发热。

(三) 实验室及其他辅助检查

1. 阴道排液酸碱度检查　正常阴道排液呈酸性,羊水则呈碱性,pH 为 7.0~7.5。用石蕊试纸或硝嗪试纸测试阴道液,pH>6.5 时视为阳性,胎膜早破的可能性大。

2. 阴道排液涂片检查　将阴道流液涂于玻片上干燥后检查,有羊齿状结晶出现为羊水。

(四) 心理-社会状况

孕妇在发生不可自控的阴道流液后,担心羊水过多流出会影响胎儿安全及造成分娩困难,从而产生紧张和焦虑情绪。因担心早产或感染,为婴儿预后担忧而产生恐惧心理。

(五) 防治要点

处理原则是孕妇住院待产,卧床休息,抬高臀部,严密监测胎心,采取积极措施视病情具体情况给予相应的处理。

1. 期待疗法　妊娠 28~35 周发生胎膜早破,要求保胎,无感染者,采用期待疗法尽量延长妊娠期限,等待胎儿成熟。

2. 终止妊娠　妊娠 35 周以上,或期待疗法过程中出现感染征象者,应及时终止妊娠。

【常见护理诊断/问题】

1. 有围生儿受伤的危险　与胎膜早破引起早产、脐带脱垂及胎儿宫内窘迫有关。

2. 有感染的危险　与胎膜破裂后细菌侵入宫腔有关。

3. 焦虑　与担心自身及胎儿、新生儿的安全有关。

【护理措施】

(一) 预防并发症,防止围生儿受伤

1. 预防早产,促进胎儿成熟　若胎膜早破发生于妊娠 28~35 周,无感染征象。应嘱孕妇绝对卧床休息,禁止性生活及阴道检查,并定时返院做产前检查。遵医嘱使用宫缩抑制剂抑制宫缩,并静滴地塞米松 10mg,每日 1 次,促进胎儿肺成熟。

2. 预防脐带脱垂及宫内窘迫　孕妇一旦发生胎膜破裂,应立即平卧,抬高臀部,避免任何增加腹压的动作,预防脐带脱垂。同时记录破膜时间,观察羊水颜色、性状及量,并注意监测胎心音的变化。若羊水混有胎粪应给予定时吸氧,每次 1 小时,每日 3 次。

3. 适时终止妊娠　若妊娠>35 周,胎肺成熟,宫颈成熟,配合医生进行阴道分娩;若胎头高浮、胎位异常、宫颈不成熟,伴有胎儿宫内窘迫,应做好剖宫产术前准备、术中配合及术后护理。

(二) 预防感染

1. 期待疗法期间应嘱孕妇每日测体温 2 次,禁止性生活,出现发热即刻返院检查治疗。

2. 观察生命体征,定期复查白细胞计数,排除是否感染。

3. 保持外阴清洁干燥,使用消毒会阴垫,每天用消毒液擦洗会阴 2 次,便后清洗外阴。

4. 遵医嘱于破膜 12 小时后使用抗生素预防感染。

(三) 缓解焦虑

告知孕妇胎膜虽破,但不影响胎膜功能,仍可持续产生羊水,不会发生所谓的"干产"情况,以减少不必要的担心。引导胎膜早破的孕妇及家属讲出其担忧的问题及心理感受,对病程及所采取的治疗方案向其进行解释说明,以缓解其焦虑心理。

(四) 健康指导

1. 加强孕期卫生保健指导,孕期加强营养,不宜做增加腹压的动作,不宜过度劳累。

2. 避免外伤,妊娠最后 3 个月禁止性生活。

3. 宫颈内口松弛者应多卧床休息,在妊娠 14 周左右施行环扎术。

4. 对头盆不称,先露高浮的孕妇指导在预产期前 2 周住院待产,临产后应卧床休息,不予灌肠。

5. 指导孕妇及家属一旦发生胎膜破裂,应立即平卧,抬高臀部,尽快送往医院。

第二节　产后出血产妇的护理

案例导入:

初产妇贾女士,27 岁,曾有多次人工流产史,于今日下午 3 时分娩一女婴,胎盘娩出后阴道流血不断,感全身疲乏无力,查体:血压 68/46mmHg,脉搏 128 次/分钟,腹软。如何评估该产妇是否为产后出血? 可能的出血原因和护理诊断有哪些? 如何进行护理?

胎儿娩出后 24 小时内,阴道出血量达到或超过 500ml 者称产后出血(postpartum hemorrhage)。80% 以上发生在产后 2 小时内,其发生率约占分娩总数的 2%~3%,产后出血是分娩期常见的严重并发症,是目前我国产妇死亡的首位原因。其预后因失血量、失血速度及产妇体质不同而异。若短时间内大量失血可导致失血性休克,休克时间过长可引起腺垂体缺血性坏死,继发严重的腺垂体功能减退,称希恩综合征(Sheehan syndrome)。引起产后出血的原因主要有子宫收缩乏力、胎盘因素、软产道损伤和凝血功能障碍。

【病因】

1. 子宫收缩乏力(uterine atony)　最常见,占产后出血总数的 70%~80%。

(1)全身性因素:产妇精神过度紧张,产程延长、产妇体力消耗过度;临产后过量使用镇静剂、麻醉剂;合并急慢性全身性疾病等。

(2)局部因素:子宫过度膨胀使肌纤维过度伸展(如双胎妊娠、羊水过多、巨大胎儿等),子宫肌纤维退行变性(如多产、感染、刮宫过度),子宫本身病理改变(如子宫发育不良、畸形或合并子宫肌瘤),子宫平滑肌水肿、渗出(如重度贫血、子宫胎盘卒中等)。另外,因前置胎盘引起子宫下段收缩力弱,血窦不易关闭也可引起产后出血。

2. 胎盘因素　胎儿娩出后 30 分钟胎盘尚未娩出者,称胎盘滞留(retained placenta)。导致产后出血的有以下类型:

(1)胎盘剥离不全:多见于宫缩乏力,胎盘未剥离过早用力揉压子宫或牵拉脐带,因部分胎盘未剥离,影响宫缩致使出血。

(2)胎盘剥离后滞留:胎盘已全部剥离,因宫缩乏力、膀胱过度充盈等未能排出而潴留在宫腔内,影响子宫收缩。

(3)胎盘嵌顿:宫缩剂使用不当或粗暴按摩子宫,使子宫不协调性收缩,在子宫颈内口附近形成痉挛性狭窄环,使已经剥离的胎盘嵌顿于子宫腔内影响子宫收缩。

(4)胎盘粘连或植入:多见的有多次或过度刮宫使子宫内膜受损或引起子宫内膜炎,致蜕膜发育不良而发生粘连;少见的为胎盘绒毛侵入子宫肌层而形成胎盘植入。胎盘全部粘连或植入一般无出血;部分粘连或植入时,因胎盘剥离面血窦开放而导致出血。

(5)胎盘、胎膜部分残留:过早牵拉脐带、过早用力揉挤子宫,使胎盘小叶、副胎盘或部分胎膜残留于宫腔内。

3. 软产道损伤（laceration of the lower genital tract） 包括会阴、阴道、宫颈裂伤及子宫下段破裂。常见原因有胎儿过大、分娩过快、分娩时保护会阴不当或手术助产不当等。

4. 凝血功能障碍（coagulation defects） 较少见，但后果严重。如：①产科并发症，如妊娠高血压疾病、重度胎盘早期剥离、羊水栓塞、死胎滞留过久等；②全身出血倾向性疾病，如血小板减少症、白血病、再生障碍性贫血、重症肝炎等。

【护理评估】

（一）健康史

了解产妇年龄、孕次、产次、胎儿大小，是否曾有流产、早产、难产、死胎史。尤其注意收集与诱发产后出血有关的病史，如孕前患有出血性疾病、妊娠高血压疾病、胎盘早期剥离、多胎妊娠、羊水过多，有多次流产及产后出血史等。重点了解分娩期产妇有无子宫收缩乏力、胎盘滞留、软产道损伤、产程延长、难产，以及过量使用镇静剂或助产操作不当等情况。

（二）临床表现

产后出血临床特点主要是阴道出血和全身急性失血表现。可继发失血性休克、贫血及发生感染征象。其表现程度与出血量的多少、出血速度、产妇全身状况有密切关系，因病因的不同，临床表现也有差异。

1. 全身表现 失血量若不超过其血容量的 1/10（500ml 左右），可不引起休克表现，血压、脉搏维持正常。若失血量增多，则可出现头晕、心慌、口渴、烦躁不安等，随之有面色苍白、出冷汗、脉搏快而细弱、血压下降、呼吸急促等休克表现，严重者可意识模糊。

2. 局部表现 因病因不同可有以下类型。

（1）宫缩乏力引起的出血：常为阵发性，量时多时少，色暗红可伴有血块。如血液积聚于宫腔内，则子宫大而软，宫底升高，压之有较多血液和血块流出。

（2）胎盘滞留引起的出血：胎盘娩出前阴道流血量多，呈间歇性、色暗红，可能为胎盘剥离不全。如出血发生在胎盘娩出后，多为胎盘胎膜残留，应仔细检查胎盘胎膜是否完整。

（3）软产道裂伤引起的出血：多表现为胎盘娩出后立即发生的持续不断的新鲜血液，宫缩良好，检查可见宫颈、阴道、会阴有不同程度的裂伤。会阴裂伤按其轻重程度分 4 度。Ⅰ度：裂伤部位限于会阴部皮肤、阴道黏膜；Ⅱ度：裂伤已达会阴体筋膜及肌层，并累及阴道后壁黏膜，向阴道后壁两侧沟延伸，解剖结构不易辨认；Ⅲ度：会阴黏膜、会阴体、肛门括约肌裂伤，直肠黏膜尚完整；Ⅳ度：肛门、直肠和阴道完全贯通，直肠肠腔外露。Ⅲ度、Ⅳ度裂伤虽严重但出血量不一定很多。

（4）凝血功能障碍：持续阴道流血，且血液不凝。检查子宫收缩良好，胎盘胎膜完整，软产道无裂伤。

产科常用评估失血量方法

（1）称重法：分娩后敷料湿重–分娩前敷料干重=失血量。

（2）容积法：用专用产后接血容器收集血液用量杯测定失血量。

（3）根据失血性休克程度估计：休克指数=脉率÷收缩压，①休克指数=0.5，为血容量正常；②休克指数=1，失血量约 500~1500ml；③休克指数=1.5，失血量约 1500~2500ml；④休克指数=2，失血量约 2500~3500ml。

（三）实验室及其他辅助检查

测定血常规，了解贫血程度及有无感染。做血型、血交叉试验，以备输血补充血容量。测定出、凝血时间，凝血酶原时间，血浆鱼精蛋白副凝试验等，了解有无凝血功能障碍。

（四）心理-社会状况

发生产后出血，产妇及亲属常表现出高度紧张、恐惧，担心产妇生命安危。对医护人员技术力量和医院技术水平不了解的情况下，由于对疾病发展不可预测产妇有濒死感等恐慌心理反应。

（五）治疗要点

防治原则是确定病因后，针对病因迅速止血、补充血容量，防治休克及预防感染。

【常见护理诊断/问题】

1. 潜在并发症：失血性休克。

2. 组织灌注量改变　与阴道失血过多有关。

3. 有感染的危险　与失血后贫血、胎盘剥离创面或软产道裂伤导致全身抵抗力下降有关。

4. 恐惧　与担心自身的生命安危有关。

【护理目标】

1. 患者不出现休克或休克得到及时处理和护理。

2. 阴道出血得到控制。

3. 无感染征象发生，体温正常。

4. 恐惧减轻，情绪稳定，并能积极配合治疗与护理。

【护理措施】

（一）防治休克

1. 预防产后出血发生

（1）加强孕期保健：嘱孕妇定期进行产前检查，及早发现妊娠合并症或并发症。对有出血倾向或有产后出血史的产妇应及时进行治疗。

（2）正确处理三个产程

1）第一产程：密切观察胎心、宫缩及产程进展，正确处理产程，防止产程延长或产程过快。

2）第二产程：①正确指导产妇使用腹压，避免胎儿娩出过快。②注意保护会阴，规范阴道手术操作，防止软产道损伤。③有产后出血倾向者，应做好输液、输血的准备。

3）第三产程：头位前肩娩出后立即肌注或稀释后静脉注射缩宫素（oxytocin）10U，促进胎盘尽快娩出，胎盘娩出后立即按摩子宫，检查胎盘胎膜是否完整，常规检查软产道有无裂伤或血肿。

（3）产后预防：产后2小时在产房严密观察生命体征、宫缩及阴道出血量等，发现异常及时通知医生。

2. 休克的急救护理

（1）产妇取中凹卧位，给予吸氧、保暖。

（2）立即建立两条静脉通道，做好输血前准备，遵医嘱输液、输血维持循环血量，并使用止血药及宫缩剂。

（3）配合医生查找出血原因，争分夺秒进行抢救，挽救产妇生命。

（二）协助医生迅速止血

1. 子宫收缩乏力

（1）加强宫缩：是宫缩乏力性产后出血最迅速有效的止血方法。

1）按摩子宫（图 10-1）：①经腹按摩：术者以一只手置于子宫底部，大拇指在子宫前壁，其余四指在后壁，作均匀而有节律的体外按摩。②经腹-阴道联合按压：产妇取膀胱截石位，行外阴消毒后，助产者一只手握拳置于阴道前穹隆，将子宫托起，另一只手自腹壁按压子宫后壁，使子宫置于两手之间按摩，子宫在两拳的压迫及按摩下，达到压迫止血目的。

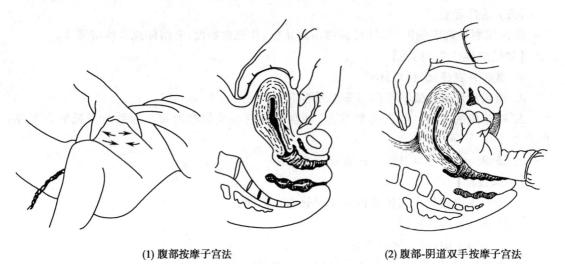

(1) 腹部按摩子宫法　　　　　　(2) 腹部-阴道双手按摩子宫法

图 10-1　按摩子宫方法

2）应用宫缩剂：①缩宫素 10U 肌注，以后 10～20U 加入 500ml 葡萄糖液中静脉滴注，常规速度 250ml/h。②麦角新碱 0.2mg 肌注或子宫肌壁内注入（心脏病、高血压、妊娠高血压疾病者慎用）。

（2）宫腔填塞：有宫腔水囊压迫和宫腔纱条填塞两种方法，阴道分娩后宜选用水囊压迫，剖宫产术中选用纱条填塞。宫腔填塞后应密切观察子宫底高度、生命体征变化等，以避免宫腔积血，水囊或纱条放置 24～48 小时后取出，并用抗生素预防感染。

子宫腔内填塞纱条（图 10-2）：在无输血及手术的条件下抢救时可采用。填塞后应严密观察产妇生命体征，注意子宫底高度及子宫大小变化，防止宫腔内继续出血而阴道未见出血的止血假象。24 小时取出纱布条，取出前应先注射缩宫素，并给予抗生素预防感染。

（3）行盆腔血管结扎或髂内动脉栓塞术、子宫次全切除术等。

2. 胎盘因素

（1）胎盘剥离不全或胎盘粘连：行人工剥离胎盘术，注意无菌操作原则。

（2）膀胱过度充盈导致胎盘滞留：导尿排空膀胱后，一手按摩子宫底，另一手轻轻牵拉脐带娩出胎盘。

（3）胎盘嵌顿：行全身静脉麻醉，待子宫狭窄环松解后用手取出胎盘。

（4）胎盘植入：行子宫次全切除术。

（5）胎盘、胎膜残留：行钳刮术或刮宫术。

3. 软产道裂伤　配合医生查找裂伤，及时缝合止血（图 10-3）。

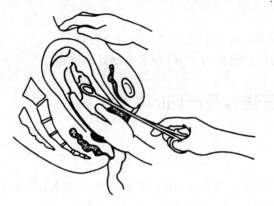
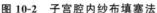
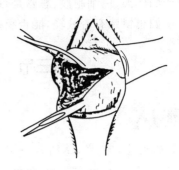

图 10-2　子宫腔内纱布填塞法　　　　图 10-3　宫颈裂伤缝合术

4. 凝血功能障碍　一旦确诊应迅速补充相应的凝血因子,如血小板、新鲜血及纤维蛋白原。积极做好抗休克的准备,必要时行子宫切除术。

(三) 预防感染

1. 各项检查及手术操作应严格遵守无菌操作原则,防止病原体入侵。

2. 产后监测体温变化,观察恶露有无异常,宫腔和软产道伤口有无感染迹象,发现异常报告医生及时处理。

3. 保持会阴清洁干燥,每日用消毒液擦洗会阴 2 次,大小便后冲洗会阴。

4. 遵医嘱应用抗生素预防感染。

(四) 减轻恐惧

1. 护理人员应保持镇静的态度,抢救工作紧张有序。以熟练的技术,强烈的责任心及良好的服务态度,赢得产妇及家属的信任,给产妇以安全感。多陪伴产妇,给予同情、安慰和心理支持。

2. 耐心听取产妇的心理感受,向产妇及家属解释产后出血的治疗及护理的目的及措施,缓解产妇的心理压力,使其积极配合治疗及护理。

3. 允许家属陪伴,给予产妇关爱及关心。认真做好产妇及家属的解释工作,及时通告抢救效果,取得产妇及家属的配合与支持。教会放松疗法,分散产妇的注意力,消除恐惧心理。

(五) 健康指导

1. 加强孕期保健　注意营养,定期进行产前检查,早期发现合并症和并发症。对于妊娠合并凝血功能障碍、重症肝炎等不宜妊娠的妇女,尽早终止妊娠。对有出血倾向或有产后出血史的产妇应及时治疗,并嘱其住院分娩。

2. 临产后及时为产妇提供心理支持,避免精神紧张,注意水和营养的补充,保持充沛精力。

3. 教会产妇按摩子宫及进行会阴伤口自我护理,指导产妇观察子宫复旧、恶露及伤口的变化,保持外阴清洁,发现异常应及时就诊。

4. 指导产妇进行哺乳的方法,促进宫缩,减少出血。鼓励产妇进营养丰富的饮食,少量多餐。合理安排休息和活动,产褥期禁止盆浴及性生活。

5. 产后 42 天到门诊复诊。

【护理评价】

1. 产妇是否出现失血性休克的临床表现,血压是否正常。

2. 阴道流血是否得到及时控制。

3. 产妇体温、白细胞数、恶露是否正常,伤口有无红肿和脓性分泌物。

4. 产妇恐惧感有否减轻,能否积极配合治疗与护理,亲子互动是否增加。

第三节　子宫破裂产妇的护理

案例导入:

孕妇蔡女士,32岁,G₃P₁。一年半前因前置胎盘行子宫体部剖宫产术,现孕37周,8小时前感腹痛,3小时前腹痛剧烈,烦躁不安,大汗淋漓,感胎动停止。查体:血压90/60mmHg,心率92次/分钟,腹部压痛,腹肌紧张,胎心未听及,左下腹疑似触及胎儿肢体,移动性浊音(十)。

请思考可能的临床诊断和主要护理诊断,该如何制订护理措施?

子宫体部或子宫下段于妊娠期或分娩期发生破裂称为子宫破裂(rupture of uterus),是产科极其严重的并发症,多发生于经产妇,尤其是多产妇。

【病因】

1. 胎先露下降受阻　为主要原因。由于骨盆狭窄、胎位异常等导致梗阻性难产。

2. 子宫收缩剂使用不当　在胎儿未娩出前不正确使用子宫收缩剂,导致宫缩过强。

3. 手术损伤　多发生于不恰当或粗暴的阴道助产手术。

4. 子宫因素　瘢痕子宫、子宫发育不良、子宫畸形、手术损伤(剖宫产、多产、多次刮宫)等。

【护理评估】

(一)健康史

详细询问产次,有无剖宫产史。此次妊娠胎心、胎位情况;有无使用缩宫素引产或催产史,阴道手术助产史。

(二)临床表现

1. 全身表现　评估产妇临产后腹部疼痛的程度、性质,有无排尿困难,尿的颜色,胎心、胎动有无异常变化。有无口渴、疲乏、精神差、烦躁不安,呼吸急促,脉搏加快,产程延长的表现。若子宫已破裂则伴随面色苍白,大汗淋漓,血压下降等休克表现。

2. 局部表现　腹部拒按,有明显的病理缩复环,或突然感到一阵下腹部撕裂样疼痛,随后子宫收缩停止,腹痛缓解,产妇稍觉轻松后,很快出现全腹痛。

3. 腹部检查　先兆子宫破裂时在脐平或脐以上有明显的环状凹陷(病理缩复环,pathologic retraction ring),使子宫呈葫芦状(图10-4),子宫下段压痛明显,有血尿出现,胎心变快或不规则。子宫不完全破裂时子宫轮廓清楚,破口处压痛明显,血若流入阔韧带,可在子宫的一侧扪及边界不清的包块。子宫完全破裂后,全腹压痛、反跳痛、腹壁下可清楚扪及胎体,子宫

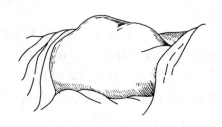

图10-4　先兆子宫破裂时腹部外观

缩小位于胎儿的一侧,胎心、胎动消失。

4. 阴道检查　怀疑有子宫破裂的可能时,不宜肛查,要在严密消毒下做详细的阴道检查。发现已开大的宫颈口又回缩,已下降的胎先露又上升,有时能触到破裂口,提示子宫已经破裂。

（三）实验室及其他辅助检查

血常规检查血红蛋白值下降,白细胞计数可增多。尿常规检查可见红细胞或肉眼血尿。

（四）心理-社会状况

因腹痛剧烈产妇有不祥预兆,担心母婴生命。出现子宫先兆破裂时,感到胎儿的生命受到严重威胁,家属及产妇觉得震惊,不肯接受并责怪他人。当产妇知道胎儿已死亡,而自己又不能再怀孕时会感到悲伤、绝望,甚至出现罪恶感。家属得知详情后常表现为悲哀、恐惧、否认等情绪。

（五）处理要点

防治原则是采取抑制宫缩的措施,立即做好剖宫产手术前准备,发生破裂后应行抗休克、抗感染及手术治疗。

【常见护理诊断/问题】

1. 潜在并发症:休克。

2. 疼痛　与剧烈子宫收缩,或子宫破裂后血液刺激腹膜有关。

3. 有感染的危险　与多次阴道检查、宫腔内操作及软产道开放性伤口、大量出血、胎盘剥离创面导致抵抗力下降有关。

4. 预感性悲哀　与子宫破裂后胎儿死亡,大量出血濒死感有关。

【护理措施】

（一）防治休克

1. 预防子宫破裂

(1)加强孕期宣教:指导孕妇进行孕期保健,正规进行产前检查。若孕期发现胎位异常,应在孕30周后根据孕妇情况进行矫正。

(2)提前住院:有胎位不正、骨盆狭窄、头盆不称或有剖宫产史者,应嘱产妇在预产期前2周住院待产,严密监测胎心音的变化及宫缩情况,有异常及时告知医生。

(3)正确产科处理:应用子宫收缩剂如缩宫素、前列腺素等时,应严格掌握使用指征和方法,并有专人护理。

2. 观察病情　严密观察产程进展并记录宫缩、胎心音、产妇生命体征、出入量。发现失血表现时,急查血红蛋白,评估失血量,制订护理方案。

3. 抢救休克

(1)指导产妇取中凹卧位。给予氧气吸入,保暖。

(2)迅速建立静脉输液通道,短时间内输血输液补充血容量。

(3)术前准备:对先兆子宫破裂应做好剖宫产的术前准备,对子宫破裂者协助医生完成子宫修补术或切除术。

（二）减轻疼痛

1. 抑制宫缩　产程中产妇若出现宫缩过强,下腹部压痛,或腹部出现病理缩复环时,应立即停止子宫收缩剂的使用,并告知医生。同时给予宫缩抑制剂(如硫酸镁)抑制宫缩。

2. 手术止血　子宫破裂后应在抗休克治疗的同时进行手术止血,剖腹探查进行子宫修补术或子宫切除术。护理人员应做好术前准备、术中配合及术后护理工作。

（三）预防感染

1. 各项检查及操作均应严格遵守无菌操作原则，防止病原体入侵生殖道引起感染。

2. 迅速止血，补充血容量。加强营养，增强机体抵抗力。

3. 密切监测体温，定时复查血象，查白细胞计数，有异常及时通知医生。

4. 保持外阴清洁，定时用消毒液擦洗外阴，防止感染。

5. 遵医嘱应用抗生素预防感染。

（四）心理护理

1. 鼓励产妇表达疼痛引起的不适，对产妇及其家属因子宫破裂威胁母婴生命造成的恐慌心理表示理解，并及时解释治疗计划及对未来妊娠的影响。

2. 若胎儿死亡，产妇得知自己不可能再怀孕时，护士应主动听其诉说内心感受，真诚的表示理解和同情，进行心理疏导，尽快稳定产妇及家属的情绪。在身体条件允许情况下，鼓励产妇学习产后体操、听音乐、读书看报促进身心尽快康复，帮助其尽快从悲伤中解脱，面对现实，树立生活信心。

3. 产妇及其家属要求看望死去的新生儿时，护士应清洗好新生儿身上的血污，以包被或毛毯包好，抱给产妇及家属看，帮助其接受现实。

（五）健康指导

1. 加强孕期宣教 宣传孕产妇保健知识，强化产前检查的意识。孕期发现胎位异常时在孕 30 周后结合孕妇具体情况进行矫正。有胎位不正、头盆不称，剖宫产史者，在预产期前 2 周住院待产，以利于及时监测胎心音和宫缩，有异常及时采取措施。

2. 定时指导排尿，防止膀胱充盈影响伤口的愈合。指导产妇采取有效的退奶方法。

3. 对行子宫修补术的产妇，如有子女者应在术前征得产妇及家属的同意，采取输卵管结扎术；若无子女者应指导避孕 2 年后再怀孕，避孕方法可选用口服避孕药或使用避孕套。再怀孕时应及时到高危门诊检查。

4. 产后注意休息，加强营养，饮食应多样化。为产妇提供产褥期休养计划，促进身体的康复。

第四节　羊水栓塞产妇的护理

案例导入：

　　孕妇梁女士，25 岁，G_2P_0，妊娠 40 周，因外伤胎膜早破入院待产。今晨出现不规律宫缩，后因宫缩乏力使用缩宫素静滴，2 小时前宫缩增强，现产妇感胸闷、烦躁。梁女士是否存在羊水栓塞的危险？该如何制订护理措施呢？

【概述】

　　在分娩过程中羊水及有形成分进入母体血液循环，引起急性肺栓塞导致出血、休克、弥散性血管内凝血、肾衰竭或突然死亡的分娩严重并发症，称羊水栓塞（amniotic fluid embolism）。羊水栓塞是导致产妇死亡的重要原因之一，发生在足月分娩者死亡率可高达 80%，发生于中期引产或钳刮术中时较少造成产妇死亡。

（一）病因

羊水进入母体血液循环必须具备 3 个条件：①胎膜破裂；②母体子宫壁血窦开放；③强烈的宫缩。羊水进入母体血液循环有 3 条途径：①经宫颈内膜静脉；②经胎盘附着处之血窦；③经病理情况下开放的子宫血窦。因此，前置胎盘，胎盘早剥、子宫破裂、剖宫产、子宫收缩过强、引产、钳刮术均可使羊水在较强的子宫收缩的压力下，进入裂伤的子宫内膜静脉或胎盘附着处开放的子宫血管而造成栓塞。

（二）病理

羊水进入母体血液循环，可通过肺小血管，引起机体的变态反应和凝血机制异常而引起机体一系列病理生理变化。

1. 肺动脉高压　羊水进入母体血液循环以后，其有形成分（如胎脂、胎粪、角化上皮细胞、毳毛等）形成栓子阻塞肺小血管，反射性引起肺血管及支气管痉挛，引起肺动脉高压，肺水肿、肺心病及心力衰竭。

2. 休克　羊水中的有形成分为致敏原，进入母体血液循环后可导致过敏性休克。

3. 弥漫性血管内凝血　羊水中含有丰富的凝血活酶，进入母血后可引起弥漫性血管内凝血，产生广泛微血栓，消耗大量凝血因子。羊水中还含有纤溶激酶，激活纤溶系统，使血液进入纤溶状态，血液不凝，而易发生产后大出血。

4. 急性肾衰竭　由于弥漫性血管内凝血、休克，导致重要脏器微血栓形成，血液灌注量减少，肾脏缺血时间较长而引起急性肾衰竭。

【护理评估】

（一）健康史

了解是否存在羊水进入母体血液循环的条件和途径；有无诱发因素，如胎膜早破或人工破膜，前置胎盘、胎盘早剥；有无宫缩过强或强直性宫缩；有无中期妊娠引产或钳刮术，羊膜腔穿刺术，急产、宫颈裂伤、子宫破裂及手术产史。

（二）临床表现

临床特点主要是产妇在分娩过程中或分娩后短时间内突然出现烦躁不安，呛咳、呼吸困难、发绀，血压迅速下降进入休克状态，继之阴道出血量增多，出现血液不凝，切口渗血，甚至出现皮肤、黏膜、胃肠道或肾脏出血。继而出现少尿、无尿等肾衰竭的表现。严重者可在数分钟内迅速死亡。羊水栓塞可发生在胎膜破裂后的任何时间，但多数发生于第一产程末、第二产程宫缩较强时或发生在胎儿娩出后的短时间内。少数产妇可无先兆症状，发出一声窒息样惊叫或打哈欠后即进入昏迷状态，血压下降或消失。肺部听诊有湿啰音。

（三）实验室及其他辅助检查

1. 床边胸部 X 线平片见双侧肺部弥漫性点状、片状浸润阴影，沿肺门周围分布，伴右心扩大及轻度肺不张。

2. 床边心电图检查可见右心房、右心室扩大。

3. 实验室检查痰液涂片可查到羊水内容物，下腔静脉取血可查出羊水中的有形成分。DIC 各项检查呈阳性指标。

（四）心理-社会状况

发病急骤，病情凶险，产妇会因担心母儿的安危而感到痛苦和恐惧。家属毫无精神准备，当产妇和胎儿的生命受到威胁时感到焦虑不安，一旦抢救无效可能对医务人员产生抱怨和不满，甚至愤怒。

(五) 处理原则

防治原则为迅速纠正呼吸循环衰竭,抗休克及纠正凝血功能障碍,采取有效的措施,尽快结束分娩,应用足量抗生素以控制感染。

【常见护理诊断/问题】

1. 气体交换受损 与羊水栓塞导致肺动脉高压、肺水肿及呼吸循环功能衰竭有关。

2. 潜在并发症:休克、DIC、肾衰竭。

3. 有感染的危险 与各种并发症及宫腔内创面导致机体抵抗力下降有关。

4. 恐惧 与产妇及胎儿病情危重有关。

【护理目标】

1. 产妇胸闷,呼吸困难症状经及时处理后有所改善。

2. 无并发症发生或并发症得到及时处理。

3. 无感染征象发生或感染得到及时控制。

4. 产妇能配合医护人员的救治,恐惧感减轻,舒适感有所增加。

【护理措施】

(一) 解除肺动脉高压,纠正缺氧

1. 吸氧 取半卧位,保持呼吸道通畅,加压给氧,必要时气管切开,保证氧气供应,减轻肺水肿,改善脑缺氧。

2. 抗过敏 快速静脉推注地塞米松 20mg,再静脉滴注 20mg 维持;或快速静脉推注氢化可的松 100～200mg,以后静脉滴注 300～800mg 维持。

3. 解除痉挛 改善肺血液灌注,预防呼吸循环功能衰竭。常用药物有:①盐酸罂粟碱:为首选药物。30～90mg 加于 25%葡萄糖液 20ml 中静脉推注,日用量不超过 300mg。②阿托品(心率慢时应用):1mg 每 15～30 分钟静注 1 次,直到患者面色潮红,症状缓解。③氨茶碱:250mg 加于 25%葡萄糖液 10ml 中缓慢静注。

(二) 防治并发症

1. 预防羊水栓塞的发生

(1)倡导计划生育,避免多产。

(2)指导孕妇定期进行产前检查,有胎儿、胎位、产道异常的孕妇应提前 2 周住院待产。

(3)严格掌握缩宫素使用的指征,并有专人护理或仪器监控,防止出现宫缩过强。

(4)宫缩过强时应适当给予镇静剂,必要时破膜以减低宫腔内压力,破膜应在宫缩间歇期,位置宜低,破口宜小,羊水流出的速度宜慢。

(5)尽量避免损伤性较大的阴道助产及操作;宫口未开全时避免助产;忽略性肩先露不应做内转胎位术;人工剥离胎盘困难时,严禁强行用手剥离。

2. 治疗并发症

(1)纠正休克

1)观察生命体征,查红细胞计数、血红蛋白。

2)补充血容量:常用低分子右旋糖酐,控制滴速和输液量,防止心衰的发生。

3)遵医嘱使用升压药:多巴胺 20mg 加于 10%葡萄糖液 250ml 中静脉滴注,根据病情调节滴速,一般是 20～30 滴/分钟。

4)纠正酸中毒:遵医嘱使用 5%碳酸氢钠对抗酸中毒,并及时配合医生纠正电解质紊乱。

5）纠正心衰：遵医嘱使用毛花苷丙 0.2～0.4mg 加入 10％葡萄糖液 20ml 中静脉推注，必要时 4～6 小时后重复使用。

（2）控制 DIC

1）观察皮肤黏膜有无出血点及瘀斑。观察阴道出血量，血液是否凝固。

2）遵医嘱输新鲜全血，羊水栓塞初期高凝阶段应用抗凝剂如肝素；在 DIC 纤溶亢进期应给予抗纤溶药物与凝血因子。

（3）防止肾衰：观察尿量，记录 24 小时出入量；遵医嘱使用利尿剂，如呋塞米 20～40mg 静推或 20％甘露醇静脉推注，防治肾衰，同时注意监测血电解质。

（三）控制感染

1．观察体温变化，查白细胞计数，中性粒细胞分类。

2．保持外阴清洁，每日会阴擦洗 2 次。

3．治疗休克、DIC、肾衰等并发症。

4．遵医嘱选用对肾脏毒性小的广谱抗生素，控制感染。

（四）产科处理

第一产程发病者应考虑立即剖宫产以去除病因。第二产程发病者应在抢救产妇的同时，行阴道助产结束分娩。对无法控制的产后出血，应在抢救休克的同时行子宫全切术。

（五）心理护理

1．医护人员应沉着冷静，不能因自身的原因加重产妇和家属的焦虑。理解家属的恐惧情绪，介绍病情的严重性，以取得配合，病情需要切除子宫时应向家属详细交待，并获取手术同意书。

2．在合适的时候允许家属陪伴，使亲情关系得到体现。

3．病人神志清醒后，应给予鼓励，使其增强信心，相信自己的病情会得到控制，以配合医疗和护理。

4．产妇因病情重，发病急，抢救无效，死亡时会导致家属的不满和愤怒情绪反应，尽量给予理解和耐心解释，帮助其尽快度过哀伤时期。

（六）健康指导

1．对顺利度过休克、出血、急性肾衰竭期的病人，治愈出院后讲解保健知识，增加营养，加强锻炼，产后 42 天检查时应做尿常规及凝血功能的检查，判断肾功能恢复情况，防止并发症的发生。产后注意营养和休息，提供育儿和避孕指导。

2．对保留子宫仍有生育愿望的妇女，应指导采用合适的方法避孕，最好在 1 年后妊娠，怀孕前到妇产科门诊咨询最佳受孕时间及注意事项，在心理、身体状态完好的情况下可再次妊娠分娩。

3．无法保留子宫行子宫切除的产妇要用婉转的语言告知，对有生育愿望的病人可帮助其设想其他办法（如收养、领养、过继等）实现做母亲的愿望。

【护理评价】

1．病人胸闷，呼吸困难症状是否得到改善。

2．补充液体及扩容后病人的血压及尿量是否正常；阴道出血是否减少；全身皮肤、黏膜出血是否停止。

3．胎儿及新生儿有无生命危险，产妇一般情况是否好转，有无感染征象发生，出院时有无并发症。

4. 是否得到有效的心理指导,能否心态平和正确面对所发生的一切。

第五节   脐带异常产妇的护理

脐带是母体与胎儿之间进行物质交换的唯一通道,如脐带异常或受压致使血流受阻,可使胎儿宫内缺氧,甚至死亡。

【类型】

1. 脐带脱垂   脐带在胎膜破裂后脱出于阴道内或显露于外阴部,称脐带脱垂(prolapse of umbilical cord)。凡是妨碍胎先露与骨盆入口衔接的因素均可造成脐带脱垂(图 10-5),多因胎头入盆困难、胎位异常、脐带过长、羊水过多、人工破膜或自然破膜而使脐带滑出阴道。

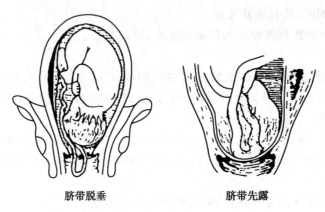

脐带脱垂   脐带先露

图 10-5   脐带脱垂、脐带先露

2. 脐带先露   胎膜未破,脐带位于胎先露部前方或一侧,称脐带先露(presentation of umbilical cord),又称隐性脐带脱垂。

3. 脐带过长或过短   正常足月胎儿的脐带平均长度约 50cm,超过 70cm 为脐带过长,不足 30cm 为脐带过短。

4. 脐带缠绕(cord entanglement)   可有脐带绕颈、缠绕身体、缠绕肢体。

【护理评估】

(一)健康史

有骨盆狭窄、胎位不正尤其是横位或足先露或头盆不称等病史。

(二)临床表现

脐带脱垂使脐带受压于胎先露部与骨盆之间,易引起胎儿缺氧导致胎心改变或完全消失,当脐带血液循环阻断超过 8 分钟时,则胎儿死于宫内。临床特点为胎膜未破或胎膜已破,胎心音突然变慢或不规则,阴道检查可触及索状物。脐带过长还可引起缠绕、打结。

(三)实验室及其他辅助检查

B 超可确定脐带的位置并准确测出缠绕的周数,胎儿电子监护可判断胎儿有无急、慢性缺氧。

(四)心理-社会状况

脐带异常对产妇的影响不大,但可造成胎儿死亡,所以产妇及家属因担心胎儿的安危而焦虑不安。

（五）处理要点

及时发现胎位异常，及早入院待产。胎膜破裂后应立即卧床抬高臀部或取膝胸卧位，监测胎心，出现脐带脱垂时必须争分夺秒进行抢救。

【常见护理诊断/问题】

1. 有胎儿受伤的危险　与脐带异常胎儿血液循环受阻有关。

2. 有感染的危险　与阴道检查次数的增加有关。

3. 焦虑、恐惧　与担心胎儿的生命安全有关。

【护理措施】

（一）防止胎儿受伤

1. 观察病情　胎膜破裂后，立即听取胎心音。观察阴道流出液体的颜色、性状，有无胎粪污染。

2. 发现脐带脱垂时，协助产妇立即取平卧位，垫高臀部 20cm，或取脐带脱出的对侧卧位，必要时戴无菌手套在阴道内将胎先露向上推，以减轻脐带受压，并立即吸氧。

3. 协助分娩　当宫缩良好，宫口开全，可配合医生进行脐带还纳及阴道助产。若宫口未开全，胎先露高浮，应做好剖宫产及抢救新生儿的准备。若胎心消失超过 10 分钟，脐带搏动消失，确定胎儿死亡后告之家属等待自然分娩。

（二）预防感染

1. 保持外阴清洁干燥，每日用消毒液擦洗外阴 2 次。

2. 临产后若胎先露部尚未衔接，应少做肛查或阴道检查。

3. 产程中每 4～6 小时测体温 1 次，观察有无感染表现，发现异常及时报告医生。

4. 破膜超过 12 小时者遵医嘱使用抗生素预防感染。

（三）缓解焦虑、恐惧

向孕产妇及家属解释脐带异常可能对胎儿造成的危害，听取产妇及家属对胎儿处理的意见，告知医护人员会根据病情和家属意见采取相应的抢救措施，尽可能使胎儿脱离危险。但因脐带血液循环障碍会造成胎儿死亡，让家属及孕妇有必要的心理准备。

（四）健康指导

1. 教会孕产妇自测胎动的方法，指导孕妇定时监测胎心，发现胎心、胎动有异常变化及时就诊。

2. 对临近预产期胎头仍高浮未入盆的孕妇，应避免外伤等致胎膜早破病因，一旦破膜，应立即平卧垫高臀部，急送产科病房。

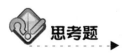 **思考题**

1. 李××，女，30 岁，因"足月顺产后胎盘未排出，阴道多量流血 8 小时"于 2010 年 11 月 10 日入院。病人平素月经规则，量中，末次月经（LMP）2010 年 2 月 14 日。孕 38 天出现早孕反应，孕 4^+ 月出现胎动。孕期无阴道流血流液史，无水肿，产前检查无异常发现。20 小时前出现规律腹痛，在家分娩，8 小时前自然分娩一活男婴，自诉新生儿无异常。产后 40 分钟胎盘仍未排出，出现阴道多量流血，呈阵发性，急来我院急诊就诊。月经史：$13\dfrac{4\sim5}{29\sim32}$，

经量中,无痛经。婚育史:27 岁结婚,G_1P_0。

体格检查:P120 次/分钟,R24 次/分钟,BP80/50mmHg。贫血貌,面色苍白,神志淡漠。心、肺及腹部检查无异常。产科检查:宫底平脐,轮廓清,外阴、阴道及宫颈无裂伤,阴道见多量暗红色血液流出。请问:

(1)该疾病引起出血的最可能原因是什么?

(2)该患者最可能的临床诊断是什么?

(3)应如何护理该患者?

2. 刘×,女,29 岁,因"停经 35 周,阴道流 4 天,加重 2 小时"于 2010 年 4 月 1 日 10am 入院。病人平素月经规则,量较少,末次月经(LMP)2009 年 7 月 31 日。孕 40 天出现早孕反应,孕 4^+ 月出现胎动至今。4 天前无明显诱因出现阴道流液,伴轻微胸闷气短及腹胀,无腹痛及阴道流血。2 小时前自觉阴道流液增多,湿透内裤,无腹痛,于是来我院就诊,现为进一步诊治收入住院。月经史:$13\dfrac{2\sim3}{26\sim28}$,经量较少,无痛经。婚育史:27 岁结婚,$G_1P_0$。体格检查:T37℃,P80 次/分钟,R20 次/分钟,BP100/70mmHg。心、肺及腹部检查无异常。产科检查:宫高 26cm,腹围 92cm,胎位骶左前,胎心 138 次/分钟,未触及宫缩。肛查:宫颈未开,未触及明显羊水囊,上推胎先露可见阴道有少量液体流出,色清,无异味。

(1)请问:该患者最可能的临床诊断是什么? 应如何护理该患者?

(2)经保胎治疗,病情未缓解,22 小时后出现规律宫缩,持续 25～35 秒,间隔 5～6 分钟,考虑临产。予抬高臀部,持续胎心监护,监测胎心音正常。5 小时后行阴道检查,发现宫口开大 3cm,宫口处可触及搏动的血管,羊水清,胎心听诊正常。请思考:目前最重要的护理诊断是什么? 应如何进行护理?

3. 孕妇李×,女,30 岁,因"妊娠 38^{+6} 周,下腹阵发性疼痛 1 小时"于 2010 年 7 月 8 日 2PM 入院。患者平素月经规则,周期 29～30 天,经期 3～5 天,量中,末次月经(LMP)2009 年 8 月 4 日。孕 38 天出现早孕反应,孕 4^+ 月出现胎动。孕期无阴道流血流液史,无水肿,产前检查无异常发现。1 小时前分娩一男婴,产妇及新生儿检查均无异常发现。分娩 10 分钟后产妇突然出现呛咳、烦躁不安、胸闷、呼吸困难、血压下降,伴恶心、呕吐。月经史:$15\dfrac{3\sim5}{29\sim30}$,经量中,无痛经。婚育史:27 岁结婚,$G_2P_1$。

体格检查:P116 次/分钟,R24 次/分钟,BP70/40mmHg。神志清楚,听诊心率加快,肺底部湿啰音。腹部检查无异常。请思考:

(1)患者最可能的临床诊断是什么?

(2)应如何护理该患者?

(程瑞峰)

第十一章　异常产褥产妇的护理

1. 掌握产褥感染、晚期产后出血及产后抑郁症的护理措施。

2. 熟悉产褥感染、产褥病率、晚期产后出血及产后抑郁症的概念，产褥感染、晚期产后出血、产后抑郁症的临床表现和治疗要点。

3. 了解产褥感染、晚期产后出血、产后抑郁症的病因，实验室及其他辅助检查，产后抑郁症的诊断标准。

第一节　产褥感染产妇的护理

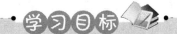

张女士,31岁,初产妇,以"产后第5天下腹疼痛伴畏寒、高热、恶心、呕吐1天"入院。足月妊娠,破膜13小时后临产,因持续性枕横位,行会阴切开娩一女婴。胎盘自然娩出、完整,产后出血150ml。体格检查:体温39.5℃,脉搏105次/分钟。乳房无异常,子宫底平脐,有明显压痛。妇科检查:恶露量多,有臭味。该产妇可能出现了什么问题? 可能的护理诊断有哪些? 针对该产妇应采取哪些相应的护理措施?

【概述】

产褥感染(puerperal infection)指分娩期及产褥期生殖道受病原体侵袭,引起局部或全身感染。发病率约为6%,其与产科出血、妊娠合并心脏病、严重的妊娠期高血压疾病构成导致产妇死亡的四大原因,是常见的产褥期并发症。产褥病率(puerperal morbidity)是指分娩24小时以后的10天内,每天用口表测量体温4次,间隔时间4小时,有2次达到或超过38℃。产褥病率多由产褥感染引起,也可由生殖道以外的感染如急性乳腺炎、泌尿系统感染、上呼吸道感染及血栓性静脉炎等所致。常见病因如下:

1. 诱发因素　正常的女性生殖道有自净作用,对致病因子具有一定的防御能力。任何降低生殖道和全身防御功能的因素均可诱发产褥感染。常见于慢性疾病、营养不良、体质虚弱、孕期贫血、妊娠晚期性生活、羊膜腔感染、胎膜早破、产程延长、产前产后出血、产科手术操作等情况。

2. 病原体 产褥感染可由单一的病原引起,也可由多种病原体引起混合性感染,以混合性感染多见。常见病原体有:大肠杆菌、葡萄球菌、需氧性链球菌、厌氧性链球菌、厌氧类杆菌属、支原体及衣原体等,其中需氧性链球菌是外源性产褥感染的主要致病菌。

3. 感染途径

(1)内源性感染:寄生于女性生殖道的病原体多数并不致病,当机体抵抗力下降、细菌数量增多、毒力增强等感染因素出现时可致病。

(2)外源性感染:由外界病原菌进入生殖道引起的感染。可由污染衣物、用具、各种手术器械及产妇妊娠后期性生活等途径侵入生殖道引起感染。

【护理评估】

(一) 健康史

评估产褥感染的诱发因素,了解产妇营养状况、全身疾病情况;有无慢性疾病史、体质虚弱、孕期贫血等;评估个人卫生情况、有无妊娠晚期性生活、胎膜早破、产程延长、产前产后出血等;阴道检查及其他产科手术操作中有否严格执行无菌操作等情况。

(二) 临床表现

1. 症状 产褥感染 3 个主要症状为发热、疼痛和恶露异常。因感染部位、程度、范围不同,临床表现各异。

(1)急性外阴、阴道、宫颈炎:常由分娩时会阴手术、软产道裂伤后感染引起。外阴炎表现为局部灼热、疼痛、下坠感,切口边缘红肿、发硬、缝线陷入组织内、切口处有脓性分泌物,甚至发生伤口裂开。阴道炎和宫颈炎表现为黏膜充血、水肿、溃疡、脓性分泌物增多。宫颈裂伤向深部组织蔓延可引起盆腔结缔组织炎。

(2)急性子宫内膜炎、子宫肌炎:当病原体经胎盘剥离面侵入至子宫的蜕膜层称子宫内膜炎,侵入至子宫肌层称子宫肌炎,二者常伴发。表现为阴道内有大量分泌物,恶露增多且有臭味,子宫复旧不良,子宫尤其是宫底部压痛明显。可伴寒战、头痛、高热、脉速、白细胞增多等全身感染症状。

(3)急性盆腔结缔组织炎、急性输卵管炎:局部感染经宫旁淋巴和血行扩散至宫旁组织而引起盆腔结缔组织炎,引起炎性反应而形成炎性包块,累及输卵管可引起急性输卵管炎。表现为寒战、头痛、高热、脉速、下腹疼痛伴肛门坠胀感。

(4)急性盆腔腹膜炎及弥漫性腹膜炎:炎症进一步扩散至子宫浆膜,形成盆腔腹膜炎,继而可发展成弥漫性腹膜炎。可出现如高热、恶心、呕吐及腹胀等全身中毒症状。检查时下腹部有明显的压痛、反跳痛,因产妇腹壁较松弛,故腹肌紧张多不明显。

(5)血栓性静脉炎:病变以单侧居多,表现为产后 1～2 周出现寒战、高热,可持续数周或反复发作。局部检查与盆腔结缔组织炎相似。下肢血栓性静脉炎多发生于股静脉、腘静脉及大隐静脉,当髂总静脉或股静脉栓塞时影响下肢静脉回流,出现下肢水肿、皮肤发白,俗称股白肿。

(6)脓毒血症及败血症:感染血栓脱落进入血循环时可引起脓毒血症,出现肺、脑、肾脓肿或肺栓塞。若病原体侵入血循环并大量繁殖形成败血症时可有寒战、高热等全身中毒症状。

2. 体征 评估会阴部切口的情况,有无红肿、热、痛等改变,切口有无脓性分泌物渗出。检查阴道、宫颈等情况,有无黏膜充血、水肿及分泌物的性状。评估恶露的量、色、气味和性状是否正常。子宫复旧是否正常,子宫局部有无压痛。双合诊检查宫颈抬举痛者,提示腹腔有炎性渗出。还可发现子宫体软,轮廓不清,压痛明显。

（三）实验室及其他辅助检查

1. B超、彩色多普勒超声、CT等对感染形成的炎性包块、脓肿及静脉血栓做定位及定性诊断。

2. 后穹隆穿刺　有脓肿在直肠子宫陷凹形成,如急性盆腔腹膜炎时可在后穹隆穿刺取脓液并作细菌培养和药敏试验。

3. 血液检查　外周血白细胞计数增高,血沉加快。

（四）心理-社会状况

疾病对产妇生理和心理都造成一定困扰。面对疾病的影响和新生儿的照顾双重压力可使产妇心理应对困难而产生焦虑与恐慌。丈夫与其他家庭成员的态度、经济状况和社会支持系统均可对产妇心理造成较大影响。

（五）治疗要点

积极有效抗感染治疗并纠正全身状况。

1. 非手术治疗

（1）支持疗法:加强营养提高免疫力,若有贫血或身体虚弱者可输血或人血白蛋白,以增强身体抵抗力。产妇取半卧位,有利于炎症局限于盆腔和恶露引流。

（2）抗生素治疗:在没有确定病原体前应依据临床表现及临床经验选用广谱抗生素治疗,再依据细菌培养及药敏试验结果调整抗生素的种类与剂量。

（3）血栓性静脉炎的治疗:对血栓性静脉炎在应用抗生素的同时可加用肝素、尿激酶,同时还可口服双香豆素、阿司匹林等。

2. 手术治疗

（1）切开引流:会阴切口或腹部切口感染应及时行切开引流术,怀疑盆腔脓肿者可经腹或后穹隆切开引流。

（2）处理宫腔内残留物:在有效抗感染治疗的同时清除宫腔内胎盘、胎膜等残留物。若产妇急性感染伴高热,则应控制感染,待体温下降时再彻底清宫。

（3）子宫切除:子宫出现严重感染,经各种积极治疗无效,并出现不能控制的脓毒血症或败血症时,应及时行子宫切除术,清除感染源,抢救产妇生命。

【常见护理诊断/问题】

1. 体温过高　与炎性反应有关。

2. 慢性疼痛　与感染和子宫收缩有关。

3. 焦虑　与担心自身疾病发展及母子分离有关。

【护理目标】

1. 产妇住院期间感染得到控制,体温恢复正常。

2. 产妇住院期间疼痛减轻或无疼痛。

3. 产妇机体状况得到改善,亲子互动增加,恢复母乳喂养。

4. 产妇焦虑情绪得以缓解,担心程度降低,能说出心理感受。

【护理措施】

（一）做好降温措施,控制感染

1. 监测产妇的生命体征,尤其做好体温监测。实时给予温水擦浴等物理降温措施。保持病室的安静、清洁,每日通风2～3次,注意保暖。保持床单及用物清洁。保证产妇获得充足的休息与睡眠。

2. 协助产妇做好乳房、会阴及全身皮肤的清洁,及时更换会阴垫及内衣内裤,保持会阴部清洁干燥,每天用消毒液擦洗 2 次。

3. 做好会阴或腹部感染切口等切开引流术、脓肿引流术、清宫术、后穹隆穿刺术或子宫切除术等术前准备及护理配合工作。

4. 遵医嘱正确使用抗生素,注意抗生素使用的间隔时间,以维持血液中的有效浓度。

5. 大小便后外阴伤口应用 1∶5000 高锰酸钾溶液或 1∶1000 苯扎溴铵溶液擦洗,必要时可用红外线照射会阴部,每日 2 次,每次 15 分钟。

(二) 增强抵抗力,缓解疼痛

1. 遵医嘱行支持治疗配合,建立静脉通路,补充足够的液体,纠正贫血和水、电解质紊乱。

2. 给予高蛋白、高热量、高维生素易消化食物,改善全身营养状况,提高机体抵抗力。

3. 产妇可采取半坐卧位,既有利于降低腹壁伤口张力,缓解疼痛感,也有利于恶露的排出和炎症的局限。

(三) 缓解焦虑情绪

对已有产褥感染的产妇应详细解释疾病情况,解除产妇及家属的疑虑,鼓励患者表达自己的不适,有针对性的给予帮助,使其积极配合治疗和护理。尽可能提供母婴接触的机会,减轻产妇及家属的焦虑。

(四) 健康指导

1. 加强孕产期保健教育及卫生宣传工作预防产褥感染发生。临产前 2 个月内避免盆浴和性生活,积极治疗贫血等内科合并症。加强营养,提高机体抵抗力。及时发现外阴、阴道及宫颈等慢性炎症并给予治疗。避免胎膜早破、产程延长、产前产后出血等产褥感染诱发因素的出现。

2. 防止医源性感染,操作过程严格遵守无菌要求,减少不必要的阴道检查,正确掌握手术指征。

3. 加强产褥期健康指导,指导产妇自我监测,识别产褥感染复发征象,如异常恶露、发热、腹痛等,及时就诊。

4. 指导产妇注意会阴部的清洁卫生,勤换会阴垫。

5. 指导产妇正确进行母乳喂养。

【护理评价】

1. 产妇体温是否恢复正常,疼痛是否缓解,舒适感是否增强。

2. 感染症状是否消失,有无其他并发症发生。

3. 能否采取措施预防感染发生,是否恢复自我护理能力。

4. 焦虑情绪是否得到控制,能否积极配合诊疗和护理。

第二节　晚期产后出血产妇的护理

【概述】

晚期产后出血(late puerperal hemorrhage)是指分娩 24 小时以后,在产褥期内发生的子宫大量出血。产后 1～2 周最为常见,亦有延至产后 6 周发病者。其病因如下:

1. 胎盘、胎膜残留 为阴道分娩后晚期产后出血最常见原因,多发生于产后 10 天左右,黏附在宫腔内的残留胎盘组织发生变性、坏死、机化,形成胎盘息肉,当坏死组织脱落时,暴露基底部血管,引起大量出血。

2. 蜕膜残留 蜕膜多在产后 1 周内脱落,并随恶露排出。若蜕膜因剥离不全而长时间残留,影响子宫复旧,继发子宫内膜炎症,可引起晚期产后出血。

3. 子宫胎盘附着面感染或复旧不全 胎盘娩出后其附着面血管即有血栓形成,继而血栓机化,出现玻璃样变,血管上皮增厚,管腔变窄、堵塞。胎盘附着部边缘有内膜向内生长,底蜕膜深层残留腺体和内膜重新生长,子宫内膜修复,此过程需 6～8 周。若胎盘附着面感染、复旧不全可引起血栓脱落,血窦重新开放,导致子宫出血。多发生在产后 2 周左右。

4. 感染 常见于子宫内膜炎症,感染引起胎盘附着面复旧不良和子宫收缩欠佳,血窦关闭不全导致子宫出血。

5. 剖宫产术后子宫伤口裂开 多见于子宫下段剖宫产横切口两侧端。多发生于术后 2～3 周。

6. 其他 产后子宫滋养细胞肿瘤及子宫黏膜下肌瘤等。

【护理评估】

（一）健康史

了解产妇分娩过程,阴道流血情况。若为阴道分娩者分娩时胎盘、胎膜是否完整娩出,剖宫产术式及术后恢复情况,子宫复旧情况,恶露有无异常,既往有无子宫肌瘤史等。

（二）临床表现

1. 症状

(1)阴道流血:胎盘胎膜残留、蜕膜残留引起的阴道流血多于产后 10 天发生。胎盘附着部位复旧不良常发生于产后 2 周左右,可能反复多次出现阴道流血,也可突然大量阴道流血。剖宫产子宫切口裂开或愈合不良所致的阴道流血多于术后 2～3 周发生,常为子宫突然大量出血。也可出现继发性贫血,严重者因失血性休克危及生命。

(2)腹痛与发热:见于合并感染者,常伴恶露量增多、有恶臭。

2. 体征 子宫复旧不良宫颈口松弛,伴有感染者子宫可有明显压痛。

（三）实验室及其他辅助检查

测定血常规检查,了解贫血及有无感染。血 β-hCG 测定,有助于排除胎盘残留及绒毛膜癌。做 B 超检查,有助于了解子宫大小、宫腔内有无残留组织及子宫切口愈合情况。

（四）心理-社会状况

反复阴道流血、发热使患者及亲属产生焦虑情绪,发生阴道大量流血可引起患者恐慌的心理反应。

（五）治疗要点

1. 非手术治疗

(1)少量或中等量阴道流血:应给予广谱抗生素、缩宫素及其他支持疗法。

(2)疑剖宫产术后子宫切口裂开:仅有少量阴道流血者应住院治疗,给予广谱抗生素及其他支持疗法,密切观察病情变化。

2. 手术治疗

(1)疑胎盘、胎膜及蜕膜残留或胎盘附着部位复旧不全者:在输液、备血及准备手术的条件下行清宫术,刮出组织应送病理检查,明确诊断;术后给予抗生素及缩宫素。

(2)疑剖宫产术后子宫切口裂开:阴道流血多量者,可行剖腹探查术。必要时抗感染治疗后重新缝合。

【常见护理诊断/问题】

1. 组织灌注量改变 与阴道大量流血有关。

2. 有感染的危险 与失血过多,机体抵抗力下降,反复检查及操作有关。

3. 潜在并发症:失血性休克。

4. 焦虑、恐惧 与阴道出血,担心自身安危及对婴儿照顾产生的影响有关。

【护理目标】

1. 患者阴道出血得到控制。

2. 不出现感染征象,体温正常。

3. 无失血性休克或休克得到及时处理。

4. 焦虑、恐惧情绪得到缓解,能积极配合治疗与护理。

【护理措施】

(一)止血、纠正贫血,防止休克发生

1. 密切监测生命体征、神志变化,观察皮肤、黏膜、四肢的颜色及温度,监测尿量,注意阴道流血情况,发现阴道出血量大或出现休克早期征兆时及时报告医生,并做好抢救准备。

2. 建立静脉通路,遵医嘱输血、输液,及时补充血容量,纠正贫血,防止失血性休克的发生。

3. 胎盘、胎膜残留者,做好清宫术前准备,尽快清除宫腔内残留物,并送病理检查;若确诊为切口裂开,则应配合做好剖腹探查准备。

(二)预防感染

1. 保持床单清洁干燥,勤换会阴垫,做好会阴及伤口的护理。每日消毒液擦洗会阴,大、小便后冲洗会阴。

2. 监测体温的变化,定时检查子宫大小,有否压痛。密切观察恶露情况,有无增多、臭味等。伤口有无红、肿、热、痛等改变及炎性渗出物等感染迹象。

3. 各项检查及操作时注意无菌原则,减少感染几率。

4. 遵医嘱给予缩宫素和广谱抗生素。

(三)缓解焦虑与恐惧

做好心理疏导,耐心听取患者诉说焦虑、恐惧等心理感受,主动给予关心与安慰。给予产妇支持和关爱,增加安全感。向产妇及家属做好解释工作,允许家属陪伴,帮助照顾婴儿,指导婴儿喂哺,提高产妇战胜疾病的信心。

(四)健康指导

1. 教会产妇如何观察子宫复旧、恶露变化,正确施行会阴及伤口护理。

2. 指导母乳喂养和婴儿护理方法,合理安排休息与活动。

3. 产后定期进行复查,若发现异常应及时就诊。

4. 进行性生活指导,明确产褥期禁止盆浴与性生活。

【护理评价】

1. 产妇阴道出血是否得到控制。

2. 是否发生失血性休克。

3．能否采取措施预防感染发生，是否发生感染症状，有无其他并发症发生。

4．产妇心理舒适感是否增强，能否积极配合治疗和护理工作。

第三节　产后抑郁症产妇的护理

产褥期妇女精神疾病较妇女其他时期发病率明显增高。WHO 把与产褥期有关的精神和行为紊乱分为轻度和重度两种，轻度是指产褥期抑郁，称产后抑郁症（postpartum depression，PPD），重度是指产后精神病（postpartum psychosis）。本节主要阐述产后抑郁症。产后抑郁症是指产妇在产褥期内出现的抑郁症状，是一组非精神病性抑郁症候群。

产后抑郁症病因尚未明确，病因相对复杂。有研究表明其主要原因并非是器质性改变，而是与神经内分泌和精神因素等有关。妊娠后期产妇体内雌激素、孕激素水平显著增高，皮质类固醇、甲状腺素水平也不同程度升高。分娩后这些激素水平骤然下降，如胎盘分泌的绒毛膜促性腺激素、胎盘生乳素等迅速撤退，以及雌激素、孕激素的不平衡使脑内和内分泌组织的儿茶酚胺减少，从而影响大脑活动。产后抑郁的危险因素还与产妇的个体特性、敏感体质、性格、人际关系、负性生活事件、家庭精神病史、婴儿健康状况及性别等有关。此外，产妇经过分娩过程（如难产、急产、滞产、手术产及各种并发症的发生），身体疲惫、精神紧张、可能使内分泌功能处于不稳定状态均可导致产后抑郁。

【护理评估】

（一）健康史

全面评估有无诱发产妇抑郁的因素及其他精神病史和精神病家族史。

（二）临床表现

通常在产后 2 周出现症状，可持续数周甚至 1 年，少数患者可持续 1 年以上。

1．情绪改变，表现为沮丧、焦虑、易哭、易怒、易激惹和对自身及婴儿健康过度担忧。

2．自我评价降低，自罪感、自暴自弃、与家人、丈夫关系不协调。

3．厌倦生活，出现厌食、睡眠障碍、易疲倦、性欲减退，有时处于错乱或昏睡状态，严重者可能出现绝望、自杀或杀婴倾向。

（三）实验室及其他辅助检查

目前尚无统一的诊断标准，可以借助心理评定量表如产后抑郁量表对产妇心理状态进行评估。美国精神学会（1994 年）在《精神疾病诊断与统计手册》一书中，制订了产后抑郁症的诊断标准，如下：

产后抑郁症的诊断标准

1．在产后 2 周内出现下列 5 条或 5 条以上的症状，必须具备①②两条

①情绪抑郁

②对全部或多数活动明显缺乏兴趣或愉悦

③体重显著下降或增加

④失眠或睡眠过度

⑤精神运动性兴奋或阻滞

续表

产后抑郁症的诊断标准
⑥疲劳或乏力
⑦遇事皆感毫无意义或自罪感
⑧思维能力减退或注意力溃散
⑨反复出现自杀企图
2. 在产后 4 周内发病

（四）治疗要点

1. 心理治疗　通过主动与产妇进行沟通交流，尽量消除致病的心理因素，可以有效减少抑郁症状的产生。对产妇多加关心、照顾，帮助其调整好家庭和社会关系有利于树立生活信心，提高个人应对能力。必要时可以通过专业心理咨询，进行心理疏导。

2. 药物治疗　对于严重的产后抑郁症应在医生的指导下用药，尽可能选择不进入乳汁的抗抑郁药物。如 5-羟色胺再吸收抑制剂罗西汀、舍曲林及三环类抗抑郁药米替林等。

【常见护理诊断/问题】

1. 个人应对无效　与产妇的抑郁行为有关。

2. 有暴力行为的危险：对自己或对婴儿　与产后严重心理障碍有关。

【护理措施】

（一）做好心理疏导，提高产妇个人应对能力

1. 预防措施　产后抑郁症受社会因素、心理因素等多重因素的影响。应利用孕妇学校等多种渠道对孕产妇做好健康教育知识宣传，消除孕产妇对妊娠及分娩过程的恐惧心理，增加产妇产后角色适应能力和个人应对能力，增强对婴幼儿照顾的信心。这些都可能降低产后抑郁症发生几率。

2. 心理疏导　耐心聆听产妇的倾诉，做好心理疏导工作，缓解产妇压力，减轻其躯体症状。使产妇能适应母亲角色，关心爱护婴儿。

（二）防范产妇暴力行为

1. 密切观察　密切观察产妇的行为，对有焦虑症状或存在抑郁症高危因素的产妇给予足够重视。高度警惕产妇早期的伤害行为，注意保持环境安全。如产妇出现严重行为障碍时，避免其与婴儿独处。

2. 用药护理　若重症产妇遵医嘱使用抗抑郁药物，观察不良反应。

（三）健康指导

做好出院指导和家庭随访工作，积极提供心理咨询帮助。

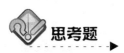 **思考题** ▶

1. 刘女士，29 岁，初产妇，足月妊娠，因第二产程延长，发生胎儿宫内窘迫，行会阴左后-侧切术助产分娩一活女婴，新生儿无异常。胎盘自然娩出、完整，产后出血 150ml。产后第 3 天出现发热、寒战伴会阴部疼痛。体格检查：体温 39.2℃，心率 105 次/分钟，血压 115/72mmHg，呼吸 20 次/分钟。乳房无异常，腹软，子宫底平脐，宫体有明显压痛。妇科检

查:会阴部伤口红肿,压痛明显,恶露量多,有臭味。辅助检查:B超检查子宫 22cm×17cm×13cm,宫腔内未见残留组织;血常规检查白细胞计数 $17.3×10^9$/L,中性粒细胞 65%。请问:

(1)请问该产妇可能出现何种感染?

(2)其可能的主要护理诊断有哪些?

(3)针对该产妇应采取哪些护理措施?

2. 吴女士,35 岁,初产妇,会计师,平素性格内向敏感。妊娠失败 3 次后成功妊娠,并足月产下一活男婴。分娩时因精神过度紧张、恐惧而滞产,遂行剖宫产术,新生儿无异常。产后入睡困难 3 天,给予适当镇静剂后有所缓解。产后 10 天感身体疲乏、情绪低落、失眠。家属主诉产妇不关心婴儿,拒绝哺乳。体格检查:体温 37.2℃,心率 80 次/分钟,血压 115/72mmHg,呼吸 16 次/分钟。心肺正常,下腹部切口愈合良好。其他妇科检查正常。请思考:

(1)请问该产妇可否诊断为产后抑郁症?请列出诊断依据。

(2)针对该产妇应给予哪些相应的护理措施?

(郑　琼)

第十二章　异常胎儿及新生儿的护理

1. 掌握胎儿窘迫、新生儿窒息的临床表现、常见护理诊断及护理措施。
2. 熟悉胎儿窘迫、新生儿窒息的概念、病因病理及治疗要点。
3. 了解新生儿产伤的临床表现及护理。

第一节　胎儿窘迫的护理

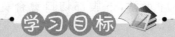

　　李女士,33岁,孕1产0,宫内孕40周,临产13小时,枕左前位,先露固定,胎心145次/分钟,宫缩20~30秒/5~6分钟,宫口开大2cm,先露位置S^{+1}。因宫缩乏力给予缩宫素静脉滴注,滴速40滴/分钟,宫缩加强,产妇烦躁不安,诉腹痛难忍、胎动频繁而强。检查:宫缩60~70秒/1~2分钟,强,下腹压痛,拒按,听胎心100次/分钟。初步诊断为急性胎儿窘迫。导致其发生的原因是什么?护士应配合医生采取哪些护理措施呢?

　　胎儿窘迫(fetal distress)是指胎儿在宫内缺氧危及其健康和生命的综合症状,发病率为2.7%~38.5%。胎儿窘迫可分为急性、慢性。急性胎儿窘迫常发生于分娩期,慢性胎儿窘迫常发生于妊娠晚期,慢性胎儿窘迫在临产后往往表现为急性胎儿窘迫。

　　胎儿对宫内缺氧有一定的代偿能力。缺氧早期或者一过性缺氧时,二氧化碳潴留及呼吸性酸中毒使交感神经兴奋,肾上腺分泌儿茶酚胺及皮质醇增多,使血压升高,胎心率增快。继续缺氧,则使迷走神经兴奋,血管扩张,主要脏器功能受损,于是胎心率减慢。无氧酵解增加,丙酮酸及乳酸增加,出现代谢性酸中毒,表现为胎动减少,羊水少,胎心基线变异差,晚期减速,甚至呼吸抑制。缺氧使肠蠕动增快,肛门括约肌松弛,胎粪排出污染羊水。

　　【护理评估】

　　(一)健康史

　　了解孕妇有无心脏病、原发性高血压、糖尿病、慢性肾炎、重度贫血等病史;了解本次妊娠有无前置胎盘、胎盘早剥、妊娠高血压疾病、胎膜早破、子宫过度膨胀(如羊水过多和多胎妊娠)等;了解分娩时有无产程延长、缩宫素使用不当、急产及镇静剂、麻醉剂使用不当等情况;了解胎儿有无严重的心血管系统功能障碍、呼吸系统疾病、胎儿畸形、母儿血型不合、宫内感染;了解有无脐带异常及胎盘功能异常等。

（二）临床表现

1. 急性胎儿窘迫　主要发生在分娩期。

（1）胎心率的改变:胎心率的改变是急性胎儿窘迫的重要临床表现。正常胎心率为120～160次/分钟,规律。缺氧早期在无宫缩时胎心率加快,＞160次/分钟;缺氧严重时胎心率＜120次/分钟。

（2）胎动的改变:正常胎动每小时不少于3～5次,缺氧初期胎动频繁,继而减弱及次数减少,若每12小时少于10次提示明显缺氧,若缺氧无改善,最终胎动消失。胎动消失后12～28小时胎心消失。

（3）胎粪污染羊水:根据缺氧程度不同,羊水污染分3度:Ⅰ度羊水呈浅绿色,常见于胎儿慢性缺氧;Ⅱ度羊水黄绿色或深绿色并混浊,常提示胎儿急性缺氧;Ⅲ度羊水棕黄色并稠厚,提示胎儿严重缺氧。

2. 慢性胎儿窘迫　多发生在妊娠晚期,往往延续至临产并加重,常因胎盘功能减退引起,主要表现为胎动减少或消失,胎儿生长发育受限,羊水被胎粪污染等。

（三）实验室及其他辅助检查

1. 电子胎心监测　在无胎动与宫缩时,胎心率＞160次/分钟或胎心率＜120次/分钟持续10分钟以上,NST无反应型,基线变异频率＜5次/分钟,OCT频繁出现晚期减速、变异减速等。

2. 胎盘功能检查　孕妇24小时尿雌三醇(E_3)＜10mg/L或连续监测急骤减少30%～40%;尿雌三醇/肌酐比值＜10;胎盘生乳素＜4mg/L提示胎盘功能下降。

3. 胎儿头皮血气分析　血 pH＜7.20,提示酸中毒。

4. 羊膜镜检查　可了解胎粪污染羊水程度。

（四）心理-社会状况

孕产妇及家属因担心胎儿安危而感觉焦虑,对需要手术结束分娩产生犹豫、无助、恐惧。如果胎儿死亡,孕产妇及家属感情上受到强烈的刺激,可能会表现为否认、愤怒、悲伤、抑郁、接受的过程。

（五）治疗要点

1. 急性胎儿窘迫　积极寻找原因,提高母体血氧含量、改善胎儿缺氧状态。尽快终止妊娠。如宫口未开全,胎儿窘迫情况不严重,嘱产妇左侧卧位,吸氧,观察10分钟,如胎心变为正常,可继续观察;如宫口开全,胎先露已达坐骨棘平面以下3cm,应尽快经阴道助娩;如因缩宫素使宫缩过强导致胎心减慢者,应立即停止使用,并抑制宫缩,如上述处理无效,立即剖宫产结束分娩。

2. 慢性胎儿窘迫　应针对病因,结合孕周、胎儿成熟度、窘迫的程度进行处理。孕妇左侧卧位,间断吸氧。积极治疗各种合并症或并发症,密切监护病情变化,如无法改善,应在促使胎儿成熟后迅速终止妊娠。

【常见护理诊断/问题】

1. 气体交换受损(胎儿)　与子宫胎盘的血流改变、血流中断(脐带受压)或血流速度减慢(子宫-胎盘功能不良),胎儿供血供氧不足有关。

2. 焦虑 与胎儿宫内缺氧可能危及生命及无法预测胎儿预后有关。

3. 预感性悲哀 与胎儿可能死亡有关。

【护理目标】

1. 胎儿缺氧情况改善,胎心率正常。

2. 孕产妇焦虑减轻。

3. 能够接受胎儿死亡的事实。

【护理措施】

(一)改善胎儿宫内缺血缺氧状态,气体交换顺畅

1. 吸氧 左侧卧位,面罩或鼻导管给氧,10L/min,每次30分钟,间隔5分钟。

2. 监测胎心 一般10~15分钟听1次胎心或进行胎心监护;慢性胎儿窘迫监测胎动、胎心、胎动时胎心的变化以及胎盘功能。

3. 协助医生做好阴道助产或剖宫产的术前准备。

4. 做好新生儿窒息的抢救准备。

(二)缓解焦虑

将真实情况告知孕产妇及家属,提供相关信息,如医疗措施的目的、操作过程、预期结果及孕产妇需要做的配合,同时指导丈夫或其他家属陪伴孕妇,有助于减轻焦虑,面对现实。

(三)提供心理支持

如果胎儿不幸死亡,安排产妇在一个远离其他婴儿和产妇的单人房间,有其他家人陪伴,鼓励他们诉说悲伤,接纳其哭泣及抑郁的情绪,帮助他们使用适合自己的解除压力的技巧和方法。

(四)健康指导

1. 指导高危孕妇到医院就诊,同时增加检查次数,酌情提前入院待产。

2. 孕妇左侧卧位,间断吸氧,改善胎儿缺氧状态。

3. 教会孕妇自我监测,一般从妊娠32周开始自我监测胎动计数,发现异常及时到医院检查。

【护理评价】

1. 胎儿缺氧情况是否改善,胎心率是否正常。

2. 孕产妇焦虑是否减轻。

3. 孕产妇是否能够接受胎儿死亡的事实。

第二节 新生儿窒息的护理

案例导入:

张力,38岁,妊娠合并糖尿病,孕35周分娩一女婴,娩出后发现新生儿仅有微弱的心跳,心率90次/分钟,无呼吸,皮肤苍白,喉反射有些反应,四肢稍屈。你能根据以上情况,列出主要护理诊断并制订相应护理措施吗?

新生儿窒息(neonatal asphyxia)是指胎儿娩出后1分钟,仅有心跳而无呼吸或未建立规律呼吸的缺氧状态,为新生儿死亡及伤残的主要原因之一。根据窒息程度可分为轻度窒息和重度窒息。必须积极抢救,精心护理,从而降低新生儿死亡率,预防智能障碍等严重后遗症。

【护理评估】

(一)健康史

了解有无胎儿宫内窘迫、是否得到纠正;有无呼吸道阻塞;有无在胎儿娩出前 6 小时内使用大量麻醉剂、镇静剂;有无胎儿先天性心脏病、颅内出血、胎儿畸形、早产等。

(二)临床表现

根据新生儿出生后 1 分钟的 Apgar 评分情况,将新生儿窒息分为轻度窒息和重度窒息。

1. 轻度(青紫)窒息 Apgar 评分 4~7 分。新生儿面部与全身皮肤呈青紫色;呼吸表浅或不规律;心跳规则且有力,心率减慢(80~120 次/分钟);对外界刺激有反应,喉反射存在;肌张力好,四肢稍屈。如果抢救不及时,可转为重度窒息。

2. 重度(苍白)窒息 Apgar 评分 0~3 分。新生儿皮肤苍白;口唇暗紫;无呼吸或仅有喘息样呼吸;心跳不规则,心率<80 次/分钟;对外界刺激无反应,喉反射消失;肌张力松弛。如果抢救不及时可死亡。

出生后 5 分钟 Apgar 评分有助于判断新生儿恢复程度及预后。评分越低,酸中毒和低氧血症越严重,如 5 分钟的评分<3 分,则新生儿死亡率及日后发生智障等脑部后遗症的机会明显增加。

(三)实验室及其他辅助检查

血气分析可有 $PaCO_2$ 升高,PaO_2 降低,pH 下降。

(四)心理-社会状况

产妇神情不安,担心新生儿发生意外或留下后遗症,表现出焦虑、恐惧、悲伤等心理,急切询问新生儿情况。

(五)治疗要点

以预防为主,一旦发生及时按 A(清理呼吸道)、B(建立呼吸,增加通气)、C(维持正常循环)、D(药物治疗)、E(评价)程序进行复苏。动作迅速、准确、轻柔,避免损伤。估计有新生儿窒息危险的,应提前做好复苏准备,包括人员、药品、器械、氧气等。抢救时注意保暖。

【常见护理诊断/问题】

1. 气体交换受损(新生儿) 与胎儿窘迫未得到纠正,呼吸道被羊水、黏液、胎粪阻塞,呼吸中枢受到抑制或损害等有关。

2. 有感染的危险(新生儿) 与抢救操作过程中受冷,抵抗力下降有关。

3. 有受伤的危险(新生儿) 与脑缺氧时间长可能留有后遗症有关。

4. 预感性悲哀 与预感失去孩子及可能留有后遗症有关。

5. 焦虑 与新生儿的生命受到威胁有关。

【护理目标】

1. 新生儿复苏成功。

2. 未发生感染。

3. 脑缺氧得到改善,并发症降低到最小。

4. 母亲情绪稳定。

【护理措施】

（一）做好预防，积极抢救，防止并发症的发生

1. 新生儿窒息的预防措施

（1）加强孕期检查，密切监测胎动及胎心，如有异常及时就诊。

（2）密切观察产程，定期听胎心，观察羊水的颜色、性状，以便及时发现胎儿窘迫，积极处理。

（3）一般在胎儿娩出前 6 小时内不应使用对胎儿呼吸中枢有抑制作用的药物，如麻醉剂或镇静剂。

（4）严格掌握手术指征，准确执行操作规程，防止发生颅内损伤。

（5）胎儿娩出后立即清理呼吸道。

2. 配合医生按 ABCDE 程序进行复苏（图 12-1）。

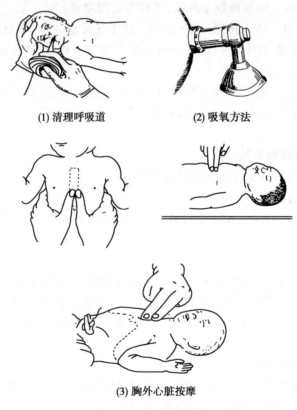

(1) 清理呼吸道　　　　(2) 吸氧方法

(3) 胸外心脏按摩

图 12-1　新生儿窒息的抢救

A——清理呼吸道：是新生儿窒息抢救的首要护理措施。当胎头娩出时用挤压法清理口鼻咽部黏液及羊水。胎儿娩出断脐后，立即擦干体表的羊水及血迹，减少体表散热，并将新生儿放在 30～32℃ 的远红外线辐射台上进行抢救。继续用吸痰管或导尿管轻轻插入新生儿咽部，吸出黏液、羊水，也可用气管插管吸取，动作要轻柔，防止损伤气道黏膜。

B——建立呼吸，增加通气：确认呼吸道通畅后进行人工呼吸，同时氧气吸入。氧气吸入直到皮肤转为红色为止。方法是：①轻度窒息者，鼻内插管给氧：流量＜2L/min，5～10 个气泡/秒，避免气胸发生。②重度窒息者，气管插管加压给氧：一般维持呼吸 30 次/分钟，压力不可过大，待新生儿皮肤转红，建立自主呼吸后拔出气管内插管，给予面罩或鼻内插管给氧。在紧急情况或无条件时,可采取以下人工呼吸方法:①托背法,②口对口人工呼吸,③人工呼吸器。

C——维持正常循环:无心跳或心率<60 次/分钟,可行体外胸廓按压法:新生儿仰卧,用示、中指有节律地按压胸骨中段,每分钟在 100 次左右,按压深度为胸廓下陷 1～2cm,每次按压后随即放松,按压时间与放松时间大致相同。按压有效者可摸到颈动脉和股动脉搏动。

D——药物治疗:建立有效静脉通道,保证药物应用。心脏按压无效或患儿心率持续<80 次/分钟,可用肾上腺素 0.2ml/kg,静脉注射;纠正酸中毒用 5％碳酸氢钠 3～5ml/kg,溶于 25％葡萄糖 20ml,5 分钟内自脐静脉缓慢注入;因麻醉引起的呼吸抑制用纳洛酮 1～2mmol/kg 静脉注射;扩容用全血、生理盐水、白蛋白等。

E——评价:在复苏过程中要随时评价患儿情况,以确定进一步的抢救方案。

3. 复苏后护理　复苏后还需要对新生儿加强护理,维持呼吸道通畅,密切观察面色、呼吸、心率、对刺激的反应、体温等,预防感染,做好重症记录。

(二) 心理护理

选择适宜的时间将新生儿的情况告知产妇,针对缺氧时间长,可能会出现后遗症(如智障)的,提供情感支持。一旦患儿抢救无效死亡,要警惕因产妇过度悲伤而造成产后出血。

(三) 健康指导

指导产妇及家属学会观察新生儿的皮肤颜色、呼吸频率和节律、心率、对刺激的反应、体温、哭声、吸吮力、大小便,如有异常及时就诊。对于重度窒息儿还应观察其精神情况及远期表现,提防智障发生。窒息的新生儿应延迟哺乳,以静脉补液维持营养。

【护理评价】

1. 新生儿复苏 5 分钟的 Apgar 评分是否提高。
2. 新生儿是否有感染征象。
3. 新生儿脑缺氧症状是否改善,并发症是否降到最低。
4. 母亲是否接受事实,情绪稳定。

第三节　新生儿产伤的护理

新生儿产伤是指在分娩过程中发生的机械性或缺氧性的损伤,多因产程延长、分娩处理不当或产科手术助产而引起。故应加强责任心,正确掌握各种难产助产手法,按规程操作,做到轻柔、准确是预防新生儿产伤发生的关键。常见的新生儿产伤有颅内出血、头颅血肿、新生儿骨折、臂丛神经损伤。

【护理评估】

(一) 健康史

了解有无急产、头盆不称、巨大胎儿、产程延长、分娩处理不当或手术助产等情况。

(二) 临床表现

1. 头颅血肿　是分娩过程中颅骨骨膜下血管破裂,血液积聚在骨膜下所致。一般在出生后 2～3 天内出现,新生儿头部一侧顶骨处可见到一肿物,以颅骨边缘为界,不超过颅缝。当出血量多时局部可有波动感,外露头皮颜色不变。头颅血肿吸收较慢,完全吸收大约需要 2～3 个月。头颅血肿与胎头水肿鉴别(图 12-2、表 12-1)。

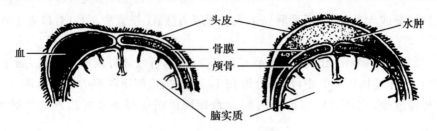

图 12-2　头颅血肿与胎头水肿鉴别

表 12-1　头颅血肿与胎头水肿鉴别

项目	头颅血肿	胎头水肿（产瘤）
部位	多在顶骨、枕骨骨膜下	胎先露部皮下组织
范围	不超过骨缝线	超越骨缝
局部特点	波动感	凹陷性水肿
出现时间	产后 2～3 天	娩出后即存在
消失时间	出生后 3～8 周	出生后 2～3 日
处理	维生素 K₁肌注	不需特殊处理

2. 新生儿骨折

（1）锁骨骨折：最常见，常因无明显症状，被忽视。一般在锁骨中部易发生骨折，患儿表现为病侧肩部活动受限，局部肿胀或疼痛，骨折处有摩擦音，拥抱反射消失，触及此处患儿即啼哭。

（2）肱骨骨折：以肱骨中段多发，横断骨折常见。骨折处移位明显，患肢活动受限、局部肿胀，抬手即哭。

（3）股骨骨折：以股骨中段斜形骨折常见。表现为患肢活动受限，局部明显肿胀，有骨摩擦音，触及患处即啼哭。

3. 臂丛神经损伤　表现为患侧手臂下垂、内旋内收、贴身，前臂不能弯曲，有时伴有前臂小肌群瘫痪。

（三）实验室及其他辅助检查

X 线摄片可确诊。

（四）心理-社会状况

产妇因担心新生儿可能会出现后遗症而焦虑不安。

（五）治疗要点

1. 头颅血肿　血肿较小者，一般不需特殊治疗；血肿较大者，可冷敷及局部加压包扎。

2. 锁骨骨折　于患儿腋下放置绷带卷或棉垫，肘部屈曲 90°，将前臂固定于胸前。大约 2 周后可痊愈。

3. 肱骨骨折　患侧腋下置一棉垫，使肘关节处呈直角位，将前臂屈曲放于胸前，手指能触及对侧锁骨，并固定。约 10～14 天即可痊愈。

4. 股骨骨折　用小夹板固定或悬垂牵引，大约 3～4 周可痊愈。

5. 臂丛神经损伤　局部按摩或针灸，可使麻痹的肌肉松弛，预防继发性挛缩。

【常见护理诊断/问题】

1. 焦虑 与产妇担心新生儿可能会出现后遗症有关。

2. 活动受限 与新生儿骨折有关。

【护理措施】

（一）缓解焦虑

向产妇及其家属提供相关信息，如治疗的方法、护理措施、康复时间等，从而消除焦虑心理。

（二）产伤护理

1. 头颅血肿的护理 保持安静，忌揉擦，切勿抽吸血肿内血液，以免继发感染。血肿大且发展快的给予冷敷及加压包扎，遵医嘱用维生素 K_1 10mg 肌内注射，每日 1 次，连用 3 日。同时用抗生素预防感染。

2. 骨折的护理 避免压迫患处或牵拉患肢，配合医生进行患肢固定或悬吊牵引。

3. 臂丛神经损伤的护理 协助医生治疗，遵医嘱用神经营养药，进行患肢功能训练和按摩。

（三）健康指导

指导母乳喂养，加强对新生儿的护理，教会家属对患儿进行康复训练，恢复其功能。

 **思考题**

1. 陈女士，26 岁，初产妇，妊娠 41 周，规律宫缩 5 小时，自然破水，羊水黄绿色，胎心 110 次/分钟，检查宫口已开全，先露部已达坐骨棘下 3cm。护士应做好哪些护理配合？

2. 足月新生儿，出生后有微弱心跳，心率 75 次/分钟，呼吸弱而不规则，全身苍白，喉反射有些反应，四肢张力松弛，Apgar 评分 2 分。请思考：

(1)该患儿最可能的诊断是什么？

(2)首先应采取的抢救措施是什么？

3. 王女士，25 岁，住院分娩一男婴，出生 1 分钟，心率 94 次/分钟，呼吸弱而不规则，四肢稍屈，无喉反射，全身皮肤青紫。

(1)该新生儿的 Apgar 评分是多少？属于哪种程度的窒息？

(2)该患儿的处理原则是什么？

(3)复苏后应采取哪些护理措施？

（项薇薇）

第十三章 妇科护理病史采集及检查配合

1. 掌握妇科病史的采集方法与内容,掌握妇科检查的护理配合及注意事项。
2. 熟悉妇科检查和常用特殊检查的操作方法及妇科常用特殊检查的护理配合。
3. 了解妇科门诊及病区的护理管理规程。
4. 培养良好的职业素质和医德修养,能对妇科病人进行心理社会评估。

病史采集和体格检查是疾病诊断、治疗和预后评估的重要依据,也是妇产科临床实践的基本技能。妇科病史和检查的内容和方法与其他各临床科相同,但盆腔检查是妇科所特有的检查方法。为了使妇科病史和检查能够准确、系统、全面,护士应熟悉妇科病人常见的临床表现和特有的检查方法,以便配合医生诊治并正确书写妇产科护理文书。

第一节 妇科护理病史采集

一、病史采集方法

妇科病史采集可通过观察、会谈、对患者进行身体检查、心理测试等方法获取妇女生理、心理、社会、精神、文化等方面的信息,并加以整理、综合、判断收集到有关患者的全面资料。妇科护理病史是护理评估的重要依据,其全面性、准确性对正确制订护理计划有决定作用。由于女性生殖系统解剖生理的特殊性,疾病常涉及患者个人或家庭隐私,所以在采集病史过程中要做到态度和蔼、语言亲切、关心体贴和尊重患者,消除其紧张情绪和思想顾虑,具有良好的职业道德,为患者保密,才能收集到患者真实的病史、生理和心理社会资料。

二、妇科病史内容

完整的妇科病史应包括以下内容:

1. 一般项目 包括患者姓名、年龄、婚姻状况、籍贯、职业、民族、文化程度、宗教信仰、家庭住址等;并记录入院日期,观察患者入院的方式。

2. 主诉 促使患者就诊的主要症状及持续时间、性质和严重程度。妇科病人的主诉常有阴道流血、白带异常、下腹痛、腹部包块、外阴瘙痒等。

3. 现病史　围绕主诉了解发病的时间、原因及可能的诱因、病情发展经过、就医情况、采取的护理措施及效果。通常按时间顺序进行询问并了解患者的伴随症状及出现时间、特点和演变过程，特别是与主要症状的关系。如：注意阴道流血的时间、量、血液颜色，有无血块或组织物，与月经周期的关系，有无发热、腹痛等伴发症状。注意白带(leucorrhea)的量、颜色、性状、气味，与月经的关系，有无外阴瘙痒等。了解腹痛发生的时间、部位、程度，疼痛的性质，腹痛与月经的关系等。此外还应了解患者的睡眠、饮食、活动能力及心理反应等情况。

4. 月经史　询问初潮年龄、月经周期、经期、经量、颜色和性状，有无痛经及其他不适，注明末次月经日期(last menstrual period，LMP)，绝经年龄。如初潮 13 岁，周期 28～30 天，经期 4～5 天，49 岁绝经，可简写为：$13 \frac{4～5}{28～30} 49$。月经异常者应了解前次月经日期(past menstrual period，PMP)。绝经后病人应询问绝经年龄、绝经后有无不适、有无阴道出血和白带增多。

5. 婚育史　包括初婚年龄，是否近亲结婚(直系血亲及三代旁系)，配偶的年龄、健康状况，同居情况，初孕和初产年龄，足月产、早产、流产次数及现存子女数，末次分娩或流产日期，分娩方式和经过，产后或流产后并发症。足月产、早产、流产及现存子女数(可用数字简写表达，依次为：足-早-流-存或孕 x 产 x)，如足月产 1 次，无早产，流产 1 次，现存子女 1 人，可简写为"1-0-1-1"或以孕 2 产 1(G_2P_1)表示。询问并记录采用何种避孕措施及效果。

6. 既往史　询问既往健康状况及患病史。重点应了解与妇科和现病史有关的既往史、手术史。同时应询问过敏史，并说明对何种食物、药物过敏。

7. 个人史及家族史　询问个人生活和居住状况，有无烟酒嗜好，家庭成员健康状况及有无传染病和遗传性疾病。

第二节　身体-心理-社会评估

一、身体评估及检查配合

身体评估是进行护理诊断和制订护理措施的重要依据，可通过体格检查和妇产科特殊检查进行，包括全身检查、腹部检查和盆腔检查。

（一）全身检查

测量体温、脉搏、呼吸、血压、身高和体重，注意神志、发育、营养、体态、第二性征、毛发，检查皮肤、淋巴结、甲状腺、乳房、心、肺、脊柱及四肢。

（二）腹部检查

应在盆腔检查前进行，观察腹部有无隆起，腹壁有无瘢痕、静脉曲张、妊娠纹、腹壁疝等。触诊肝、脾、肾有无增大及压痛，其他部位有无压痛、反跳痛、肌紧张，腹部能否扪到包块及包块的部位、大小(以 cm 为单位表示)、形态、质地、活动度、表面光滑度、有无压痛等。叩诊时注意有无移动性浊音，听诊肠鸣音有无亢进或减弱。如为孕妇还应检查宫底高度、胎方位、胎心音、胎动等。

（三）盆腔检查

为妇科特殊检查，又称妇科检查。

1. 护理配合

(1)护理人员要热情接待病人，做到态度和蔼，语言亲切，关心体贴，使其尽量放松。耐心向病人解释检查方法、目的及注意事项。消除病人紧张、羞怯心理,做好屏风遮挡,注意保护病人的隐私,取得患者的信任和配合。冬季应注意保暖,保证检查室温度适宜。

(2)准备用物:照明灯、无菌手套、窥阴器、无齿长镊子、无菌持物钳、臀垫、消毒敷料、生理盐水、液状石蜡、污物桶、内盛消毒液的器具浸泡盆等。

(3)检查前嘱咐病人排空膀胱,必要时先导尿。大便充盈者应在排便或灌肠后进行。在检查床上铺消毒臀垫,取膀胱截石位(图13-1),协助患者脱去一侧裤腿,仰卧于检查台上,两手平放于身旁,腹部放松。尿瘘病人有时需取膝胸位接受妇科检查,危重病人不能上检查台者可协助医生在病床上检查。对于经期或异常阴道出血必须行阴道检查者,配合医生做好外阴、阴道严格消毒。

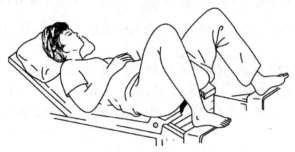

图 13-1 膀胱截石位(盆腔检查体位)

(4)每检查完一人,及时更换置于臀下垫单(或塑料布、纸单)、无菌手套和检查器械,以防交叉感染。对于检查使用过物品及时消毒处理。

2. 检查方法

(1)外阴检查:观察外阴的发育情况、阴毛疏密及分布、有无畸形、充血、水肿、溃疡及赘生物,注意皮肤和黏膜色泽及质地变化,有否增厚、变薄或萎缩。用左手拇指和示指分开小阴唇,了解前庭、尿道口、阴道口及处女膜情况。必要时嘱患者用力向下屏气,观察有无阴道前后壁膨出、直肠膨出、尿失禁、子宫脱垂等。

(2)阴道窥器(临床又称窥阴器)检查:根据患者年龄、身高及阴道大小选用合适的阴道窥器,以免给患者造成不适或影响检查效果。将阴道窥器涂上润滑剂,左手拇指和示指分开小阴唇暴露阴道口,右手持窥器将两叶合拢后斜行沿阴道后壁轻轻插入阴道,边插入边将两叶转平后缓慢张开,完全暴露子宫颈、阴道壁及穹隆部,固定窥器于阴道内(图13-2)。检查内容包括:①观察阴道壁:注意黏膜色泽、皱襞、有无红肿、溃疡、肿物。注意分泌物的量、颜色、性状、有无臭味。白带异常者行涂片或培养找病原体。②观察子宫颈:注意宫颈大小、位置、颜色、外口形状,有无裂伤、糜烂、息肉、赘生物和接触性出血,注意分泌物的量、颜色、性状,必要时可采集宫颈分泌物或进行宫颈刮片检查。

宫颈阴道检查完毕,旋松阴道窥器侧部及中部螺丝,将两叶合拢后缓慢退出,以免引起患者不适或损伤阴道及阴唇黏膜。如拟作宫颈刮片或阴道上1/3段涂片细胞学检查,则不宜用润滑剂,以免影响检查结果,可改用生理盐水。

(3)双合诊:检查者一手戴手套,示指和中指涂擦润滑剂后伸入阴道内,另一手放在腹部配合进行触摸,此为双合诊检查,为盆腔检查最重要的检查项目。依次检查阴道、宫颈、子宫、输卵管、卵巢、宫旁结缔组织和韧带以及盆腔内壁情况(图13-3)。①了解阴道的深度和通畅度,有无畸形、瘢痕、肿块和宫颈的大小、形状、硬度及宫颈外口情况,有无接触性出血及

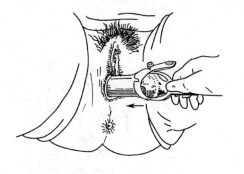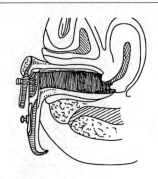

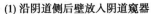

(1) 沿阴道侧后壁放入阴道窥器　　　　(2) 暴露宫颈

图 13-2　阴道窥器检查

宫颈举痛等。②将两手指置于宫颈下方,将宫颈向上推,了解子宫的位置、大小、形状、硬度、活动度及有无压痛。③检查附件及子宫旁组织,检查时将阴道内手指分别移向左右两侧穹隆,同时与腹部手指相互配合,触摸两侧附件有无增厚、肿块或压痛。若有包块应仔细检查其形状、大小、硬度、活动度、有无压痛及与子宫的关系(正常卵巢偶可扪及,正常输卵管不能扪及)。

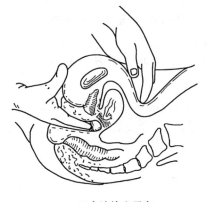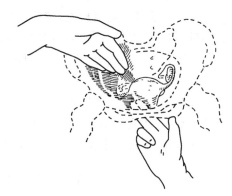

(1) 双合诊检查子宫　　　　　　　(2) 双合诊检查子宫附件

图 13-3　双合诊检查

　　(4)三合诊:指经阴道、直肠、腹壁的联合检查。将一手的示指放入阴道,中指插入直肠,另一手置于下腹部配合检查(图 13-4)。多用于了解后位子宫、子宫后壁、子宫直肠陷凹及盆壁有无病变。三合诊是对子宫颈癌进行临床分期必行的检查,可估计癌肿浸润盆壁的范围,以及扪诊阴道直肠隔、骶骨前方及直肠内有无病变等。

　　(5)肛-腹诊:指经直肠、腹壁联合检查(图 13-5)。将一手示指伸入直肠,另一手置于腹壁配合检查,适用于未婚、阴道闭锁及经期不宜作阴道检查者。

　　3. 检查结果记录　盆腔检查结束后应将结果按解剖部位顺序记录如下。

　　外阴:发育情况及婚产式(未婚,已婚或经产式),有异常者应详加描述。

　　阴道:是否通畅,黏膜情况,分泌物量、色、性状及有无异味。

　　宫颈:位置、大小、色泽、硬度、有无糜烂、息肉、囊肿,有无接触性出血、举痛等。

　　宫体:位置、大小、硬度、形态、活动度、有无压痛等。

　　附件:左右两侧分别记录。有无肿块、增厚或压痛,如扪及肿物应记录其位置、大小、硬度、表面是否光滑、活动度、有无压痛及与子宫和盆壁的关系。

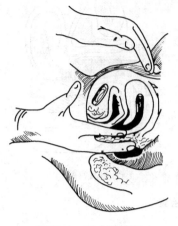

图 13-4 三合诊检查

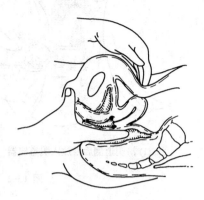

图 13-5 肛-腹诊检查

4. 注意事项

(1)月经期或有阴道流血者一般不做阴道检查,必须检查者应严格消毒外阴阴道,使用无菌手套,以防感染。

(2)对未婚女子禁行阴道检查,禁用窥阴器。如确须检查应向患者及家属说明情况并征得本人和家属签字同意后方可用示指放入阴道扪诊。

(3)男性医务人员检查时,必须有其他医务人员在场,以避免患者紧张和发生不必要的误会。

(4)检查时采集的标本如阴道分泌物、宫颈刮片等应及时送检以免影响结果。

(5)对年龄大、体质虚弱者应协助其上下床避免摔伤,遇危重病人检查时应观察其血压、脉搏、呼吸的变化,配合医生积极抢救以免延误诊治。

二、妇科常用特殊检查及护理配合

(一)阴道分泌物悬滴检查

1. 目的 该检查通常用于检查有无滴虫或假丝酵母菌(又称白色念珠菌)。

2. 方法 ①检查滴虫:用无菌长棉签取阴道后穹隆处白带少许,放在盛有 1ml 生理盐水的试管内混匀,立即送显微镜下检查,能找到活动的滴虫。②检查念珠菌:将取出的分泌物直接涂片后在玻片上滴上 10％氢氧化钾作悬液,染色后镜检可找到芽胞和假菌丝。

3. 护理配合 除妇科检查用物外,另备生理盐水,10％氢氧化钾、小玻璃试管、清洁玻片。协助检查、取材送检,收集结果。

(二)宫颈黏液检查

1. 目的 可了解宫颈黏液在卵巢激素的影响下,其量、性状及结晶形态的周期性变化,从而间接测定卵巢功能、排卵时间,诊断妊娠和月经失调。

2. 方法 用阴道窥器暴露宫颈,先观察宫颈口黏液的量与透明度,然后用干燥长镊子伸入子宫颈管内 0.5～1cm 处夹取少量宫颈黏液,取出后缓慢张开镊子,观察黏液拉丝度,再将黏液涂于玻片上待干燥后镜下观察其结晶形态。

3. 护理配合 准备阴道窥器、手套、注射器、无齿镊、长吸管、清洁玻片、棉球等用物。嘱患者根据月经周期确定检查日期,标本及时送检。

（三）阴道脱落细胞学检查

1. 目的　常用于了解体内性激素水平以测定卵巢功能,并用于生殖器官肿瘤的诊断。适用于群体性防癌普查,尤其对子宫颈癌的早期发现、早期诊断有重要价值。

2. 方法

（1）宫颈刮片:用窥阴器暴露子宫颈,用无菌干棉签轻轻拭去宫颈表面黏液,在子宫颈外口鳞-柱状上皮交界处,将宫颈刮板以外口为中心轻轻旋刮一周,将刮取物涂片检查(图 13-6)。

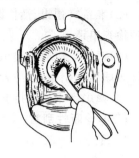

图 13-6　子宫颈刮片检查

（2）宫颈管涂片:用吸管(或细胞刷)在颈管内获取分泌物涂片检查。近年来采用液基超薄细胞学检测技术(TCT)和计算机细胞扫描(CCT)用于宫颈癌的细胞学检查。

（3）宫腔抽吸涂片:严格消毒外阴、阴道及宫颈,窥阴器暴露宫颈后用子宫探针探测子宫腔方向和深度,然后用吸管吸出宫腔内分泌物涂片检查。

（4）阴道侧壁刮片:阴道窥器扩张阴道后,用刮板在阴道侧壁上 1/3 处刮取细胞均匀涂在坡片上,干燥后放入 95％乙醇中固定后染色镜检。对于未婚女性可用无菌长棉签深入阴道取材涂片。

（5）局部印片:从病变部位表面直接印片检查。

3. 护理配合

（1）取材前 24 小时避免阴道冲洗、检查、上药、性交。向患者说明检查的意义和步骤,消除思想顾虑取得患者的配合。

（2）准备无菌干燥的阴道窥器、刮板、吸管,宫腔探针、长棉签、脱脂处理的玻片、干棉球、固定液。

（3）协助患者取合适体位,取材时动作应轻巧,避免出血。如白带较多可先用无菌干棉球轻拭后再行取材。

（4）涂片应薄而均匀,禁止来回涂抹损伤细胞,涂片标记后用 95％乙醇或 10％甲醛溶液固定,及时送检并收集结果。

（四）宫颈活体组织检查(简称宫颈活检)

1. 目的　是确诊宫颈及宫颈管病变常用的诊断方法,适用于异常阴道流血、宫颈脱落细胞学检查巴氏Ⅲ级及以上者、慢性非特异性炎症、宫颈溃疡或赘生物等。

2. 方法　阴道窥器暴露宫颈消毒后,用宫颈活检钳在宫颈鳞-柱状上皮交界处 3、6、9、12 点四处及可疑病变区(涂复方碘溶液后不着色区)各钳取小块组织,或在阴道镜观察下对可疑部位多点取材。疑有宫颈管癌变时,可用小刮匙搔刮宫颈管内组织。将取出的组织分别放在盛有 10％甲醛(或 95％乙醇)的标本瓶内,贴上有患者姓名及取材部位的标签送检(图 13-7)。

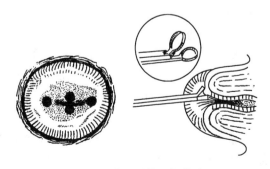

图 13-7　宫颈活体组织检查

取材时应严格执行无菌操作。取材后检查局部,如有出血,可用带尾纱布球压迫或纱条填塞止血,尾部留于阴道口外。

3. 护理配合

(1)向患者说明检查的目的、方法,取得患者的配合,并指导患者于月经干净后 3～7 天内进行检查,术中陪伴给予心理支持。急性炎症需治愈后再行活检。

(2)准备宫颈钳、活检钳、小刮匙、带尾纱布球、盛有 10％甲醛液或 95％乙醇的标本瓶、病理检查申请单。

(3)对多点钳取的组织应分别装于标本瓶中固定,做好标记后及时送检。创面用带尾无菌纱布球压迫止血,嘱患者 24 小时后自行取出。如出血量多应及时就诊。

(4)嘱患者术后保持会阴清洁,一个月内禁止盆浴及性生活。

(五) 诊断性刮宫(简称诊刮)

1. 目的　刮取宫腔内容物进行病理检查,确定子宫内膜的病变。常用于诊断功能失调性子宫出血、子宫内膜结核、子宫内膜癌等疾病。对了解不孕患者有无排卵、子宫内膜对性激素的反应有诊断价值,对大出血者还有止血作用。

2. 方法　患者排尿后取膀胱截石位,外阴阴道常规消毒、铺巾。双合诊了解子宫大小、位置,窥阴器暴露宫颈后再次消毒宫颈与颈管。钳夹宫颈前唇或后唇,用探针探测宫腔方向及深度。用小刮匙从宫底至宫颈内口、前后及两侧全面刮取宫腔内膜,尤其注意宫底和两侧角部,力求刮尽所有内膜。刮取的标本分别装于盛有固定液的标本瓶内,标明患者姓名及取材部位并送病检。疑有宫颈管癌或子宫内膜癌时,应做分段诊刮,即先刮宫颈管组织再刮宫腔。刮出物肉眼怀疑为癌性组织时,应停止操作,以防出血和癌症扩散。

3. 护理配合

(1)向患者耐心解释诊刮的目的和方法,消除其思想顾虑,取得患者的主动配合。帮助选择合适的检查时间,不孕症或功血患者应在月经前或月经来潮 12 小时内刮宫。术前禁用激素类药物。

(2)准备好灭菌刮宫包(内有:窥阴器、子宫颈双爪钳、宫颈扩张器 1 套、子宫探针、刮匙(钝、锐各 1 把)、敷料钳、弯盘、有孔巾、脚套、棉球、棉签、纱布等),另备消毒液、标本瓶等。同时备好抢救物品(紧急情况抢救时用)。

(3)术中陪伴患者,做好心理护理,协助医生完成手术,观察患者血压、脉搏、呼吸及腹痛情况,发现异常及时报告医生。

(4)术后留观患者 1 小时,注意有无腹痛和出血征象,确认无异常后方可回家休息。嘱患者术后 1 周复诊、取病理报告。术后 2 周内禁盆浴及性生活,保持外阴清洁,嘱患者遵医嘱服用抗生素预防感染。

(六) 基础体温测定

基础体温(basal body temperature,BBT)又称静息体温,是指机体经过较长时间(6～8 小时)睡眠醒来后,未进行任何活动时测得的体温,反映静息状态下的能量代谢水平。

1. 目的　正常妇女的基础体温受性激素的影响而呈现周期性变化。排卵前由于雌激素作用,基础体温偏低,排卵时最低,排卵后由于孕激素的作用使体温上升 0.3～0.5℃,至月经前 1～2 天下降。因此,有排卵月经周期基础体温呈前半期低后半期高的双相型,无排卵周期呈现单相型(详见功能失调性子宫出血)。基础体温测定常用于测定有无排卵、测定排卵日期、黄体功能和诊断早孕。

2. 方法　嘱患者每晚睡前床旁准备体温计及体温记录单。晨醒(需充足睡眠 6～8 小时)后未作任何活动前,卧床测口温 5 分钟。从月经来潮第 1 天起,每天将测得的体温数据描在基础体温单上并联成曲线。至少需连续测 3 个月经周期。

3. 护理配合

(1)向患者说明检查的目的、方法和要求,一般需连续测量 3 个月经周期以上。

(2)指导患者将每天的测量结果及时标记在体温单上,如遇发热、用药、身体不适、性生活等情况亦应如实记载,以便分析时参考。

(七) 阴道后穹隆穿刺术

1. 目的　通过阴道后穹隆穿刺(culdocentesis)吸取标本检查,确定子宫直肠陷凹积液的性质,常用于异位妊娠和盆腔积液的辅助诊断。还可用于明确贴近后穹隆肿块的性质和在超声介导下经后穹隆取卵。

2. 方法　嘱患者排空膀胱后取膀胱截石位,了解子宫附件情况,常规消毒外阴、阴道,铺无菌巾。用窥阴器暴露宫颈,再次消毒后将宫颈钳夹持宫颈后唇,充分暴露后穹隆,再次消毒。用 18 号腰穿针接 10ml 注射器,与宫颈平行稍向后方向刺入 2～3cm,有落空感后抽吸,边抽吸边拔出针头,然后用无菌纱布填塞压迫片刻,血止后取出宫颈钳和阴道窥器(图 13-8)。

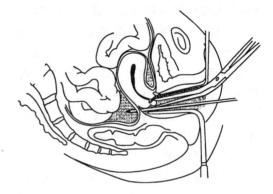

图 13-8　阴道后穹隆穿刺术

3. 护理配合

(1)向患者解释检查的目的和要求,消除思想顾虑,取得患者配合。协助患者取膀胱截石位。

(2)准备阴道窥器、宫颈钳、卵圆钳、10ml 注射器、18 号腰穿针头、无齿长镊、弯盘、小试管、无菌巾、纱块、棉签、棉球、消毒液等。

(3)及时提供手术用物,协助医生完成穿刺。术中陪伴患者,密切观察患者病情变化,注意有无面色苍白,血压下降及剧烈腹痛等。术后整理用物,安置患者休息,24 小时后取出阴道内填塞纱布,嘱患者保持外阴清洁。

(4)观察抽出液的性状并及时送检,如抽出暗红、不凝固(静置 6 分钟以上仍不凝固)血液为腹腔内出血,应迅速遵医嘱投入抢救并做好术前准备。

(八) 输卵管通畅检查

1. 目的　测定输卵管是否通畅,适用于不孕症、输卵管复通术后、输卵管轻度粘连的诊断和治疗。常用方法有输卵管通液术(hydrotubation)、子宫输卵管碘油造影(hydrotubation,HSG)。

2. 方法　患者排尿后取膀胱截石位,常规消毒铺巾。双合诊了解子宫大小、位置,窥阴器暴露宫颈,再次消毒宫颈后钳夹宫颈前唇,沿宫腔方向送入宫颈导管使其橡皮塞与宫颈外口紧密相贴。用注射器向宫颈导管缓慢注入无菌生理盐水 20ml(内加庆大霉素 8 万 U、α-糜蛋白酶 1 支、地塞米松 5mg)。若注入顺利无阻力且患者无明显不适,提示输卵管通畅;如勉强注入 10ml 即感阻力且患者感下腹胀痛,停止推注液体又回流到注射器内,提示输卵管闭塞;若再次加压又能推进液体,提示原有粘连已被分离。子宫输卵管碘油造影则是在 X 光监测下边推注造影剂边观察其分布情况,了解子宫输卵管充盈程度寻找病变部位(图 13-9)。

3. 护理配合

(1)指导患者选择在月经干净后 3～7 天进行检查。耐心向患者解释检查的意义和方法,消除其思想顾虑取得患者配合。凡有严重心、肺疾病及生殖器官急性炎症或阴道流血者禁行此项检查。

(2)用物准备:阴道窥器、宫颈钳、子宫探针、妇科长钳、子宫颈导管、血管钳、橡皮管、20ml 注射器、药杯、棉球等。另备加热致接近体温的生理盐水用于检查输卵管是否通畅,以免过冷液体刺激输卵管发生痉挛。

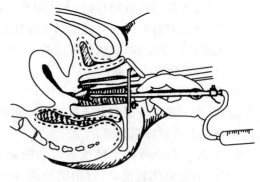

图 13-9 输卵管通畅检查

(3)操作过程中了解患者的感受,下腹疼痛的性质、程度,如有不适及时报告医生并协助处理。对行碘油造影的患者,术前须详细询问有无过敏史并进行皮试,操作过程中应密切观察患者有无过敏症状。

(4)术后留观 30 分钟,如无异常方可让患者回家休息。术后注意保持外阴阴道清洁,嘱患者遵医嘱使用抗生素,2 周内禁盆浴和性生活。

(九)超声检查

超声检查是利用向人体内部发射超声波,并接收其回声信号所显示的波形、图像及信号音来进行疾病诊断的一种检查方法。妇产科常用的超声检查主要有 B 超(经腹或经阴道)检查和彩色多普勒超声检查。超声检查对人体损害小、无痛苦,对胎儿基本安全,诊断较准确、迅速,可以重复进行,随访观察方便,已成为妇产科首选的影像学诊断方法。妇产科常用于早孕、胎儿发育情况、胎盘定位、羊水监测,以及异位妊娠、葡萄胎、子宫肌瘤、卵巢肿瘤、输卵管积水等盆腔病变和宫内节育器在宫腔的位置、形状等的诊断。

此项检查一般无需特殊准备,向患者说明检查的意义,消除患者的紧张心理,指导需充盈膀胱的患者饮水使膀胱充盈(经阴道检查需排空膀胱),检查完毕帮助患者擦去耦合剂,嘱其尽快排尽尿液。

(十)内镜检查

1. 阴道镜检查 阴道镜可将子宫阴道壁黏膜放大 10～40 倍,借以观察肉眼所看不到的微小病变,发现异型上皮、异型血管以及早期宫颈癌变的可疑病灶。能准确地选择可疑部位取材做活体组织检查,提高早期宫颈癌的诊断率。

2. 子宫镜检查 采用膨宫介质扩张宫腔,通过纤维光束和透镜将冷光源经子宫镜导入宫腔内,观察子宫腔内的病变情况,并可直视下取材活检或行手术治疗。适用于探查异常子宫出血和不孕症的子宫病因,行宫腔异物取出(包括节育器)、输卵管粘堵术、子宫腔息肉及黏膜下肌瘤摘除术等。

3. 腹腔镜检查 将腹腔镜自腹壁插入盆腔内直接观察子宫及双侧附件病变的部位、形态,必要时可取病变组织行病理检查以明确诊断。适用于临床诊断较困难的妇科病如内生殖器发育异常、肿瘤、炎症、异位妊娠、子宫内膜异位症、子宫穿孔及原因不明的腹痛等。在腹腔镜下还可行输卵管通液术、盆腔异物取出术、异位子宫内膜粘连松解、绝育术及小病灶电灼等手术。

4. 护理配合

(1)指导患者选择合适的检查时间(宫腔镜宜选择月经干净 5 天内)。全面评估患者身体状况,协助完成各项术前检查(血常规、血型、出凝血时间、胸部 X 线和心电图等)。皮肤、阴道、肠道及尿道准备同有关妇科手术护理章节(如术前排空膀胱或放置导尿管,冲洗消毒外阴、阴道等)。

(2)向患者及家属介绍检查目的和方法,消除其紧张和恐惧心理,积极配合检查。

(3)用物准备:阴道镜、宫腔镜、腹腔镜及配套装置(如光源、穿刺装置、膨宫介质等),人工流产手术包,局麻和消毒用物等。

(4)术中陪伴关心患者,指导患者配合操作,密切观察患者生命体征,协助病人根据检查、手术需要变换体位,为医生提供用物,以便顺利完成检查。

(5)嘱术后遵医嘱卧床休息,按麻醉要求采取必要体位。腹腔镜检查术后鼓励患者每天下床活动以减轻腹胀,告知患者排气后仍可因腹腔残留气体而感到肩痛和上腹部不适,一般无需处理,必要时可采取床尾抬高位以缓解不适。嘱术后 2 周内禁止盆浴和性生活,按医嘱给予抗生素预防感染。

三、心理-社会评估

妇科患者常常由于病痛或手术涉及个人性生活、生育等隐私,影响家庭和夫妻生活,所以思想顾虑多、压力大,尤其应注意心理-社会因素对其康复的影响。

1. 患者的精神状态 评估患者的仪表、行为、语言、情绪、沟通能力、思维能力、判断能力。有否焦虑、恐惧、否认、绝望、自责、愤怒、悲哀等情绪变化。

2. 患者对疾病的认知和反应 了解患者对自己所患疾病的性质和程度的理解(与患者文化程度和病程有关),了解患者对疾病的态度和接受治疗的态度,对治疗和护理的期望和感受。

3. 患者对健康问题的认知 了解患者对健康问题的认知,对病人角色的接受程度,是否对疾病相关知识缺乏认识而表现得无所谓,或过分担心会查出更严重疾病不愿就医,或因为经济原因、工作忙碌、知识不足延误就医。

4. 患者应急水平 评估患者睡眠、饮食、体力有否变化,评估患者的人格类型,对他人的依赖程度,患病前后面对压力的解决方法、处理问题的方式。

5. 社会资源 评估患者的社会关系、生活方式、家庭关系、经济状况对疾病治疗、护理、康复的实施可能产生的影响。

第三节 妇科门诊及病区的护理管理

一、妇科门诊的布局、设施及护理管理

(一)妇科诊室的布局和设施

1. 布局 妇科病史和检查具有特殊性,为方便妇女就诊妇科门诊一般应设在门诊的一端,附近应有卫生间。应包括候诊室、询诊室和检查室,男性陪伴应另设休息室。候诊室配宣传栏、卫生知识宣传单(册)、多媒体播放设配等,方便向患者及家属宣传妇女保健和计划生育有关知识。

2. 设施 妇科检查室是进行各种妇科检查、治疗、护理及术前准备的场所,要求室内光线明亮,空气流通,清洁整齐,室内温度保持在 10～25℃为宜。检查床边备屏风,室内安装

紫外线灯以便定期进行空气消毒。物品配备如下：

(1)妇科检查床：床上铺褥垫、床单、橡皮单和无菌巾，床旁备踏足凳、床下放污物桶、床尾配一转凳以供治疗、护理用。

(2)照明用具：保证室内光线充足，备可移动的照明灯。

(3)器械类：备消毒阴道窥器、无菌手套、长镊子、宫颈钳、子宫探针、卵圆钳、导尿管、活体组织钳、宫颈刮板、小刮匙、止血钳、剪刀、阴道灌洗器、弯盘、干燥玻片和试管、小标本瓶、泡手用和浸泡污物的盆具。另备血压计、听诊器、各种规格注射器、体温表等。

(4)药品类：95％乙醇、75％乙醇、2.5％碘酊(或碘伏)、1％甲紫、0.5％～1％普鲁卡因、生理盐水、10％～20％硝酸银、10％氢氧化钠、10％甲醛、无菌液状石蜡、10％肥皂液、1‰苯扎溴铵液或其他消毒液。

(5)敷料类：长棉签、大棉球、纱布块、带线棉球、消毒纸垫或无菌巾等。

(二)妇科诊室的护理管理

1. 保持室内清洁 室内应每日定时通风，进行清洁整理和消毒，患者检查时应做到一人一具并更换臀下垫单。使用过的物品、器具可先用消毒液浸泡30分钟预处理，然后流水冲洗干净高压消毒备用。每日室内用紫外线照射30分钟进行空气消毒1次，每周彻底清洁消毒1次。

2. 做好开诊前的组织和准备工作 室内物品应固定安放，整齐有序，每日清点，及时补充备齐。提醒患者检查前先解小便。积极配合医生做好病史采集和体格检查，做好各项记录和资料登记、整理，对年老体弱、病情危重者应安排优先就诊。

3. 减轻患者的心理压力 妇科患者多有害羞、紧张、恐惧等心理因素存在，护理人员应态度和蔼、主动热情地接待患者。解释诊疗程序和目的，耐心解答患者及家属提出的有关问题，维持候诊秩序，避免非工作人员和其他人员随意进出，为患者创造一个良好的就诊环境。

4. 复诊及用药指导 对需要多次诊治(如人工周期)的患者，护理人员需详细加以说明并使其认识坚持诊治的必要性，对复诊(用药)时间进行交待，以免半途而废失去治疗的最佳时机。

5. 健康指导 充分利用候诊室的宣传设施进行有关妇女保健、防癌普查、计划生育的宣传指导。

二、妇科病区的布局、设施及护理管理

(一)妇科病区的布局和设施

妇科病区设有妇科病室、妇科检查室、治疗室、污物处理室等。病房分普通病室及危重病室(需备抢救物品同ICU病房)，病房的一端应设有卫生间。病房要求空气清新，布置整洁规范。

(二)妇科病区的护理管理

1. 环境要求 病房环境应安静、舒适、清洁、安全，病室应定时通风，空气和地面及时消毒，床头和桌子用湿法清扫和消毒，被服定时更换。护理人员诊疗操作动作要轻，晚9时后尽量减少检查和治疗，使用暗灯以保证患者充足的睡眠。

2. 组织管理 护理人员应热情接待入院患者，详细介绍住院管理制度，使患者尽快熟悉环境，陪送到病房并安排好床位及用物。对急危重症患者必须做到忙而不乱，配合抢救及时。严格执行各项操作规程和疾病护理常规，严格查对制度，各项医疗文件记录应规范、准

确、整齐、完备。建立物品使用、保养和维修制度,以保证诊疗和护理工作的顺利进行。

3. 消毒隔离制度　医护人员衣帽整齐,诊疗、护理操作前后均应洗手,检查治疗用物一人一具,严格消毒。患者的分泌物及排泄物应及时消毒处理,避免交叉感染。

4. 健康指导　护理人员要有良好的职业道德和业务素质,善于稳定患者的情绪,消除其思想顾虑,增强病人康复的信心,促进患者早日康复。对出院患者应根据其对疾病的认识、心理特征、治疗效果、生活习惯等给予必要的健康指导。

思考题

1. 妇科患者现病史采集应注意哪些要点?
2. 阐述妇科检查的方法及检查前的准备和要求。
3. 妇科常用特殊检查有哪些? 护士应如何做好护理配合?
4. 妇科门诊及病区的护理管理有哪些要求?

(程瑞峰)

第十四章　妇产科常用手术配合及护理

学习目标

1. 掌握会阴切开缝合术、胎头吸引术、产钳术、人工剥离胎盘术、臀牵引术及剖宫产术的护理要点,腹部手术的术前、术后配合及护理。

2. 熟悉会阴切开缝合术、胎头吸引术及剖宫产术的适应证和会阴切开缝合术、胎头吸引术操作方法,外阴、阴道手术的术前、术后配合及护理。

3. 了解产钳术、人工剥离胎盘术及臀牵引术适应证和产钳术、人工剥离胎盘术、臀牵引术及剖宫产术的操作方法。

第一节　产科常用手术配合及护理

一、会阴切开缝合术

会阴切开缝合术是产科最常见的手术。其目的是为了避免阴道分娩时会阴严重裂伤或减少手术产时会阴阻力,有利于胎儿娩出,从而缩短第二产程。常用的手术方式有会阴后-侧切开(postero-lateral episiotomy)与会阴正中切开(median episiotomy)2 种,临床以前者常用(图 14-1、图 14-2)。

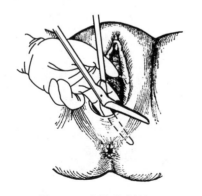

图 14-1　会阴后-侧切开

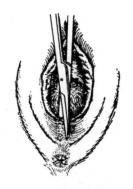

图 14-2　会阴正中切开

会阴后–侧切开术与会阴正中切开术的比较

　　会阴后–侧切口可充分扩大阴道口，不易出现会阴及盆底的严重裂伤，临床上常采用。但切开组织较多，缝合技术要求较高，术后产妇疼痛感较重。会阴正中切口切开组织较少，较易缝合，术后产妇疼痛感较轻，伤口愈合后瘢痕较不明显。但由于切口离肛门很近，容易出现会阴Ⅲ度裂伤，需要操作技术熟练及严格掌握手术指征。

【适应证】

1. 初产妇阴道助产，需行产钳术、胎头吸引术及臀位助产术时。

2. 初产妇会阴有严重撕裂可能者，如会阴体较长，会阴部坚韧、水肿、瘢痕形成。

3. 第二产程过长，胎儿宫内窘迫，继发性宫缩乏力，妊娠期高血压疾病或合并心脏病等需要缩短产程者。

4. 产妇耻骨弓狭窄、胎儿持续性枕后位、巨大儿、早产儿，需要预防颅内出血者。

【禁忌证】

1. 有出血倾向难以控制者。

2. 前次分娩会阴体完整且胎儿较小的经产妇。

【操作前准备】

　　会阴侧切剪或钝头直剪1副、20ml注射器1副、7号长针头1枚、血管钳2～3把、有齿镊1～2把、持针器1把、三角针和圆针各1枚、带尾纱布2块、缝线、纱布若干、0.5％普鲁卡因20ml或2％利多卡因5～10ml。

【操作步骤】

(一) 体位

　　产妇取膀胱截石位或屈膝仰卧位。

(二) 麻醉

　　采用阴部神经阻滞和局部浸润麻醉(图14-3、图14-4)。阻滞麻醉作用包括止痛和松弛盆底肌肉。术者持注射器抽取0.5％普鲁卡因20ml或2％利多卡因5～10ml于肛门与坐骨结节连线中点处进针，先打一皮丘，再将针头刺向坐骨棘内侧1cm处注射药液，最后将针头抽回至皮下，沿待切开的大小阴唇、会阴体皮下做扇形注射。如会阴正中切开时，则在会阴体局部行浸润麻醉。注意药液切不可注入血管内。

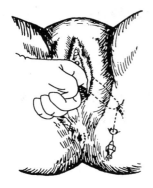

图 14-3　阴部神经阻滞麻醉

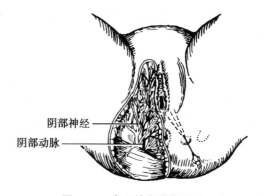

阴部神经
阴部动脉

图 14-4　会阴神经浸润麻醉

（三）会阴切开

会阴切开时机一般在预计胎儿娩出前5～10分钟，不宜过早。常选用会阴左后-侧切开。术者左手中、示两指伸入胎先露和阴道侧后壁之间，撑起阴道壁。右手持会阴侧切剪于会阴后联合正中偏左约0.5cm处，向左下方与会阴联合正中线呈45°放置。待宫缩会阴体紧绷时，垂直于会阴体，一次全层切开会阴皮肤及黏膜约3～5cm。注意黏膜与皮肤切口长度一致。如行阴道助产或评估胎儿较大时，切口可略长。

（四）缝合

待胎盘、胎膜完全娩出后检查阴道及其他部位有无裂伤，将带尾纱布塞入阴道内止血，再按解剖层次逐层缝合阴道黏膜、肌层、皮下组织及皮肤。

1. 缝合阴道黏膜 检查会阴切口，寻找阴道黏膜顶端，用0号或1号肠线至切口顶端上方0.5～1cm处开始间断或连续缝合阴道黏膜及黏膜下组织，直至处女膜外缘（图14-5）。

2. 缝合肌层 采用同样可吸收线间断或连续缝合会阴部肌层，缝针不宜过密，肌层切口应对齐缝合，注意恢复其解剖结构，不留死腔（图14-6）。

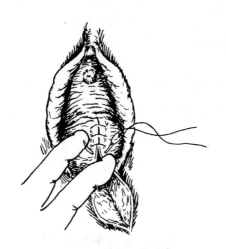

图14-5 缝合阴道黏膜

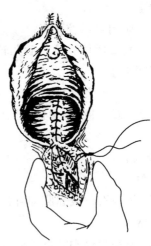

图14-6 缝合肌层

3. 缝合皮下组织 用同样线和方法缝合皮下组织。

4. 缝合皮肤 用1号丝线间断缝合皮肤。

（五）检查

缝合后将带尾纱布取出，并常规肛诊检查有无缝线穿透直肠黏膜。如有则应立即拆除，消毒后重新缝合。

会阴正中切开术

当胎头着冠时，局部麻醉浸润后沿会阴联合正中点向肛门方向垂直切开，切口长短依实际情况而定，一般不超过2~3cm。可用1号肠线缝合阴道黏膜至阴道外口，将两侧皮下组织对位缝合，再缝合皮肤。

【护理配合】

（一）术前护理配合

1. 术前向产妇解释会阴切开术的目的及必要性。消除产妇疑虑，取得产妇的积极配合。

2. 协助产妇取膀胱截石位,注意遮挡及保暖。

3. 密切观察产程进展,掌握会阴切开的时机。

(二)术中护理配合

1. 术中指导产妇屏气和放松,正确使用腹压,顺利完成阴道分娩。

2. 会阴切开后要积极保护会阴,防止进一步裂伤。(详见正常分娩产妇的护理章节)

(三)术后护理配合

1. 术后嘱产妇健侧卧位,及时更换会阴垫,保持会阴部清洁、干燥。每天会阴擦洗 2次,排便后及时清洁擦洗外阴。

2. 会阴水肿者,可用 50%硫酸镁湿热敷或 95%乙醇湿敷,促进伤口愈合。若为感染者遵医嘱给予相应处理。

3. 注意观察伤口有无渗血、红肿、硬结等改变,若有异常应及时通知医生给予相应处理。

4. 会阴侧切伤口一般于术后 5 天拆线,会阴正中切开缝合术则于术后 3 天拆线。

【注意事项】

1. 会阴切开时机不宜过早,一般在预计胎儿娩出前 5~10 分钟。

2. 会阴侧切剪应与会阴皮肤垂直。

3. 待宫缩会阴体紧绷时一次全层切开会阴皮肤及黏膜。

4. 如果会阴体高度膨隆,剪刀放置的角度可在 60°左右,否则会因角度太小,而误伤直肠。

5. 如为手术助产应在导尿等术前准备就绪后再行切开。

6. 切开后立即用纱布压迫止血。

二、胎头吸引术

胎头吸引术是利用负压原理,将胎头吸引器置于胎头顶部,依据分娩机制通过牵引,配合产力,协助胎儿娩出的一种助产手术。常用的胎头吸引器有金属和硅胶两种。前者有直锥形、牛角形和扁圆形,后者有喇叭形等,见图 14-7。

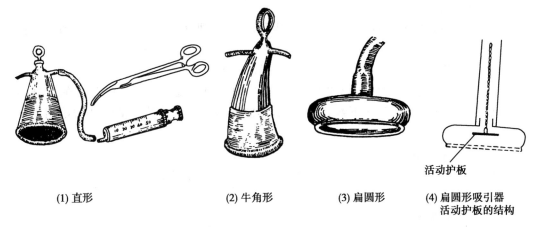

(1) 直形　　　(2) 牛角形　　　(3) 扁圆形　　　(4) 扁圆形吸引器
　　　　　　　　　　　　　　　　　　　　　　　　活动护板的结构

图 14-7　胎头吸引器种类及其结构

【适应证】

1. 各种原因需缩短第二产程者,如妊娠合并高血压疾病、胎儿宫内窘迫等。

2. 相对头盆不称,如持续性枕后位、枕横位,需要协助旋转胎头,牵引助产者。

【禁忌证】

1. 有严重头盆不称,胎位异常者,如面先露、臀先露。

2. 宫口未开全或胎膜未破者。

3. 产道畸形、梗阻,子宫颈癌,子宫脱垂术后,尿瘘修补术后者。

【操作前准备】

胎头吸引器 1 个、50ml 注射器 1 副或负压吸引器、一次性吸引管 1 根、血管钳 2 把、消毒液状石蜡、新生儿抢救用品,其他物品准备同会阴切开缝合术。

【操作步骤】

(一) 体位

取膀胱截石位或屈膝仰卧位。

(二) 麻醉

行单侧或双侧阴部神经阻滞麻醉。

(三) 行会阴后-侧切开

操作步骤见会阴后-侧切缝合术。

(四) 放置胎头吸引器

涂润滑油于胎头吸引器口缘,以一手示指、中指伸入阴道内撑开阴道壁,另一手将吸引器沿阴道后壁送入胎儿顶骨后部(图 14-8),使吸引器开口能全部滑入阴道内并与胎头紧贴。

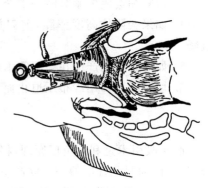

(五) 检查、调整吸引器位置

沿吸引器边缘检查一周,确定开口端与胎头紧贴,无阴道壁或宫颈组织夹于其间,若有应将其推开。并调整吸引器的横柄,使之与胎头矢状缝一致,作为旋转胎头的标记。

图 14-8　放置胎头吸引器

(六) 连接抽吸器

用橡皮管连接抽吸器,抽吸吸引器使之成负压,一般抽吸 150～200ml 空气即可。抽空后钳夹抽气管。

(七) 牵引吸引器

待胎头与吸引器衔接紧密,形成产瘤后,沿产轴方向缓慢牵引。牵引时可配合宫缩进行。当胎头枕部抵达耻骨联合下缘后,将吸引器向外向上牵引使胎头渐渐仰伸娩出。注意保护好会阴。

(八) 取出吸引器

待胎头娩出阴道口后,松解吸引管,解除负压后取出吸引器。

【护理配合】

(一) 术前护理配合

1. 术前向产妇及家属解释胎头吸引术助产的必要性及方法,取得产妇积极配合。

2. 检查胎头吸引器各部件是否完好,有无破损、松动、漏气等。

3. 准备新生儿抢救所需用物。

4. 其他术前准备同会阴切开缝合术。

（二）术中护理配合

1. 将消毒物品、器械放置于无菌手术台上,配合完成会阴切开。

2. 配合手术操作　术者放置吸引器后,护士连接注射器与吸引器的橡皮管,分次缓慢抽出空气 150～180ml,使吸引器内形成负压。用血管钳夹住橡皮管后取下注射器。

3. 吸引器协助分娩过程中要严密监测宫缩和胎心音的变化,每 15 分钟听胎心音 1 次,如有异常应及时报告医生。

4. 当胎头娩出时,应协助保护会阴防止会阴撕裂。

5. 胎儿娩出后及时清理呼吸道,配合抢救新生儿。

（三）术后护理配合

1. 术后严密观察宫缩及阴道流血情况,根据需要保留尿管 24～72 小时。

2. 嘱产妇卧床休息,进高热量、易消化、富含维生素饮食。

3. 保持外阴清洁,会阴护理同会阴切开缝合术。

4. 新生儿应按手术产儿护理,密切观察生命体征,如有头皮受损、血肿形成应及时处理。可遵医嘱肌内注射维生素 K_1 预防颅内出血。

【注意事项】

1. 吸引器安放的位置要正确,避开胎头囟门。

2. 抽吸负压后待形成产瘤后才能牵引。

3. 牵引时如果有漏气则需查找原因。若吸引器滑脱 2 次,牵引时间超过 10 分钟不能分娩者,应改用其他助产方式或剖宫产。

4. 牵引时用力要均匀,切忌左右摇晃胎头。

5. 术后仔细检查宫颈、阴道有否裂伤,及时缝合。

三、产　钳　术

产钳术是利用产钳作为辅助牵引,牵拉胎头协助胎儿娩出的一种助产术。产钳种类依据其使用时胎头在骨盆内的位置可分为出口产钳、低位产钳、中位产钳和高位产钳（目前临床已淘汰不用）。依据其使用目的可以分为短弯型（Simpson 氏）产钳和臀位后出头产钳两种。产钳由左、右两叶构成,分 4 个部分,即钳匙、钳胫、钳锁及钳柄。产钳有两个弯曲,分别为环抱胎头的胎头弯曲和适应骨产道曲度的骨盆弯曲,见图 14-9。

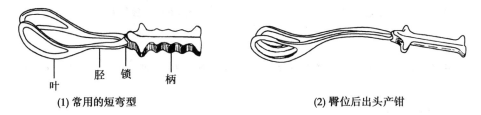

匙　胫　锁　柄

(1) 常用的短弯型　　　　　　　　(2) 臀位后出头产钳

图 14-9　产钳的种类及构造

【适应证】

1. 同胎头吸引术。

2. 臀位后出胎头困难或颏前位娩出困难者。

【禁忌证】

1. 同胎头吸引术。

2. 确定为胎儿畸形、死胎者,应行毁胎术,不采用产钳,避免损伤软产道。

【操作前准备】

无菌产钳1副、吸氧面罩1个、消毒液状石蜡、新生儿抢救用品,其他物品准备同会阴切开缝合术。

【操作步骤】

(一) 体位

取膀胱截石位。

(二) 麻醉方式

行双侧阴部神经阻滞麻醉。

(三) 行会阴后-侧切开

操作步骤见会阴切开缝合术。

(四) 放置产钳

1. 扣合钳叶,分清上、下、左、右钳叶。涂润滑剂于钳叶上。

2. 放置左钳叶　右手四指并拢涂润滑油伸入胎头与阴道壁之间,触及胎耳后,将左钳叶插入胎头与手掌之间。同时钳叶深入阴道并向逆时针方向旋转达胎头左侧,固定钳叶位置(图14-10)。

3. 放置右钳叶　左手伸入阴道,右手持钳叶按前述方法放置右钳叶(图14-11)。

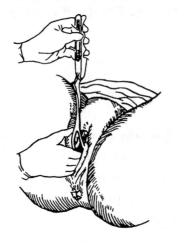
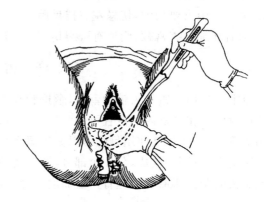

图14-10　放置左叶产钳　　　　　　图14-11　放置右叶产钳

(五) 扣合钳锁

如果两钳叶位置正确,则钳锁易于扣合,如不能扣合则说明可能产钳位置放置不当,应重置产钳。

(六) 确定产钳位置

将手伸入阴道内,检查胎头矢状缝是否居中,钳叶有否放置于胎耳前,有否钳夹宫颈等组织。

(七) 牵引

术者取坐位,左手掌面朝上,中示指由钳柄下面勾住横突,另一只手掌面朝下,中示指由钳柄上面勾住横突。双臂屈曲,肘部略低于钳柄,配合宫缩用臂力向下、向外缓慢持续牵引(图 14-12)。当胎头枕骨结节露出耻骨弓时,逐渐将钳柄向上向外提,使胎头仰伸娩出,牵拉过程中助手应保护会阴。

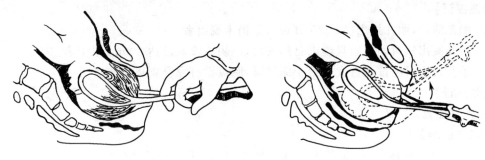

图 14-12　牵引产钳

(八) 撤出产钳

当胎头仰伸,额部娩出后即松开锁扣,撤出右钳叶后,左钳叶上提胎头时滑出,而后按分娩机制娩出胎体(图 14-13)。

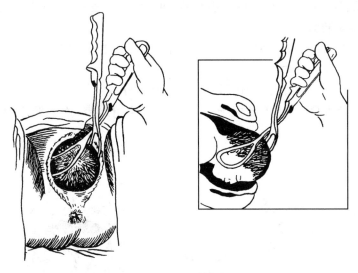

图 14-13　撤出产钳

【护理配合】

除按胎头吸引术的护理配合外,还应特别注意:

1. 预防出血　产钳助产者多数有产后出血因素,故产后要注意观察有无出血的危险。

2. 新生儿护理　检查新生儿有无产伤,如头面部组织损伤、眼球压伤、颅内出血等。

【注意事项】

1. 严格掌握产钳术适应证,动作轻柔,牵引产钳时用力均匀,钳柄不能左右摇摆。

2. 产钳在阴道内不能移动,牵拉困难者要先找明原因再牵引产钳。

3. 正确判断胎头入盆情况,应注意胎头骨质部最低点位置,如阴道检查可触及胎儿。若双顶径在坐骨棘水平上,不应行产钳助产。

四、人工剥离胎盘术

徒手剥离并取出子宫内胎盘的手术称人工剥离胎盘术。

【适应证】

1. 胎盘滞留,胎儿娩出已达 30 分钟胎盘仍未娩出者。

2. 胎儿娩出短时间内胎盘尚未自然娩出,但阴道流血已达 200ml 以上者。

3. 胎儿娩出后经按压宫底及给予缩宫素,胎盘没有完全剥离排出者。

【禁忌证】

植入性胎盘。

【操作前准备】

0.1%苯扎溴铵溶液、纱布若干、棉球、洞巾、手套、手术衣、导尿包等。

【操作步骤】

（一）体位

产妇取膀胱截石位。

（二）麻醉方式

术者手能顺利通过宫颈口者,可不用麻醉,如宫颈内口较紧时,可肌注哌替啶。

（三）人工剥离胎盘

1. 术者一手在腹部紧握宫底。另一手五指并拢沿脐带伸入宫腔,摸至胎盘附着位置,找到胎盘边缘。

2. 四指并拢,以手掌的尺侧缘慢慢将胎盘与宫壁分离。

3. 待胎盘全部剥离后,将胎盘握于手中,另一手牵引脐带,边旋转边娩出胎盘即可（图14-14）。

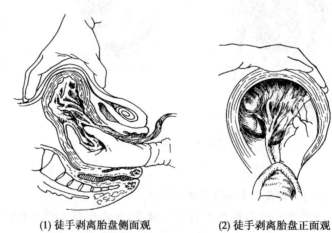

(1) 徒手剥离胎盘侧面观　　　　(2) 徒手剥离胎盘正面观

图 14-14　人工胎盘剥离术

（四）检查胎盘、胎膜是否完整及子宫壁损伤情况。

【护理配合】

1. 向产妇及家属说明人工剥离胎盘的必要性,消除思想顾虑,取得其积极配合。

2. 人工剥离胎盘可能会有失血较多的情况,故术前应备血。

3. 术中操作轻柔,切忌强行剥离,以免引起大出血或子宫壁穿孔。

4. 术后检查取出的胎盘、胎膜是否完整。

5. 术后遵医嘱常规使用缩宫素促进子宫收缩及抗生素预防感染。

【注意事项】

1. 动作轻柔,切忌强行剥离,以免损伤子宫。

2. 剥离胎盘时若发现胎盘与子宫壁间无明显界限,或不能分离者,应考虑植入性胎盘,应停止操作,不可强行剥离。

3. 术后应仔细检查胎盘,疑有胎盘或胎膜残留时,应再次伸手入宫腔,取出残留的组织。或用干纱布擦拭宫腔,必要时行刮宫术。

4. 术后常规使用缩宫素及抗生素,加强营养。

五、臀牵引术

臀位分娩时,胎儿先露部为臀,胎儿下肢、胎体和胎头全部被牵引娩出者称为臀牵引术。因胎儿臀部及下肢不能充分扩展软产道,故易导致胎臂上举或后出胎头困难。此种手术母婴损伤性较大,一般不建议采用。

【适应证】

1. 胎儿宫内窘迫、脐带脱垂者。

2. 双胎妊娠已娩出一胎,第二胎娩出困难者。

3. 横位或其他异常胎位行内倒转术后宫口已开全,继而以牵引胎足娩出胎儿者。

【禁忌证】

1. 胎儿体重在 3500kg 以上者。

2. 骨盆明显狭窄或畸形者。

3. 宫口未开全者。

4. 高龄初产、瘢痕子宫、有严重妊娠合并症或妊娠并发症者。

【操作前准备】

消毒棉球、血管钳 2 把、无菌纱布若干、会阴侧切剪 1 把、线剪、持针器、圆针和三角针、缝线、无齿镊 1 把,新生儿急救用物。

【操作步骤】(以骶右前位为例)

(一) 体位

产妇取膀胱截石位。

(二) 麻醉方式

行阴部神经阻滞或局部浸润麻醉。若估计牵引困难或盆底组织较紧者,则可行硬膜外或全身麻醉。

(三) 行会阴后-侧切开　操作步骤见会阴切开缝合术。

(四) 堵臀

见胎儿下肢露于阴道口时,用消毒巾盖住阴道口。宫缩时用手掌堵住阴道口以免胎足过早脱出。待宫口开全后,行会阴侧切方可准备助产。

(五) 牵出下肢及臀部

足先露或混合性臀先露时,一手伸入阴道内夹住一胎足牵出阴道,随即将臀部牵出。

(六) 牵出躯干

双手握胎儿骨盆两侧,拇指置于背部,其余四指在腹部,牵引躯干。边牵引边使胎儿保持背部向上,使其呈仰卧姿势,双肩径与骨盆入口斜径或横径一致,以便通过骨盆入口。

(七) 牵引胎肩及上肢

双手握胎儿骨盆,向下牵引胎儿躯干,边牵引边使胎背转向母体一侧,肩胛部可逐渐显露。若上肢娩出困难,可能为胎儿臂上举。可一手伸入阴道内置于前臂肘窝处,向胸前方向下压,使肘关节屈曲,上肢则沿胎儿面部及胸前滑出(图14-15)。

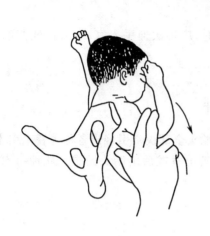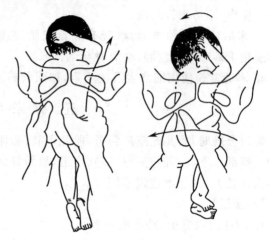

下压前臂肘窝 向儿手所指方向旋转胎体娩出上肢

图 14-15 臀牵引术

(八) 牵引胎头

胎肩及上肢娩出后,将胎背转向正前方,使胎头矢状缝与骨盆出口前后径一致,在耻骨联合上方下压胎头,使胎头俯屈。术者将胎体骑跨在左前臂上,左手中指伸入胎儿口中内压下颌,示指和无名指置于胎儿上颌骨部。右手中指压低胎头枕部,示指和无名指置于胎儿双肩及锁骨上。两手一同施力,沿产轴向下牵引胎头。当胎头枕部达耻骨联合下缘时,将胎体上举,以枕部为支点,使胎儿颏部、口、鼻、额部及顶部相继娩出。

【护理配合】

1. 做好心理护理,指导产妇配合医生顺利进行手术。保证术中物品供应。

2. 分娩过程中要严密监测子宫收缩、胎心音变化及产妇的生命体征。

3. 手术者牵引时,护士要注意保护会阴,胎儿娩出后要仔细检查软产道有无裂伤。产后保持外阴清洁,会阴切口按常规清洁护理。

4. 密切观察阴道流血的情况,发现宫缩乏力者应及时按摩子宫,或依据具体情况使用宫缩剂促进子宫收缩,防止产后出血。

5. 做好新生儿抢救的准备工作,胎儿娩出后立即清理呼吸道,遵医嘱使用药物。密切观察新生儿情况,如有异常及时报告医生给予处理。

【注意事项】

1. 在堵臀时密切监护产妇及胎儿情况,注意有无脐带脱垂。

2. 在操作中脐部至胎头娩出不宜超过8分钟,否则胎儿将出现窒息而死亡。

六、剖 宫 产 术

妊娠≥28周,经切开腹壁及子宫壁取出胎儿及其附属物的手术称剖宫产术(cesarean section)。

【适应证】

（一）母体方面

1. 产道异常　如骨盆狭窄、软产道异常、头盆不称等。

2. 产力异常　如宫缩乏力处理无效者，伴产程延长。

3. 胎位异常　如持续性枕后位、枕横位不能经阴道娩出者，初产妇臀位胎儿较大、产力不佳者。

4. 前置胎盘、胎盘早剥有产前大出血，或全身疾病不能控制，如心脏病、重度妊娠高血压疾病等。

5. 有前次剖宫产史、子宫有瘢痕或有先兆子宫破裂征象者。

6. 高龄产妇，初产，多年不孕，异常分娩史无子女者。

（二）胎儿方面

1. 胎儿宫内窘迫或胎盘功能减退明显，羊水过少不能于短时间内阴道分娩者。

2. 过期妊娠胎盘功能减退、珍贵儿等。

【禁忌证】

1. 产妇状况极差，腹壁或子宫严重感染，已具备阴道分娩条件者。

2. 胎儿存在严重畸形、死胎、估计出生后不能存活者。

【操作前准备】

剖宫产手术包：内有弯盘 1 个、卵圆钳 6 把、弯血管钳 6 把、手术刀柄 1 号和 7 号各 1 把、刀片 3 个、小无齿镊 2 把、大无齿镊 1 把、直血管钳 8 把、持针器 3 把、吸引器头 1 个、甲钩 2 个、腹钩 2 个、子宫下段拉钩 2 把、直剪 1 把、弯剪 1 把、宫肌剪 1 把、三角针和圆针、缝线、纱布若干。开腹孔巾、治疗巾、中单、手术衣及无菌手套。准备新生儿急救用物。

【操作过程】（以子宫下段剖宫产术为例）

剖宫产术式选择

1. 子宫下段剖宫产术　做下腹正中切口或下腹横切口，打开腹壁及腹膜腔，在子宫下段切开子宫取出胎儿及胎盘胎膜。缝合后切口被腹膜覆盖切口愈合较好，再次妊娠发生子宫破裂的机会较少，为目前临床广为采用的术式。

2. 子宫体剖宫产术　在子宫体部正中做纵形切口取出胎儿及胎盘胎膜，缝合子宫切口。操作简单，可用于妊娠任何时期。但术中出血较多，术后切口易与周围脏器粘连，再次妊娠或分娩时易发生子宫破裂。仅用于急于娩出胎儿或胎盘前置等不能行子宫下段剖宫产术者。

3. 腹膜外剖宫产术　于腹膜外切开子宫下段，取出胎儿及胎盘胎膜。手术均在腹膜外进行。多用于宫腔内有严重感染者。

（一）体位

取仰卧位，为防止仰卧位低血压综合征的发生，也可取左侧倾斜 10°～15°。

（二）麻醉方式

首选硬膜外麻醉，特殊情况也可采用局麻或全麻。

（三）剖宫产术

1. 切开腹壁　取下腹正中纵切口或耻骨联合上横切口约 12～15cm，逐层切开腹壁，进入腹腔。

2. 暴露子宫下段 剪开子宫下段膀胱腹膜反折、分离下推膀胱暴露子宫下段,探查子宫体有无右旋、子宫下段伸展情况及有无胎盘附着。扶正子宫位置,塞入盐水纱布,保护肠管。

3. 切开子宫 在已暴露的子宫下段正中做一约 3cm 横切口,然后用两手示指,将切口向左右两侧作钝性撕开或切开,长度约 10~12cm,见图 14-16。

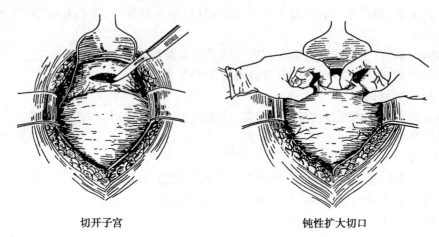

切开子宫　　　　　　　　　钝性扩大切口

图 14-16　切开子宫

4. 娩出胎儿 破膜后吸出羊水,手伸入宫腔内到达胎头下方,托起头部,助手用手压宫底,协助胎头娩出。胎头娩出后立即清除口、鼻腔黏液,胎体相继娩出。若为臀先露者,则牵出胎足后按臀位牵引法协助胎体及胎头娩出。在子宫体部或静脉注入 10U 缩宫素(妊娠高血压疾病及合并心脏病者不用)。

5. 娩出胎盘 胎儿娩出后等待胎盘自然娩出,如出血多或不能自行剥离者,可徒手剥离胎盘。用干纱布擦宫腔两遍,以清理宫腔内残留的胎盘和胎膜组织。

6. 缝合 相继缝合子宫壁切口、缝合膀胱子宫反折腹膜、逐层缝合腹壁。

【护理配合】

(一) 术前护理配合

1. 心理准备 告知产妇及家属剖宫产的目的和必要性,缓解其焦虑,告知可能出现的并发症,请产妇或家属签署知情选择意见。

2. 术前做好生命体征监测及各项检查,备血,药敏试验。

3. 备好新生儿急救和日常所需用物,如有异常配合医生进行抢救工作。

4. 做好腹部手术的一般术前准备,清点用物是否准备齐全并做好记录。

(二) 术中护理配合

1. 协助产妇摆好体位,一般取仰卧位,必要时协助更换卧位或倾斜手术台。

2. 术中密切观察产妇的生命体征及胎心音,胎儿娩出后及时清理呼吸道。

3. 配合手术进展熟练做好器械传递、协助暴露手术视野、吸羊水、断脐、清点器械敷料等工作。

(三) 术后护理配合

1. 做好床边交接班 手术完毕由手术室护士和麻醉师一同送产妇回恢复室,责任护士与其进行床边交接班,了解术中情况。包括麻醉方法,手术方式,手术经过,术中用药、输血、输液、尿量、是否安置引流管及引流情况,并做好记录。

2. 监测生命体征　术后 4 小时内,每 0.5～1 小时监测血压、脉搏、呼吸 1 次并记录,术后 3 天内至少每天监测基本生命体征 4 次。术后 1～2 天内体温可略有升高,若不超过 38℃,为手术吸收热,不予特殊处理。

3. 体位　术后依据麻醉方式选择不同体位。手术次日可取半卧位,使腹壁肌肉松弛,腹部伤口张力降低,缓解疼痛,有利于深呼吸及阴道恶露排出。

4. 缓解疼痛　麻醉作用消失后,产妇疼痛感明显。可用腹带包扎固定切口,协助产妇取半卧位,指导产妇深呼吸,分散产妇注意力等方法减轻疼痛。必要时遵医嘱使用止痛药。

5. 饮食　术后禁食 12～24 小时后可进流质饮食(如米汤、水等),禁食牛奶、豆浆等产气食物,待肛门排气后予半流质饮食,再逐渐过渡到普食。多吃高蛋白、高维生素的营养汤汁。

6. 活动与休息　鼓励产妇多翻身、多进行肢体活动,在减轻疼痛的前提下尽早下床活动,促进肠道功能恢复,防止脏器粘连等并发症发生,增进食欲,帮助伤口愈合。

7. 观察病情　每日观察并记录腹部切口有无渗血、渗液、红肿、硬结等改变。定时按摩子宫,观察子宫收缩和阴道流血的情况。必要时遵医嘱给予抗生素或缩宫素。

8. 保持导尿管通畅,注意尿量、性状和颜色　一般术后 24 小时拔除导尿管,注意拔管后的护理。

9. 按产褥期常规护理　进行乳房和会阴部常规护理。术后母儿若无特殊情况,在麻醉清醒后即可母乳喂养。腹部伤口 7 天拆线。

10. 健康指导　除一般产褥期健康指导外,告知产妇出院注意避孕至少 2 年,以免再次妊娠发生子宫破裂危险。产后 42 天到医院做产后健康检查。

第二节　妇科腹部手术配合及护理

妇科手术在妇产科工作中占有相当重要的地位,是妇科疾病尤其是妇科肿瘤的主要治疗方法。手术既是治疗手段又是创伤过程,做好术前准备和术后护理是手术顺利进行、病人如期康复的有力保证。

妇科腹部手术依据急缓程度可分为择期手术、限期手术和急症手术三种。按手术范围区分主要有剖腹探查术、附件切除术、次全子宫切除术、全子宫切除术、次全子宫及附件切除术、全子宫及附件切除术、子宫根治术等。其中子宫切除术也可经由阴道实施。

一、腹部手术术前配合及护理

【护理评估】

(一)健康史

了解患者的一般情况,月经史,性生活史,婚育史,既往疾病史、手术史、过敏史、饮食及生活习惯等。

(二)临床表现

1. 症状　依据疾病种类、发生部位、疾病的发展和转归评估患者出现的不同症状。如子宫肌瘤患者可出现的症状有月经改变、腹部包块和继发性贫血等;而子宫颈癌患者可出现的症状有接触性出血、月经改变和恶病质等。具体详见本教材相关章节。

2. 体征 评估患者生命体征,一般状况,心、肺、肝、肾等重要器官的功能,了解子宫附件情况,评估宫颈有无肥大、子宫软硬度、有无硬结、包块等改变。

(三) 实验室及其他辅助检查

血、尿常规,肝、肾功能测定,血型鉴定及交叉配血试验,心电图、B超、X线检查等。依据病情选择其他特殊辅助检查。

(四) 心理-社会状况

住院及手术疼痛可使患者日常生活方式发生改变,由于手术部位涉及女性生殖器官,可能对女性特征造成一定影响。而使患者对手术产生焦虑、恐惧、自卑甚至悲观情绪,对未来生活失去信心。

(五) 治疗要点

依据具体疾病选择相应手术治疗方法,具体详见教材相关章节。

【常见护理诊断/问题】

1. 焦虑、恐惧 与担心手术危险及手术效果有关。

2. 知识缺乏:缺乏对手术方式及生殖器官功能的认识。

【护理措施】

(一) 缓解焦虑与恐惧情绪

护理人员应主动与患者及家属沟通,了解患者的心理状态,耐心解答患者及家属的疑问,减轻他们的顾虑、消除其恐惧心理。可用个别谈话或集体谈话的方式,向患者讲解治疗疾病的有关知识,说明手术的必要性和重要性,介绍手术方式、麻醉方式、手术过程、手术中可能遇到的情况,术前术后的注意事项和护理配合。让患者于术前在心理上做好充分的准备,消除其紧张情绪。

(二) 一般护理

遵医嘱做好术前各项检查,密切观察生命体征。术前监测体温、脉搏、呼吸、血压,一日3次,如发现病人有发热,体温超过37.5℃时及时报告医生。协助医生告知病人及家属麻醉方法、手术方式、及术中、术后可能出现的问题,以得到家属的理解、配合并签署手术同意书。手术当天再次了解有无影响手术的异常情况(如月经来潮、体温升高等)发生。完成药物过敏试验并记录结果。遵医嘱术前半小时注射基础性麻醉药,常用苯巴比妥和阿托品,术前让患者取下义齿、发夹、首饰等物品。依据手术类型和麻醉方式铺好麻醉床及其他常规准备。核实交叉配血情况,术前1天与血库联系好血源。

(三) 手术治疗配合

1. 皮肤准备 保持局部皮肤清洁干燥,术前1日备皮,范围为上自剑突下,两侧至腋中线,下至大腿上1/3及外阴部皮肤,特别注意脐部清洁。

2. 肠道准备

(1)一般妇科腹部手术(如全子宫切除术、附件切除术等):术前1日灌肠1~2次或口服缓泻剂。灌肠后排便至少3次以上或排出的灌肠液中无粪便残渣即可。术前禁食8小时、禁饮4小时。

(2)可能涉及肠道的手术(如卵巢癌细胞减灭术):术前3日进食少渣半流质饮食,口服肠道抗生素;术前2日进流质饮食,术前1日晚及手术当天清洁灌肠,直至排出的灌肠液中无粪便残渣。

3. 阴道准备　经腹子宫切除术的患者,术前 3 天阴道冲洗,每天 1 次。常用的消毒液有 1∶5000 高锰酸钾、0.2‰的碘伏或 1∶1000 苯扎溴铵。手术当天用消毒液行阴道冲洗(尤其注意宫颈和穹隆部),于宫颈和穹隆部涂 1% 甲紫作为标记。

4. 膀胱准备　术前指导患者练习床上大小便,以免术后排尿困难,发生尿潴留。术前安置无菌导尿管。

二、腹部手术术后配合及护理

【护理评估】

(一) 术中情况

患者术后由麻醉师和参加手术的护士一同送回恢复室,责任护士应与其进行床边交接班并记录,了解术中情况。包括麻醉方法,手术方式,手术经过,术中有无出现异常情况,输血、输液、用药情况,尿量情况,是否安置引流管及引流情况等。

(二) 身体状况

观察患者神志是否清醒;评估基本生命体征;了解导尿管及引流管位置是否正常、引流是否通畅,评估引流液的量、性状和颜色;观察手术部位伤口敷料是否干燥、有无渗血、渗液;评估阴道出血情况。一般术后 4~6 小时可出现伤口疼痛,术后 24 小时内最为明显,及时评估患者术后疼痛的部位、性质、程度及使用止痛剂后疼痛的缓解程度。

(三) 实验室及其他辅助检查

依据病情选择相应检查。

(四) 心理-社会状况

患者在麻醉作用消失后往往因术后疼痛和其他不适产生不安、焦虑、恐惧、失眠等反应。也常因为术后效果,有无并发症而产生焦虑等心理反应。

【常见护理诊断/问题】

1. 自理缺陷　与手术后伤口疼痛、留置尿管及引流管有关。

2. 急性疼痛　与手术创伤有关。

3. 有感染的危险　与手术创伤及机体抵抗力降低有关。

4. 焦虑　与担心手术效果及术后康复有关。

5. 身体意象紊乱　与手术切除部分生殖器官有关。

【护理措施】

(一) 一般护理,协助恢复自理能力

1. 体位　遵医嘱安置患者体位。如硬膜外麻醉术后应去枕平卧 6~8 小时;蛛网膜下腔麻醉去枕平卧 12 小时;全身麻醉去枕平卧,头偏向一侧,防止呕吐物、分泌物呛入气管,引起窒息或吸入性肺炎。

2. 病情监测　手术后 24 小时内病情变化较快,需要严密监测并记录生命体征。一般术后每 0.5~1 小时监测血压、脉搏、呼吸 1 次并记录,直到病情稳定后改每 4 小时监测 1 次,24 小时后每天 2 次。术后至少每天监测基本生命体征 4 次,直至正常后 3 天。注意观察患者的意识、面色、末梢循环及切口情况、阴道有无出血等,发现异常应及时通知医生。

3. 留置管的护理

(1)引流管的护理:术后若有腹腔引流管或盆腔引流管者,观察引流管位置、固定情况,引流管是否通畅及引流液的量、颜色、性状并做好记录。一般负压引流液 24 小时不超过 200ml。

(2)导尿管的护理:注意保持外阴清洁、干燥,每天擦洗会阴 2 次。术后一般留置导尿管 24～48 小时,注意保持尿管引流通畅,观察并记录尿量及性状。术后第 2 天协助患者做盆底肌肉练习,在拔尿管前 3 天开始试行夹管,每 3～4 小时放尿 1 次,锻炼膀胱功能,促使恢复正常排尿功能,防止尿潴留发生。导尿管拔除后注意患者能否自行排尿,必要时应重新留置尿管。

4. 饮食护理 手术当天禁食,术后 24 小时可进流质饮食,应避免牛奶、豆浆等产气食物,防止肠胀气。待肛门排气后予半流质饮食,再逐渐过渡到普食。涉及肠道手术者,术后禁食至肛门排气后进流质饮食,逐渐过渡到半流质、普食。术后患者应加强营养,进食高热量、高蛋白、高维生素的食物,以促进伤口愈合。

5. 活动与休息 术后患者因身体虚弱及有各种导管不能下床活动。鼓励其多翻身、多进行肢体的活动,防止下肢静脉血栓形成。在减轻疼痛的前提下尽早下床活动,增加血液循环,减少肺部并发症,促进肠功能恢复,增进食欲,帮助伤口愈合。

6. 缓解腹胀 通常术后 12～24 小时肠蠕动开始恢复。约 48 小时可见肠道排气。若术后 48 小时腹胀仍未减轻者,应及时查找原因,给予相应措施。如遵医嘱用新斯的明 0.5mg 肌内注射,针刺足三里或服用理气中药;必要时行肛管排气等刺激肠蠕动、缓解腹胀,也可鼓励患者勤翻身、早下床活动刺激肠道蠕动。

(二) 缓解疼痛,预防感染

1. 缓解伤口疼痛 疼痛是术后常见的问题,在术后 24 小时内最明显。持续的疼痛会使患者焦虑不安,失眠、食欲不振甚至保持被动体位,拒绝翻身、下床等。护理人员应在评估患者疼痛的基础上给予适当止痛处理。手术次日可取半卧位,有利于深呼吸及腹腔、盆腔引流;可使腹壁肌肉松弛,缓解伤口疼痛。各项护理操作应集中,动作应轻柔,减少移动患者。遵医嘱适当地给予止痛剂。

2. 预防感染 注意腹部切口有无渗血、渗液及红、肿、热、痛等,保持切口敷料清洁、干燥,及时更换敷料。子宫全切的患者应观察阴道有无出血,阴道分泌物的量、颜色、性状、有无异味等以判断阴道伤口有无感染。手术后 1～3 天体温可稍有升高,一般不超过 38℃,此为术后正常反应。若术后持续出现体温升高或体温正常后再次升高,则提示可能有感染存在。

(三) 缓解焦虑情绪

术后 3 天患者的疼痛和不适是引起不良心理反应的主要原因,护士应积极采取措施,减轻患者疼痛,缓解不适。告知患者手术情况及术后恢复情况,应用医学知识耐心解答患者及家属的疑问,解除其思想顾虑。

(四) 健康指导

1. 可与患者共同制订术后康复指导计划,术后日常生活料理、饮食、用药、门诊复诊时间等健康指导。

2. 指导患者观察可能出现的异常情况,如子宫颈癌患者术后出现不明原因的阴道流血应及时就诊。

3. 若术后有定期放疗、化疗的患者,也需做好相应健康指导。

第三节 外阴、阴道手术配合及护理

外阴、阴道手术是妇科常用手术,如外阴癌根治术、前庭大腺脓肿切开引流术、处女膜切开术、会阴裂伤修补术、经阴道子宫切除术、阴道成形术、尿瘘修补术等。其与腹部手术不同在于其手术部位神经血管较为丰富，前方有尿道，后方邻近肛门等特点，导致患者容易出现与疼痛、感染和出血等相关的护理问题，由于手术部位涉及女性生殖系统，隐私性强，故对患者的心理问题也应予重视。

一、外阴、阴道手术术前配合与护理

【护理评估】

（一）健康史

了解患者的一般情况，月经史、性生活史、婚育史、既往疾病史、手术产史及其他手术史、过敏史等，饮食及有无吸烟或酗酒等生活习惯等；评估患病的部位，拟施行的麻醉方法、手术方式、手术范围及手术时间等。

（二）身体状况

临床表现评估方式同腹部手术。

（三）实验室及其他辅助检查

血、尿常规，肝、肾功能测定，血型鉴定及交叉配血试验，B超、心电图、X线检查等。

（四）心理-社会状况

手术涉及区域神经血管丰富且为较隐私部位，患者可能因为担心暴露身体的隐私部位、手术顺利与否及术后疼痛而产生焦虑心理。其家属也可能对手术康复及性生活的恢复表示担忧。

【常见护理诊断/问题】

1. 焦虑、恐惧　与担心手术及治疗效果有关。

2. 知识缺乏：缺乏疾病及手术相关知识。

【护理措施】

除按腹部手术前的常规护理外，还应注意以下内容：

（一）缓解焦虑与恐惧情绪

护理人员应理解患者对保护隐私的要求，尽可能提供有利于保护患者隐私的环境，在进行术前准备、检查和手术时注意用屏风遮挡，尽量减少暴露部位，减轻患者羞怯感。做好家属，特别是丈夫的心理疏导工作，让其充分理解患者，给患者提供心理支持积极配合治疗和护理。可用个别谈话或集体谈话的方式，向患者讲解治疗疾病的有关知识，说明手术的必要性和重要性，介绍手术方式、麻醉方式、手术过程、手术中可能遇到的情况，术前术后的注意事项和护理配合。让患者于术前在心理上做好充分的准备，消除其紧张情绪。

（二）一般护理

1. 皮肤准备　保持局部皮肤清洁干燥，每日清洗外阴。若皮肤有破溃、炎症者应治愈后再行手术。术前1日备皮，范围为上自耻骨联合上10cm，下至会阴部、肛门周围、腹股沟和大腿上1/3处。剃去阴毛并洗净皮肤。

2. 肠道准备　术前3天开始进食无渣饮食，并按医嘱口服抗生素。手术前日晚或手术当天清洁灌肠，术前禁食8小时，禁饮4小时。

3. 阴道准备　术前3天开始阴道准备，一般行阴道冲洗或坐浴，每天2次。常用1：5000高锰酸钾、0.2‰的碘伏液或1：1000苯扎溴铵。手术当天用消毒液行阴道消毒，要特别注意消毒阴道穹隆部。

4. 膀胱准备　患者术前一般不留置尿管，嘱其术前排空膀胱。带无菌导尿管备用。

二、外阴、阴道手术术后配合及护理

【护理评估】

同妇科腹部手术病人。

【常见护理诊断/问题】

1. 急性疼痛 与手术创伤有关。

2. 有感染的危险 与伤口部位特殊、留置导尿等有关。

3. 焦虑 与担心手术效果及术后康复有关。

4. 身体意象紊乱 与手术切除外阴或对阴道疾病的认识有关。

【护理措施】

除按妇科腹部手术后常规护理外,还应注意以下内容:

1. 术后体位 术后根据不同手术采取不同的体位。处女膜闭锁及有子宫的先天性无阴道患者,术后应采取半卧位;而外阴癌根治术的患者术后采取平卧位,双腿外展屈膝,膝下垫软枕,减少腹股沟及外阴部的张力,有利于伤口愈合;尿瘘修补术的患者采取健侧卧位,使瘘孔居于高位,以减少尿液对伤口的浸泡。

2. 防止感染发生 注意保持外阴部清洁、干燥,每天擦洗外阴2次,便后清洁外阴。手术时阴道内填塞止血纱条或纱布应在术后12~24小时内取出,核对纱布数目,并观察有无出血。严密观察切口的情况,有无渗血、红肿、化脓等炎症反应,注意阴道分泌物的量、色和气味。

3. 切口护理 外阴、阴道手术由于切口位置邻近肛门,术后排便易污染伤口,因此需控制首次排便的时间。尿瘘及会阴Ⅲ度裂伤修补术后,5日内进少渣半流质饮食,一般控制5~7天内不解大便。患者肛门排气后遵医嘱口服复方樟脑酊,抑制肠蠕动,控制排便。术后第5天可给予液状石蜡,软化大便,避免排便困难。

4. 导尿管的护理 术后一般需留置导尿管,应注意保持导尿管通畅,观察并记录尿量,特别是尿瘘修补术患者,注意有无阴道漏尿。拔除导尿管前帮助患者训练膀胱功能,如有排尿困难者,给予诱导、热敷等措施帮助其排尿,必要时可重新留置导尿管。

5. 健康指导 外阴部伤口常需间断拆线,回家后应保持外阴部清洁,应注意休息,避免重体力劳动,预防便秘、久蹲等增加腹压的危险因素。3个月内禁止性生活。出院后1个月回院复查了解术后康复情况及伤口愈合情况后,方可恢复性生活。若发现会阴部出现异常出血或分泌物等情况应及时就诊。

 思考题 ▶

余某,25岁,初产妇,因第二产程中出现胎心110次/分钟,羊水黄绿色,Ⅱ度胎粪污染,提示胎儿宫内窘迫,经处理后无效,需要缩短产程结束分娩,行会阴后-侧切开术,并用胎头吸引器助产。

请问:

1. 会阴后-侧切开术的适应证有哪些?

2. 如何对需行会阴后-侧切开术的产妇实施相应的护理措施?

3. 胎头吸引术的护理配合有哪些?

(郑 琼)

第十五章 女性生殖系统炎症患者的护理

第一节 概 述

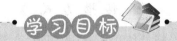

学习目标

1. 熟悉女性生殖系统炎症的传播方式和防治要点。
2. 了解女性生殖器官自然防御功能。

一、女性生殖器官自然防御功能

女性生殖器的解剖和生理特点具有比较完善的自然防御功能,增强了对感染的防御能力。

1. 两侧大阴唇自然合拢,遮掩阴道口、尿道口;阴道口闭合,阴道前、后壁紧贴;宫颈内口紧闭及子宫颈内膜分泌的黏液形成"黏液栓"堵塞子宫颈管,可以防止外界的污染及病原体入侵。

2. 阴道的自净作用。阴道上皮在卵巢分泌的雌激素作用下增生变厚,增强抵抗病原体入侵的能力。同时上皮细胞中含有丰富的糖原,在阴道杆菌的作用下,分解为乳酸,维持阴道正常酸性环境(pH 4~5),抑制了适宜于在弱碱性环境中繁殖的病原体。

3. 宫颈阴道部表面覆以复层鳞状上皮,具有较强的抗感染能力,且有利于防止病原体侵入。宫颈黏液呈碱性,抑制了适宜于在弱酸性环境中繁殖的病原体。

4. 孕龄妇女子宫内膜周期性剥脱,可以及时消除宫腔内的感染。

5. 输卵管黏膜上皮细胞的纤毛向子宫腔方向摆动以及输卵管的蠕动,均有利于阻止病原体的侵入。

虽然女性生殖器官有较强的自然防御功能,但是由于女性生殖器官通过阴道口直接与外界相通,前与尿道毗邻,后又邻近肛门,易受污染;同时,外阴与阴道又是性交、分娩及各种宫腔操作的必经之路,容易受到损伤及各种外界病原体的感染。此外,妇女在月经期、妊娠期、分娩期和产褥期,防御功能下降,病原体容易侵入生殖道引起炎症。

二、病　原　体

常见病原体为细菌,另外还有滴虫、真菌、病毒、螺旋体、衣原体、支原体等。

1. 细菌 大多为化脓菌,如葡萄球菌、链球菌、大肠杆菌、厌氧菌、变形杆菌、淋病奈瑟菌、结核杆菌等。

2. 原虫 以阴道毛滴虫最为常见,其次为阿米巴原虫。

3. 真菌 以白色假丝酵母菌(白色念珠菌)为主。

4. 病毒 以疱疹病毒、人乳头瘤病毒为常见。

5. 螺旋体 常见苍白密螺旋体。

6. 衣原体 多见为沙眼衣原体,感染症状不明显,但常导致严重的输卵管黏膜结构及功能破坏,并可引起盆腔广泛粘连。

7. 支原体 正常阴道菌群中的一种,在一定的条件下可引起生殖道炎。

三、传　播　方　式

1. 沿生殖器黏膜上行蔓延 病原体侵入外阴、阴道后,沿黏膜面经宫颈、子宫内膜、输卵管黏膜至卵巢及腹腔。葡萄球菌、淋病奈瑟菌及沙眼衣原体沿此途径扩散。

2. 经血液循环蔓延 病原体先侵入人体的其他系统,再经过血液循环感染生殖器,是结核菌感染的主要途径。

3. 经淋巴系统蔓延 细菌经外阴、阴道、宫颈及宫体创伤处的淋巴管侵入盆腔内生殖器其他部分。是流产后感染、产褥感染及放置宫内节育器后感染的主要传播途径,常见于大肠杆菌、链球菌、厌氧菌感染。

4. 直接蔓延 腹腔其他脏器感染后,直接蔓延到内生殖器。如阑尾炎可引起右侧输卵管炎。

四、炎症的发展与转归

1. 痊愈 患者抵抗力强、病原体致病力弱或治疗及时、抗生素使用恰当,病原体完全被消灭,炎症很快被控制,炎性渗出物完全被吸收,为痊愈。一般痊愈后组织结构、功能都可以恢复正常,不留痕迹。但是,如果坏死组织、炎性渗出物机化形成瘢痕或粘连,则组织结构和功能不能完全恢复,这只是炎症的消失,为不完全痊愈。

2. 转为慢性 炎症治疗不彻底、不及时或病原体对抗生素不敏感,身体防御功能和病原体的作用处于相持状态,使得炎症长期存在。当机体抵抗力强时,炎症可以被控制并逐渐好转;但是,当机体抵抗力下降时,慢性炎症可急性发作。

3. 扩散与蔓延 患者抵抗力低下、病原体作用强时,炎症可经淋巴和血行扩散或蔓延到邻近器官,严重时可形成败血症危及生命。由于抗生素的快速发展和使用,此种情况临床已较少见。

五、防　治　要　点

1. 加强预防 注意个人卫生,经常更换内裤,穿纯棉内裤,保持外阴清洁、干燥。增加营养、增强体质、提高机体抵抗力,并避免治疗不彻底和重复感染的可能。定期进行妇科检查,以便及早发现炎症并积极治疗。

2. 病因治疗　积极寻找病因,针对病因进行治疗。

3. 控制炎症　针对病原体选用相应抗生素进行治疗,要求及时、足量、规范、彻底、有效地使用。可经全身或局部使用,必要时加用辅助药物以提高疗效。

4. 局部治疗　局部药物热敷、坐浴、冲洗或熏洗等。或用抗生素软膏局部涂抹。

5. 物理或手术治疗　物理治疗有微波、短波、超短波、激光、冷冻、离子透入(可加入各种药物)等,可以促进局部血液循环,改善组织营养状态,提高新陈代谢,以利炎症吸收和消退。手术治疗可根据情况选择经阴道、经腹部手术或腹腔镜手术,以彻底治愈为原则。

6. 中药治疗　根据病情不同,选用清热解毒、清热利湿或活血化瘀的中药。

第二节　外阴部炎症患者的护理

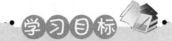

1. 掌握外阴炎的常见护理诊断和护理措施。
2. 熟悉外阴炎病因、临床表现、辅助检查及治疗要点。

案例导入:

赵女士,25岁,已婚,近日来外阴肿胀、疼痛、灼热感,并伴有行走不便。妇科检查:见右侧大阴唇后下方有一肿物,呈椭圆形,直径约3cm,局部可触及波动感,根据以上情况该女士最可能的诊断是什么? 你能列出其主要护理诊断并制定相应护理措施吗?

一、外　阴　炎

外阴炎(vulvitis)主要指外阴部的皮肤与黏膜的炎症。由于外阴与尿道、肛门、阴道邻近且暴露于外,与外界接触较多,因此易发生炎症,最多见于大、小阴唇。常由于月经血、阴道分泌物、产后恶露、尿液、粪便的刺激,尿瘘患者的尿液、粪瘘患者的粪便、糖尿病患者的糖尿的长期浸渍,经期使用卫生巾、穿紧身化纤内裤或内衣过紧造成局部潮湿、透气性差等均可诱发外阴炎。

二、前庭大腺炎

前庭大腺炎(bartholinitis)是病原体侵入前庭大腺引起的炎症,因腺管的开口位于小阴唇与处女膜之间,在性交、流产、分娩或其他情况污染外阴部时病原体易侵入引起炎症。主要病原体为葡萄球菌、链球菌、大肠杆菌、肠球菌、淋病奈瑟菌及沙眼衣原体等。急性炎症发作时,细菌先侵犯腺管,腺管开口因炎症肿胀阻塞,渗出物不能排出、积存而形成脓肿,称前庭大腺脓肿(又称巴氏腺脓肿)。当急性炎症消退后,腺管口粘连阻塞,分泌物不能外流,脓液逐渐转成清液而形成前庭大腺囊肿。

【护理评估】

(一) 健康史

了解有无糖尿病、尿瘘、粪瘘等病史;有无性生活、经期卫生习惯不良;有无流产、分娩、外阴阴道手术后感染史等。

（二）临床表现

1. 外阴炎 外阴瘙痒、疼痛、灼热，于性交、活动、排尿、排便时加重。检查外阴红肿、糜烂、有抓痕，严重者有湿疹或溃疡。

2. 前庭大腺炎 多单侧发生，初期局部红肿、发热、压痛明显；脓肿形成时有压痛及波动感，可伴有发热、白细胞增多；囊肿形成时外阴可有坠胀感或性交不适。

（三）实验室及其他辅助检查

1. 分泌物检查 查找病原体。

2. 血、尿常规检查 了解感染的程度，有无糖尿等。

（四）心理-社会状况

患者常因外阴部不适影响工作、睡眠和性生活而产生焦虑情绪。

（五）治疗要点

1. 病因治疗 积极寻找病因，如因糖尿病的尿液刺激引起的外阴炎，及时治疗糖尿病；由尿瘘、粪瘘引起的外阴炎应及时修补。

2. 局部治疗 保持外阴清洁、干燥、局部使用 1∶5000 高锰酸钾坐浴。

3. 药物治疗 前庭大腺炎急性期可根据细菌培养和药敏试验选用抗生素。

4. 手术治疗 前庭大腺脓肿及囊肿可切开引流并行造口术，近年采用 CO_2 激光术或微波进行囊肿造口术，效果良好。

【常见护理诊断/问题】

1. 组织完整性受损 与炎性分泌物刺激、搔抓等有关。

2. 焦虑 与疾病影响正常工作、生活有关。

【护理措施】

（一）减少皮肤损害，促进组织修复

1. 急性炎症发作时，嘱其卧床休息，及时进行局部擦洗、热敷、理疗等护理，增加患者的舒适感。

2. 遵医嘱给予抗生素、止痛剂。

3. 教会患者坐浴的方法，包括浴液的配制、温度及注意事项。注意配制的溶液浓度不宜过高，以免灼伤皮肤。坐浴时要使会阴部浸没于溶液中，月经期暂停坐浴，每天 2 次，每次 15～30 分钟，5～10 次为 1 个疗程。

4. 对脓肿或囊肿切开引流或开窗术后的患者，需每天更换引流条，外阴用 1∶5000 氯己定（洗必泰）或 1∶40 络合碘棉球擦洗，每天 2 次。伤口愈合后，改为 1∶8000 呋喃西林或 1∶5000 高锰酸钾溶液坐浴，每天 2 次。

（二）缓解焦虑

向患者解释炎症发生的诱因、原因及防护措施，指导患者注意个人卫生，增强预防意识，消除其焦虑情绪。

（三）健康指导

1. 勤换内裤，穿透气性好的棉织品内裤，保持外阴清洁、干燥。

2. 勿使用刺激性药物或肥皂擦洗。局部严禁搔抓，外阴破溃的患者要预防继发感染，使用无菌柔软会阴垫，减少摩擦和交叉感染的机会。

3. 指导患者注意经期、孕期、分娩期及产褥期卫生。

4.勿饮酒,少吃辛辣刺激性食物。

第三节　阴道炎患者的护理

·学习目标·

1.掌握各型阴道炎的常见护理诊断和护理措施。
2.熟悉各型阴道炎病因、临床表现。
3.了解各型阴道炎的辅助检查及治疗要点。

案例导入:

　　孙女士,35岁,已婚,主诉外阴瘙痒。妇检时见白带多而质稠,呈白色豆渣样,小阴唇内侧及阴道黏膜附有白色膜状物,擦去后露出红肿黏膜,并见到糜烂及浅表溃疡。请问该妇女可能患什么类型的阴道炎,列出主要护理诊断并制定相应护理措施。

一、滴虫性阴道炎

　　滴虫性阴道炎(trichomonal vaginitis)由阴道毛滴虫(图 15-1)引起的一种常见的阴道炎。滴虫不仅寄生于阴道,还常侵入尿道或尿道旁腺,甚至膀胱、肾盂以及男方的包皮皱褶、尿道或前列腺。滴虫在温度25～40℃,pH 为 5.2～6.6 的潮湿环境中适宜生长。在 pH<5.0 或>7.5 的环境中则不生长。滴虫性阴道炎患者的阴道 pH 一般在 5.0～6.6,多数>6.0。月经后 pH 接近中性,此时隐藏在腺体及阴道皱襞中的滴虫常得以繁殖,因而引起炎症发作。其次,妊娠期、产后、经阴道手术等阴道环境改变时,滴虫也易于繁殖,从而引起炎症发作。滴虫能消耗或吞噬阴道上皮细胞内的糖原,阻碍乳酸生成,从而降低阴道酸度,有利于其繁殖。

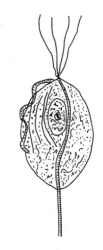

图 15-1　滴虫模式图

　　滴虫的传染途径有:①经性交直接传播;②经公共浴池、浴盆、浴巾、游泳池、坐便器、衣物、污染的器械及敷料等间接传播。

二、外阴阴道假丝酵母菌病

　　外阴阴道假丝酵母菌病(vulvovaginal candidiasis,VVC)也称外阴阴道念珠菌病,是一种常见的外阴、阴道炎症,80%～90%的病原体为白假丝酵母菌。假丝酵母菌为条件致病菌,当阴道内糖原增加、局部细胞免疫力下降,适合假丝酵母菌繁殖而引起炎症,故多见于孕妇、糖尿病患者及接受大量雌激素治疗者。此外,长期应用抗生素改变了阴道内微生物之间的相互制约关系;服用皮质类固醇激素或免疫缺陷综合征,使患者机体的抵抗力降低;肥胖、穿紧身化纤内裤者可使会阴局部温度及湿度增加,也易使白假丝酵母菌繁殖而引起炎症。

　　假丝酵母菌的传染途径有:①内源性感染为主要传染途径,假丝酵母菌除寄生于阴道外,还可寄生于人的口腔、肠道,这三个部位的假丝酵母菌可互相传染,当局部环境条件适宜时易发病。②少数患者可通过性交直接传染。③通过接触污染的衣物间接传染。

三、老年性阴道炎

老年性阴道炎(senile vaginitis)常见于绝经后及卵巢切除后妇女。因卵巢功能减退,雌激素水平降低,阴道黏膜萎缩、变薄,上皮细胞内糖原含量减少,阴道 pH 增高,局部抵抗力降低,使病原体容易入侵繁殖引起炎症。此外,手术切除双侧卵巢、卵巢功能早衰、盆腔放疗后、闭经、长期哺乳等均可引起本病发生。

四、细菌性阴道病

细菌性阴道病(bacterial vaginosis)为阴道内正常菌群失调所致的一种混合感染,但临床及病理无炎症改变。正常情况下阴道内以产生过氧化氢的乳酸杆菌占优势,当阴道内乳酸杆菌减少而其他细菌(主要有加德纳尔菌、动弯杆菌、其他厌氧菌以及人型支原体,其中以厌氧菌居多)大量繁殖,破坏了正常阴道菌群之间的相互平衡时,将引起细菌性阴道病。

五、婴幼儿外阴阴道炎

婴幼儿阴道炎(infantile vaginitis)多与外阴炎同时存在。常见于 5 岁以下幼女。由大肠埃希菌及葡萄球菌、链球菌、淋病奈瑟菌(简称淋菌)、滴虫等病原体通过患病母亲或保育员的手、衣物、浴盆、手巾等间接传播引起的炎症。婴幼儿外阴发育差,不能遮盖尿道口及阴道前庭,加之缺乏雌激素,阴道上皮较薄,细菌极易侵入;阴道 pH 呈中性,适合病原体生长和繁殖;婴幼儿卫生习惯不良,大便污染、外阴不洁、外阴损伤或蛲虫感染,阴道异物等均可引起炎症。

【护理评估】

(一) 健康史

了解有无与污染的浴盆、浴巾、公共浴池、游泳池、坐便器、衣物、医疗器械及敷料等接触史,是否处于妊娠期、是否患有糖尿病或长期使用抗生素;了解有无不洁性生活史等。

(二) 临床表现

各型阴道炎的共同表现为白带增多及外阴瘙痒。但各有特点:

1. 滴虫性阴道炎　典型症状是白带增多,灰黄色、稀薄、泡沫状。可伴外阴瘙痒、灼热、性交痛等,若合并有其他细菌混合感染则可出现脓性、有臭味的白带。阴道毛滴虫可吞噬精子,阻碍乳酸生成,影响精子在阴道内存活,可致不孕。如合并尿道感染,可有尿频、尿痛、有时可见血尿。妇科检查时可见阴道黏膜充血、水肿、严重者有散在出血点,甚至宫颈有出血斑点,形成草莓样宫颈。少数患者阴道内有滴虫存在而无炎症反应,称为带虫者。

2. 外阴阴道假丝酵母菌病　主要表现为外阴瘙痒,重者奇痒难耐,还可伴有尿频、尿痛及性交痛。典型白带特点为白色稠厚呈凝乳状或豆渣样。妇科检查可见白色膜状物覆盖于小阴唇内侧及阴道黏膜表面,擦去后露出红肿黏膜,急性期还可见到糜烂及浅表溃疡。有时外阴皮肤可有抓痕。

3. 老年性阴道炎　主要表现为白带增多,呈稀薄、淡黄色,严重者呈脓血性;外阴瘙痒、灼热感。妇科检查可见阴道上皮萎缩、菲薄、皱襞消失,黏膜充血、有小出血点或浅表溃疡。

4. 细菌性阴道病　典型临床表现为白带增多,呈灰白色、匀质、稀薄有恶臭味。妇科检查阴道壁无充血等炎症表现。也有 10%～40% 的细菌性阴道病患者无临床症状。

5. 婴幼儿外阴阴道炎 分泌物增多,呈脓性。外阴瘙痒,患儿烦躁不安、哭闹不止。部分患儿伴有下泌尿道感染。妇科检查:外阴、阴蒂、尿道口、阴道口黏膜充血、水肿,有抓痕,有时可见脓性分泌物自阴道口流出。

(三) 实验室及其他辅助检查

1. 阴道分泌物悬滴法检查 从阴道后穹隆取少许分泌物混于玻片上的生理盐水或 10% 氢氧化钾溶液中,低倍镜下找滴虫或白假丝酵母菌的芽孢及假菌丝。

2. 分泌物培养法 对可疑患者多次悬滴法不能确诊时,可取分泌物进行病原体的培养。

3. 革兰染色法 为外阴阴道假丝酵母菌病首选的检查法,阳性率为 80%。

4. 线索细胞 取少许阴道分泌物涂抹在玻片上,加 1 滴 0.9% 氯化钠溶液混合,高倍镜下见到 20% 以上的线索细胞,即可考虑细菌性阴道病。

5. 胺试验 取少许阴道分泌物放在玻片上,加 1～2 滴 10% 氢氧化钾溶液混合,产生烂鱼肉样腥臭味即为阳性,考虑细菌性阴道病。

(四) 心理-社会状况

因局部不适影响工作、生活,也可因为执行医嘱及自我护理不当导致反复发作或久治不愈而焦虑。有些患者因怕羞或不重视而延误诊治。

(五) 治疗要点

消除诱因,切断传播途径,改善阴道环境,外阴、阴道局部用药或结合全身用药消除病原体。

【常见护理诊断/问题】

1. 组织完整性受损 与病原体感染引起皮肤、黏膜破损有关。

2. 感知觉紊乱:瘙痒 与炎症刺激有关。

3. 焦虑 与治疗效果不佳,反复发作,担心影响生育有关。

【护理目标】

1. 患者组织修复。

2. 白带减少、瘙痒缓解。

3. 焦虑减轻。

【护理措施】

(一) 遵医嘱指导患者检查及治疗,促进组织修复,增强舒适度

1. 病因检查 取分泌物之前,告知患者 24～48 小时避免性生活、阴道灌洗或局部用药。分泌物取出后应及时送检并注意保暖,否则滴虫活动力减弱,造成辨认困难。

2. 指导患者用药

1)改善阴道环境,恢复阴道自净作用:滴虫性阴道炎、老年性阴道炎和细菌性阴道病均可用 0.5% 醋酸或 1% 乳酸溶液冲洗阴道,增强阴道防御功能。外阴阴道假丝酵母菌病用 2%～4% 碳酸氢钠溶液冲洗阴道,降低阴道酸度,抑制假丝酵母菌生长。

2)局部用药:滴虫性阴道炎、老年性阴道炎和细菌性阴道病均可用甲硝唑栓 200mg,每晚放入阴道深处,7～10 天为一个疗程。外阴阴道假丝酵母菌病可用咪康唑栓剂 200mg 或克霉唑栓 150mg,每晚 1 粒,制霉菌素栓剂 10 万 U 或片剂 50 万 U 放于阴道内,7～10 天为一个疗程。重症老年性阴道炎为增强阴道局部抵抗力,可选用乙烯雌酚 0.125～0.25mg,

每晚放入阴道,7天为一个疗程。婴幼儿外阴阴道炎可用吸管将抗生素溶液滴入阴道。

3)全身用药:滴虫性阴道炎、细菌性阴道病需同时口服甲硝唑杀灭隐藏在阴道黏膜深层、泌尿道及各种腺体中的病原体,以达到根治目的。甲硝唑400mg,每天2~3次,7天为一个疗程。较顽固的外阴阴道假丝酵母菌病可选用伊曲康唑、氟康唑等药物口服。如伊曲康唑200mg,每天1次口服,连用3~5天,孕妇及有肝病史者禁用。较顽固的老年性阴道炎可口服尼尔雌醇,首次4mg,以后每2~4周1次,每次2mg,连用2~3个月。婴幼儿外阴阴道炎可针对病原体选择相应的口服抗生素治疗。

3. 教会患者配制各种冲洗液的方法,协助患者坐浴,水温在35~37℃为宜,每天1~2次。月经期间暂停坐浴、阴道冲洗及阴道用药。指导患者正确用药,告知各种剂型的全身、阴道用药方法,用药前洗净双手及会阴,减少交叉感染机会。

(二)缓解焦虑

向患者讲解阴道炎的病因、传播途径、护理方法等,增强自我防护意识。规范治疗,及时复查,根据病情调整治疗方案以达到早日彻底治愈,从而消除焦虑等心理障碍。

(三)健康指导

1. 注意个人卫生,保持外阴部清洁、干燥,尽量避免搔抓外阴部皮肤,勿用刺激性药物或肥皂擦洗。穿棉织品内裤,勤换洗。内裤、坐浴及洗涤用物应煮沸消毒5~10分钟以消灭病原体,避免交叉和重复感染的机会。婴幼儿避免穿开裆裤。用药前洗净双手及外阴,减少交叉感染机会。

2. 治疗期间禁止性生活,性伴侣应同时接受检查和治疗。避免到游泳池、浴池等公共场所。

3. 按疗程治疗,指导患者及时复查,向其解释复查的重要性,滴虫性阴道炎常于月经后复发,故临床症状消失,滴虫检查阴性后,仍应于下次月经后继续治疗1个疗程,以巩固疗效。连续3次月经干净后复查白带均为阴性,方为治愈。

4. 因甲硝唑抑制酒精在体内氧化,而产生有毒的中间代谢产物,故用药期间应禁酒。甲硝唑还可透过胎盘到达胎儿体内,故孕20周前禁用。哺乳期甲硝唑也可通过乳汁排出,故服药期间及服药后6小时内不宜哺乳。妊娠合并假丝酵母菌感染者,为避免损害胎儿,应禁用口服唑类药物,并坚持局部治疗甚至到妊娠8个月。老年性阴道炎使用雌激素时,应小剂量局部用药为主,乳腺癌或生殖系统癌症患者禁用。

5. 及时观察用药后的不良反应,一旦发生应报告医生并停药。

【护理评价】

1. 患者组织是否修复。

2. 白带是否减少,瘙痒是否缓解,舒适度是否增强。

3. 焦虑是否减轻。

第四节 子宫颈炎患者的护理

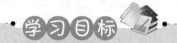

1. 掌握宫颈炎的病理类型、临床表现、常见护理诊断和护理措施。

2. 熟悉宫颈炎的病因、辅助检查及治疗要点。

案例导入：

王女士,42岁,主诉白带呈乳白色样增多,妇科检查:宫颈外口处的宫颈阴道部呈细颗粒状并发红,发红的面积占整个宫颈面积的1/2左右,根据以上情况列出主要护理诊断并制定相应护理措施。

子宫颈炎症(cervicitis)是妇科最常见的疾病之一,多见于生育期妇女,分为急性和慢性两种。急性子宫颈炎症常与急性子宫内膜炎、急性阴道炎同时发生。临床以慢性子宫颈炎多见。

慢性宫颈炎常因分娩、流产或手术损伤宫颈后,病原体侵入引起感染。患者多无急性宫颈炎病史。病原体主要为葡萄球菌、链球菌、大肠杆菌及厌氧菌。其次为淋病奈瑟菌、沙眼衣原体。病原体侵入并隐藏在宫颈黏膜内,因宫颈黏膜皱襞多,感染不易被彻底清除,而形成慢性宫颈炎。根据病理组织形态结合临床可有以下几种类型:

1. 宫颈糜烂　是慢性宫颈炎最常见的病理类型。由于宫颈外口处鳞状上皮坏死脱落,由颈管柱状上皮增生覆盖,宫颈外口处的宫颈阴道部呈细颗粒状的红色区,称为宫颈糜烂。根据糜烂的深浅程度分为三型:①单纯性:炎症初期,糜烂面仅为单层柱状上皮所覆盖,表面平坦,称为单纯性糜烂。②颗粒型:由于腺上皮过度增生并伴有间质增生,糜烂面凹凸不平呈颗粒状,称颗粒型糜烂。③乳突型:当间质增生显著,表面凹凸不平现象更加明显呈乳突状,称为乳头型糜烂。根据糜烂面积大小可分为3度(图15-2):①轻度:糜烂面积小于整个宫颈面积的1/3。②中度:糜烂面占整个宫颈面积的1/3~2/3。③重度:糜烂面占整个宫颈面积的2/3以上。

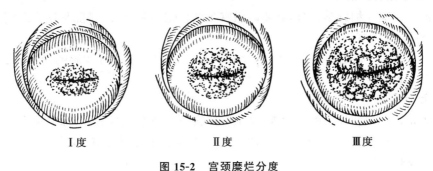

Ⅰ度　　　Ⅱ度　　　Ⅲ度

图15-2　宫颈糜烂分度

当病变处柱状上皮逐渐被鳞状上皮所取代,颜色恢复到淡红色光滑状态时,称为糜烂愈合。随后又逐渐成为复层鳞状上皮,称为鳞状上皮化生。

2. 宫颈肥大　宫颈长期受到慢性炎症刺激,组织充血、水肿,腺体和间质增生,使宫颈呈不同程度肥大,表面多光滑,硬度增加。

3. 宫颈息肉　由于慢性炎症长期刺激,宫颈管局部黏膜增生,子宫有排除异物的倾向,使增生的赘生物由基底部向宫颈外口突出而形成息肉。息肉为一个或多个,大小不等,直径约1cm,蒂细长、色红、呈舌形、质软而脆、易出血。由于炎症持续存在,除去息肉后仍可复发(图15-3)。

4. 宫颈腺囊肿　又称纳氏腺囊肿。发生在宫颈糜烂愈合过程中,新生的鳞状上皮覆盖宫颈管口或伸入腺管,将腺管口阻塞,腺体分泌物潴留不能排出而形成囊肿。宫颈表面可见数个突出的半透明状小囊泡,内含无色黏液,若伴感染囊泡呈白色或淡黄色(图 15-4)。

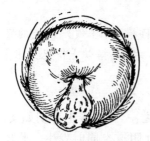
图 15-3 宫颈息肉

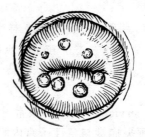
图 15-4 宫颈腺体囊肿

5. 宫颈黏膜炎 又称宫颈管炎,病变局限于宫颈管黏膜及黏膜下组织。宫颈阴道部外观光滑,宫颈外口充血发红,可见脓性分泌物。

【护理评估】

(一)健康史

了解有无阴道分娩、流产、妇科手术等造成的宫颈损伤;有无性传播疾病发生;有无不良卫生习惯等。

(二)临床表现

主要症状是白带增多,呈乳白色黏液状或淡黄色脓性,可有血性白带及性交后出血。一旦炎症沿宫骶韧带扩散到盆腔时,可有腰骶部疼痛、盆腔部下坠感等。宫颈分泌物黏稠脓性不利于精子穿过,可造成不孕。妇科检查可见不同程度糜烂、肥大、息肉、裂伤、外翻及宫颈腺体囊肿等。

(三)实验室及其他辅助检查

常规做宫颈刮片细胞学检查,必要时做宫颈活体组织检查,以排除早期宫颈癌。

(四)心理-社会状况

由于白带增多、腰骶部疼痛不适;治疗效果不佳、久治不愈;可能影响受孕;或怀疑恶变而焦虑不安。

(五)治疗要点

治疗前先行宫颈刮片细胞学检查、碘试验或宫颈活体组织检查,排除早期宫颈癌。慢性宫颈炎以局部治疗为主,可根据不同的情况选用物理治疗、药物治疗及手术治疗,以物理治疗最常用且效果最稳定。

【常见护理诊断/问题】

1. 组织完整性受损 与阴道分泌物增多、炎症刺激有关。

2. 知识缺乏:缺乏慢性宫颈炎物理治疗的相关知识。

3. 焦虑 与可能影响受孕或担心癌变有关。

【护理目标】

1. 患者炎症得到控制,组织修复。

2. 能够说出物理治疗的注意事项及护理方法。

3. 焦虑减轻。

【护理措施】

(一)积极配合治疗,促进组织修复

1. 物理治疗 是最常用的方法。临床常用的方法有激光、冷冻、红外线凝结、微波疗法等。其原理都是将宫颈糜烂面破坏,结痂脱落后,由新生的复层鳞状上皮覆盖创面,一般需要 3～4 周,病变较深者 6～8 周,宫颈外观恢复光滑。

2. 药物治疗　主要适用于糜烂面积小、炎症浸润较浅的病例。目前临床多用复方莪术油栓,睡前塞入阴道深部 1 枚,连续 7～10 天为一个疗程,可以重复使用。有些患者宫颈管内有脓性分泌物,局部用药效果差,需全身治疗。治疗前先取宫颈管分泌物作培养及药敏试验,同时查找淋病奈瑟菌及沙眼衣原体,根据检测及培养结果选用相应的抗感染药物。

3. 手术治疗　宫颈息肉可做息肉摘除术;宫颈肥大、糜烂面积广且累及宫颈管或疑癌变者可做宫颈锥形切除术。

(二) 物理治疗的相关知识宣教

治疗时间选择在月经干净后 3～7 日内进行,有急性生殖器炎症者暂时禁忌。患者术后均有阴道分泌物增多,甚至有大量水样排液,应每天清洗外阴 2 次,勤换会阴垫,保持外阴清洁。在术后 1～2 周结痂脱落时可有少量出血,如出血量多需急诊处理。禁止性交和盆浴 2个月,于下次月经干净后 3～7 日复查,未痊愈者可择期再行第二次治疗。

(三) 缓解焦虑

向患者解释宫颈炎的发病特点、治疗方法及护理知识,解除患者的思想顾虑,积极配合治疗,防止癌变发生。

(四) 健康指导

1. 提高育龄期妇女对宫颈炎、宫颈癌防护重要性的认识。

2. 指导妇女定期作妇科检查,积极治疗宫颈炎。

3. 保持良好的个人卫生习惯,注意性生活卫生,避免分娩及手术操作损伤宫颈。

【护理评价】

1. 患者经治疗后是否组织修复、症状消失。

2. 能否说出物理治疗的注意事项及护理方法。

3. 焦虑是否减轻。

第五节　盆腔炎患者的护理

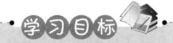

1. 掌握盆腔炎的常见护理诊断和护理措施。

2. 熟悉盆腔炎病因、病理、临床表现。

3. 了解盆腔炎的辅助检查及治疗要点。

案例导入:

田女士,24 岁,既往有慢性盆腔炎病史,高热 3 天,伴左下腹疼痛,查体左下腹压痛,妇科检查可见宫颈口有脓性分泌物流出,子宫压痛,左附件压痛,未触及包块。可能性最大的诊断是什么? 你能列出主要的护理诊断并制定相应护理措施吗?

女性内生殖器及其周围的结缔组织、盆腔腹膜发生炎症时称盆腔炎(pelvic inflammatory disease,PID)。有急性和慢性两类。多为需氧菌和厌氧菌的混合感染。盆腔炎大多发生在性活跃期,有月经的妇女。炎症可局限于一个部位,也可累及多个部位,最常见的是输卵管炎及输卵管卵巢炎。

一、急性盆腔炎

主要病因有:①产后及流产后感染(分娩后或流产后产道损伤、组织残留于宫腔内合并感染)。②宫腔内手术操作后感染(刮宫术、输卵管通液术、子宫输卵管造影术、子宫镜检查、放置和取出宫内节育器等消毒不严格引起感染或术前适应证选择不当引起炎症发作并扩散)。③经期卫生不良(使用不洁的月经垫、经期性交等)。④不洁性生活史、早年性交、多个性伴侣、性交过频者可导致性传播疾病的病原体入侵。⑤邻近器官炎症蔓延。⑥慢性盆腔炎急性发作。

主要病理改变为急性子宫内膜炎、急性输卵管炎、输卵管积脓、输卵管卵巢脓肿、急性盆腔结缔组织炎、急性盆腔腹膜炎、脓毒血症及败血症。

二、慢性盆腔炎

多为急性盆腔炎未能彻底治疗,或患者体质较差病程迁延所致,但也可无急性盆腔炎病史。其病情较顽固,一旦机体抵抗力下降,可急性发作。主要病理改变为结缔组织增生及粘连,常累及输卵管、卵巢。可表现为慢性输卵管炎与输卵管积水(图 15-5)、输卵管卵巢炎及输卵管卵巢囊肿(图 15-5)及慢性盆腔结缔组织炎。

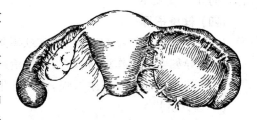

图 15-5　输卵管积水(左)、输卵管卵巢囊肿(右)

【护理评估】

(一)健康史

了解患者有无手术、流产、引产、分娩、宫腔操作后感染史,有无经期性生活、使用不洁月经垫及性生活紊乱;有无急性盆腔炎病史及原发性不孕史等。

(二)临床表现

1. 急性盆腔炎　发病时有明显的下腹疼痛伴发热,重者可有寒战、高热、头痛、食欲不振,腹胀等。呈急性病容,体温升高,心率快,呼吸急促、表浅,下腹部肌紧张、压痛及反跳痛,肠鸣音减弱或消失。

妇科检查:阴道明显充血,有大量脓性分泌物自宫颈口流出;穹隆触痛明显,宫颈充血、水肿、举痛明显;宫体增大,有压痛,活动受限;子宫两侧压痛明显,若有脓肿形成则可触及包块,且压痛明显。

2. 慢性盆腔炎　主要症状为下腹坠胀、疼痛及腰骶部酸痛,常在劳累、月经前后、性交后加重。慢性盆腔炎全身症状多不明显,有时可出现低热、乏力及神经衰弱症状(如精神不振、周身不适、失眠)等。部分患者可出现月经失调、不孕及异位妊娠。当患者抵抗力下降时,易有急性或亚急性发作。

妇科检查:子宫常呈后位,活动受限或粘连固定。输卵管炎症时子宫一侧或双侧触及条索状增粗输卵管,伴有轻度压痛。输卵管积水或输卵管卵巢囊肿时盆腔一侧或双侧可触及边界不清、活动受限的囊性肿物。盆腔结缔组织炎时常可触及子宫一侧或双侧有片状增厚、压痛,宫骶韧带增粗、变硬,有触痛。

（三）实验室及其他辅助检查

1. 宫颈分泌物、盆腔脓液培养及药物敏感试验　寻找病原体,指导选用敏感的抗生素。

2. 血、尿常规检查　提示炎症反应程度。

3. B超检查　帮助确定盆腔炎性包块、囊肿、脓肿的部位和大小。

4. 腹腔镜检查　可直视子宫、输卵管、卵巢、宫旁组织的病理改变,必要时做活检。有生育要求的患者,同时做输卵管通液检查,观察输卵管是否通畅。

5. 阴道后穹隆穿刺　怀疑盆腔脓肿时进行此项检查。

（四）心理-社会状况

患者因病程长、治疗效果不明显、易反复发作或不孕而焦虑不安、情绪低落。严重者可影响正常工作和生活,甚至影响夫妻关系。

（五）治疗要点

1. 急性盆腔炎　以控制感染为主,辅以支持疗法及手术治疗等。根据药敏试验选择抗生素,一般通过联合用药以尽快控制混合感染。手术治疗主要针对脓肿形成或破裂的患者。

2. 慢性盆腔炎　采用综合治疗,包括中医治疗、物理治疗、药物治疗及手术治疗,同时注意增强局部和全身的抵抗力。中医治疗以清热利湿、活血化瘀,行经止痛为主。物理治疗常用短波、超短波等,促进血流循环,提高新陈代谢,以利于炎症吸收和消退。药物治疗主要用抗生素同时加 α-糜蛋白酶或透明质酸酶,以利于防止粘连和炎症的吸收。手术治疗主要针对盆腔脓肿、输卵管积水或输卵管囊肿。

【常见护理诊断/问题】

1. 体温过高　与盆腔急性感染有关。

2. 急性疼痛　与急性盆腔炎引起下腹部腹膜炎有关。

3. 慢性疼痛　与慢性盆腔炎导致盆腔瘀血及粘连有关。

4. 焦虑　因病情严重或治疗时间长、效果不明显,担心生育功能有关。

【护理目标】

1. 患者感染得到控制,体温恢复正常。

2. 疼痛缓解。

3. 焦虑减轻。

【护理措施】

（一）缓解急性疼痛,恢复正常体温

1. 急性期患者卧床休息,取半卧位,有利于脓液积聚在子宫直肠窝而使炎症局限。

2. 每4小时测1次体温、脉搏和呼吸。对高热患者给予物理降温,注意观察体温变化及不适。

3. 若有腹胀给予胃肠减压,注意保持减压管通畅。

4. 遵医嘱应用足量抗生素,纠正水电解质紊乱和酸碱失衡,观察疗效。

5. 保证患者获得充分的休息和睡眠。给予高蛋白、高热量、高维生素、易消化的饮食。

（二）缓解慢性疼痛

1. 采用中医治疗、物理治疗、药物治疗及手术治疗等综合疗法,以利于炎症吸收和消退。

2. 疼痛明显者遵医嘱给予镇静止痛药物缓解症状。

3. 保证患者充足的休息和睡眠、避免过度劳累,注意保暖。

4. 加强锻炼,增加营养,增强体质。

5. 及时、彻底治愈生殖器急性炎症,避免扩散、迁延转为慢性盆腔炎。

(三)缓解焦虑

耐心倾听患者的诉说,关心、理解其疾苦,向患者讲解盆腔炎发病的原因及预防复发的相关知识,和患者及家属共同探讨适合的治疗方案,尽可能满足患者的需求,解除其思想顾虑,增强信心,积极配合治疗从而减轻焦虑、忧郁等心理压力。

(四)健康指导

1. 做好经期、孕期及产褥期的卫生宣教,增强自我保健意识。保持会阴清洁干燥,经期禁止性交,指导性生活卫生,节制性生活,减少性传播疾病。

2. 采取有效避孕措施,减少人工流产次数。人流、上取节育器及其他宫腔手术后避免感染、劳累,保持外阴清洁,加强营养,增强体质。

3. 急性盆腔炎应及时治疗、彻底治愈,避免转为慢性盆腔炎。

【护理评价】

1. 患者感染是否得到控制,体温是否恢复正常。

2. 疼痛是否缓解。

3. 焦虑是否减轻。

第六节　性传播疾病患者的护理

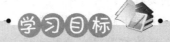

学习目标

1. 掌握性传播疾病的常见护理诊断和护理措施。
2. 熟悉性传播疾病的病因、感染途径、病理、临床表现及对母儿的影响。
3. 了解性传播疾病的辅助检查及治疗要点。

案例导入:

张女士,41岁,因阴道分泌物增多伴外阴痒痛5天来医院就诊。1周前在公共浴池洗浴,后阴道分泌物明显增多,呈黄绿色脓性,同时伴有尿频、尿急、尿痛等症状。妇科检查:外阴部红肿,阴道有大量黄绿色脓性分泌物,子宫稍增大,有轻度压痛,输卵管未见异常。行尿道口、宫颈管分泌物涂片检查,见到革兰阴性淋病奈瑟菌。你考虑该患者是什么病?护理诊断及护理措施有哪些?

一、淋　病

淋病(gonorrhea)由革兰染色阴性的淋病奈瑟菌感染引起的以泌尿生殖系统化脓性感染为主要表现的性传播疾病。其发病率居我国性传播性疾病之首,任何年龄均可发生,以20~30岁居多。淋菌离开人体不易生存,一般消毒剂或肥皂液易将其杀灭。主要是通过性交直接传播,以宫颈管受感染最为常见。

妊娠期淋菌性宫颈管炎可导致感染性流产、人工流产后感染,胎膜早破;分娩后产妇抵抗力下降,如有损伤易发生淋菌播散,而使病情加重。对胎儿的影响为早产、宫内感染、宫内窘迫,甚至死胎、死产。经阴道分娩的新生儿可发生淋菌结膜炎、肺炎,淋菌败血症等,使围生儿死亡率明显增加。

二、尖 锐 湿 疣

尖锐湿疣(condyloma acuminate)是由人乳头瘤病毒(human papilloma virus,HPV)感染引起的鳞状上皮疣状增生病变的性传播疾病。常与多种性传播性疾病同时存在。发病率仅次于淋病,居第二位。主要是经性交直接传播,偶有通过污染的衣物、器械间接传播,孕期有垂直传播的危险。

妊娠期尖锐湿疣生长迅速,巨大尖锐湿疣可阻塞产道。另外,妊娠期尖锐湿疣组织脆弱,阴道分娩时容易导致大出血。尖锐湿疣孕妇经阴道分娩时胎儿可通过软产道感染,在幼儿期有发生喉乳头瘤的可能。

三、梅 毒

梅毒(syphilis)是由苍白密螺旋体引起的慢性全身性的性传播疾病。苍白密螺旋体在体外干燥条件下不易生存,一般消毒剂及肥皂水均可杀灭。传染源是梅毒患者,最主要的传播途径是通过性交传播,占 95%。患早期梅毒的孕妇能通过胎盘将螺旋体传给胎儿引起晚期流产、早产、死胎、死产或分娩先天梅毒儿。

四、获得性免疫缺陷综合征

获得性免疫缺陷综合征(acquired immuno-deficiency syndrome,AIDS)又称艾滋病,是由人类免疫缺陷病毒(human immuno-deficiency virus,HIV)引起的一种性传播疾病,以人体免疫功能严重损害为临床特征,死亡率高。主要经性接触直接传播,其次为血液传播(感染 HIV 的注射器、血液和血制品),母婴垂直传播等。HIV 感染本身对妊娠没有直接影响(除使用毒品等因素外),但妊娠期因母体免疫受抑制,可能影响 HIV 感染病程。对妊娠合并 HIV 感染者,考虑对胎儿及新生儿高度危害性,建议终止妊娠,产后不应哺乳。

【护理评估】

(一) 健康史

了解患者是否有不洁性生活、吸毒、输血、使用血制品等,了解发病的时间、病程经过、治疗方法及效果等。

(二) 临床表现

1. 淋病　潜伏期 3～7 天,感染初期病变局限于下生殖道,如病情进一步发展可累及上生殖道,病理分为急性和慢性两类。急性淋病主要症状是尿频、尿急、尿痛、排尿困难,白带增多呈黄色脓性,外阴部红肿、有烧灼感。检查:外阴、阴道外口及尿道口充血,穹隆及宫颈明显充血,脓性分泌物自宫颈口流出。当病情发展严重时可致急性盆腔炎,甚至中毒性休克。慢性淋病表现为慢性尿道炎、尿道旁腺炎、慢性宫颈炎、慢性输卵管炎等。

2. 尖锐湿疣　潜伏期 2 周～8 个月,平均 3 个月。以年轻妇女居多。病变多发生在外阴性交时易受损部位,如阴唇后联合、小阴唇内侧、阴道前庭、尿道口、肛门周围等部位。临床症状多不明显,可有外阴瘙痒、烧灼痛或性交后疼痛。典型体征初起为微小散在的粉色或白色小乳头状疣,柔软,有细小的指样突起。病灶增大后互相融合,呈鸡冠状、菜花状,其顶端可有角化或感染溃烂。

3. 梅毒　潜伏期约 2～4 周,早期主要是表现为皮肤黏膜损害,晚期可侵犯心血管、神经系统等重要脏器,导致劳动力丧失甚至死亡。

4. 获得性免疫缺陷综合征　潜伏期 6 个月～5 年或更长,儿童最短,妇女最长,患病后死亡率高。艾滋病患者早期常无明显症状或有原因不明的淋巴结肿大,颈、腋窝最明显。发病后,表现为全身性、进行性病变至衰竭死亡,主要表现为机会性感染,恶性肿瘤,口腔、咽喉、食道、腹股沟、肛周等部位感染。

(三) 实验室及其他辅助检查

1. 分泌物涂片检查　取宫颈或尿道口脓性分泌物涂片行革兰染色见淋菌,可作出淋病初步诊断。一期梅毒在硬下疳部位取少许血清渗出液或淋巴穿刺液放于玻片上,加 0.9% 氯化钠液后查到梅毒螺旋体即可以确诊。

2. 分泌物淋菌培养　是诊断淋病的金标准。

3. 病理组织学检查　见挖空细胞可确诊为尖锐湿疣。

4. 梅毒血清学检查　①非密螺旋体抗原血清试验是常规筛查梅毒方法;②密螺旋体抗原血清试验,测定血清特异性抗体。

5. 脑脊液检查　淋巴细胞 $\geqslant 10 \times 10^6/L$, 蛋白 $> 50mg/dl$。性病研究实验室试验 (VDRL)阳性为神经梅毒。

6. HIV 抗体或病毒检测阳性可协助诊断艾滋病。

(四) 心理-社会状况

人们通常因为缺乏性传播疾病相关知识,对其了解不透而恐惧,进而歧视,使患者有较多的思想顾虑,心理负担较重,无法以正常的心态面对疾病。

(五) 治疗要点

1. 淋病的治疗应尽早、彻底。急性淋病以药物治疗为主,遵循及时、足量、规范用药原则。目前首选头孢曲松钠加用红霉素、阿奇霉素或多西环素,性伴侣应同时治疗。慢性淋病者需要综合治疗,包括药物治疗、支持疗法、对症处理、物理疗法、封闭疗法及手术治疗等。妊娠期淋病宜选用头孢曲松钠,加用红霉素。

2. 尖锐湿疣以局部药物治疗为主,用药前可先行表面麻醉以减轻疼痛,常用药物为苯甲酸酊、50%三氯醋酸或 5%氟尿嘧啶等,对病灶局部涂擦。若病灶大,有蒂,可行物理治疗,如激光、微波、冷冻、电灼等。巨大尖锐湿疣可直接手术切除主体,待愈合后再采用药物局部治疗。其配偶或性伴侣需同时治疗。若孕妇病灶存在于外阴、阴道、宫颈,或巨大病灶堵塞软产道时,均应行剖宫产术结束分娩。产后部分尖锐湿疣可能自然消退。

3. 梅毒的处理原则是早期明确诊断,及时治疗。感染梅毒的孕妇,首选青霉素,用药足量,疗程规则。若青霉素过敏,改用红霉素或多西环素,禁止用四环素类药物。治疗期间应避免性生活,性伴侣也应同时接受检查及治疗。

4. 获得性免疫缺陷综合征目前无治愈方法,主要采取抗病毒药物及对症治疗。常用药物有抗病毒药物、干扰素、免疫调节药、对感染的特异性治疗。

【常见护理诊断/问题】

1. 皮肤完整性受损　与病原体感染引起皮肤、黏膜破损有关。

2. 感知觉紊乱:瘙痒　与各类性传播疾病的病变有关。

3. 长期自尊低下　与不洁性行为和社会歧视有关。

4. 焦虑　与治疗效果不佳或无法治愈,担心胎儿、新生儿健康有关。

5. 知识缺乏:缺乏各类性传播疾病防治方面的知识。

【护理措施】

（一）预防为主,积极配合治疗,促进组织修复,提高舒适度

1. 避免与患者或可疑带菌者发生性接触,自觉抵制各种婚外性关系及不正当的性行为,洁身自爱。正确使用避孕套。

2. 养成良好的个人卫生习惯,不使用他人的毛巾、浴巾、牙刷、剃刀等。在公共场所加强个人防护意识,如尽量避免使用公共厕所的坐便器、公共浴池内尽量选择淋浴,而不盆浴等。

3. 拔牙、打针、针灸都要到正规的消毒严格的医院或诊所。

4. 不吸毒,不轻易使用进口血制品。

5. 保持外阴的清洁,勤换内裤。

6. 积极配合医生治疗,观察疗效。

（二）心理护理

患者常害羞或有罪恶感。护理人员应做到不歧视患者,尊重患者,为患者保守隐私。给予其适当的关心、安慰、解除患者求医的顾虑。通过相关知识宣教,帮助他们建立治愈的信心和生活的勇气。

（三）健康指导

1. 治疗期间禁止性生活,性伴侣同时进行检查及治疗,指导治疗后随访。

2. 患者的内裤、浴盆、毛巾应煮沸消毒 5～10 分钟,淋病患者所接触的物品及器具宜用 1% 苯酚溶液浸泡。

3. 保持外阴清洁卫生,避免混乱的性关系,提倡性生活时使用避孕套,贯彻预防为主的原则。积极、科学地宣传艾滋病的防治知识,帮助人们建立健康的生活方式,杜绝艾滋病的三大传播途径。

4. 谨慎使用血液制品。献血人员献血前进行 HIV 抗体检测,抗体阳性者严禁献血。尽量使用国产血液制品,如需用进口血液制品,要经 HIV 检测合格。高危人群不可献血。

5. 治愈标准　淋病一般治疗后 7 天复查分泌物,以后每月查 1 次,连续 3 次阴性,方能确定治愈。梅毒临床治愈为各种症状消失,损害消退;血清学治愈为抗病毒治疗 2 年内,梅毒血清学试验转为阴性,脑脊液检查阴性。

6. 正确认识性传播疾病,消除自卑、恐惧、怕歧视的心理。

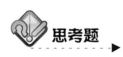 思考题

1. 王女士,30 岁,孕 3 产 1,因阴道分泌物增多伴外阴痒痛 5 天就诊,5 天前无明显诱因出现外阴瘙痒,阴道分泌物增多,呈黄色,有腥臭味,伴有尿急、尿痛。既往体健,月经规律。盆腔检查:外阴潮红,阴道黏膜充血,有散在出血斑点,后穹隆有黄色稀薄泡沫状分泌物,行分泌物悬滴法检查,见到阴道毛滴虫。

（1）考虑该患者最可能的诊断是什么?

(2)列出主要护理诊断及问题。

(3)制订相应的护理措施。

2. 张某,35岁,因白带增多半年,近来出现性交后出血而就诊。妇科检查宫颈重度糜烂,附件未见异常。准备对该患者进行物理治疗。请思考:

(1)在治疗前应先做什么检查排除宫颈癌?

(2)物理治疗后应注意哪些问题?

3. 赵女士,31岁,因6天前诊断早孕行人工流产术,术后第3天出现寒战、高热,T 39.5℃,伴有下腹部疼痛而就诊。检查阴道分泌物呈脓血性,量多且有臭味,子宫体大、软,压痛明显。

(1)考虑该患者最可能的诊断是什么?

(2)列出主要护理诊断。

(3)制订出相应的护理措施。

(项薇薇)

第十六章 女性生殖系统肿瘤患者的护理

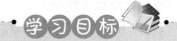

1. 掌握宫颈癌、子宫肌瘤、子宫内膜癌和卵巢肿瘤的护理评估、护理诊断和护理措施。
2. 熟悉生殖器官肿瘤的病理特点和恶性肿瘤的转移途径。
3. 了解各种生殖器官肿瘤的护理目标和护理评价,了解外阴癌的护理。

第一节 外阴癌患者的护理

外阴癌(carcinoma of vulva)是女性最常见的外阴恶性肿瘤,占女性生殖道恶性肿瘤的 3%～5%,多见于绝经后妇女,以外阴鳞状细胞癌最常见。

外阴癌的转移途径以直接浸润和淋巴转移较常见,血行转移多发生在晚期。直接浸润时癌灶沿皮肤、黏膜可侵及阴道、尿道,晚期可累及直肠和膀胱。

【护理评估】

(一)健康史

1. 外阴癌的病因尚不明确,可能与病毒感染和性传播疾病有关。外阴鳞状上皮不典型增生者,发展为外阴癌的概率为 5%～10%。

2. 了解患者年龄,评估有无外阴瘙痒、外阴赘生物及性传播疾病史。

(二)临床表现

1. 症状 主要症状为不易治愈的外阴瘙痒;晚期出现疼痛,侵犯直肠、尿道或膀胱时出现大小便异常。

2. 体征 外阴肿物,如结节状、菜花状或溃疡状,搔抓后破溃、出血,易合并感染,以大阴唇最常见。腹股沟淋巴结受累可扪及肿大、质硬、固定的肿块。

(三)实验室及其他辅助检查

对外阴可疑病变,行外阴活体组织病理检查确诊。

(四)心理-社会状况

患者得知病情后,可能表现出紧张、害怕或恐惧,同时又因术后身体结构将发生变化而出现预感性悲伤,外阴瘙痒及晚期疼痛可困扰患者的日常生活。

(五)治疗要点

以手术治疗为主,辅以放疗及化疗。手术是治疗外阴癌的主要方法,一般行外阴根治术及双侧腹股沟淋巴结清扫术。放疗和化疗多用于晚期或复发癌患者。

【常见护理诊断/问题】

1. 组织完整性受损　与外阴瘙痒、溃疡和放疗损伤有关。

2. 有感染的危险　与病变部位损伤、手术且创面邻近肛门、尿道有关。

3. 急性疼痛　与手术创伤有关。

4. 身体意象紊乱　与手术切除外阴有关。

【护理措施】

（一）外阴局部皮肤护理

1. 局部用药，避免搔抓　指导患者于病变部位涂凡士林软膏或氧化锌软膏，以保护局部组织。尽量避免搔抓病变部位。

2. 放疗患者的皮肤护理　放疗患者常在照射后 8～10 天出现皮肤反应。若照射区皮肤出现红斑或脱屑可在观察下继续放疗；出现水疱或溃疡则应停止照射，保持局部清洁干燥，避免刺激，遵医嘱局部涂 1% 甲紫或抗生素软膏。

（二）配合治疗，预防感染

1. 外阴皮肤有炎症或溃疡者，需治愈后手术。伴高血压、冠心病或糖尿病者，应协助做好相应的检查和治疗。

2. 按外阴、阴道手术护理常规进行术前准备和术后护理，详见第十四章。需外阴植皮者，应将供皮区进行剃毛、消毒并用治疗巾包裹。

3. 术后护理　①保持会阴清洁干燥，每天擦洗外阴 2 次，便后常规擦洗。②观察切口有无渗血、感染征象及移植皮瓣愈合情况。术后 3 天开始，遵医嘱用红外线照射外阴和腹股沟切口部位，以促进愈合。③鼓励患者上半身活动，协助下肢及足部的被动运动，预防压疮。④遵医嘱用抗生素。

（三）缓解疼痛

1. 术前指导患者练习深呼吸、咳嗽和床上翻身，以适应术后活动。术后协助患者取平卧双腿外展屈膝体位，并在腘窝下垫一软枕。疼痛较重者，应注意有无感染。

2. 创造良好的休息环境，保证患者休息。遵医嘱给予止痛剂或使用自控镇痛泵，有效缓解疼痛。

（四）心理护理

术前与患者沟通，讲解手术前后注意事项、手术方式及手术将重建切除的外阴等，指导患者采取积极的应对方式，消除紧张、焦虑和自卑心理，帮助恢复患者的自尊。

（五）健康指导

1. 保持外阴清洁，避免长期使用刺激性强的药液清洗外阴。

2. 外阴瘙痒或发现外阴肿物及白色病变，应及时就医。

3. 指导患者出院后定期随访。

第二节　子宫肌瘤患者的护理

案例导入：

李女士，43 岁，G_2P_2，因经量增多、经期延长 2 年，加重 6 个月入院。近日感头晕、乏力和心悸。患者贫血貌。妇科检查：子宫约 3 个月妊娠大、质硬、表面不规则。血红蛋白 82g/L。该患者可能发生了什么问题？

子宫肌瘤（myoma of uterus）是女性生殖系统最常见的良性肿瘤，多见于 30～50 岁妇女，至少约 20％育龄期妇女有子宫肌瘤。

（一）病理

1. 巨检　肌瘤为实质性球形包块，表面光滑，大小不一，单个或多个。肌瘤周围有被压缩的肌纤维束和结缔组织构成的假包膜覆盖，故手术时肌瘤容易剥出。肌瘤表面白色、质硬、切面呈旋涡状结构。

2. 镜检　肌瘤由平滑肌纤维相互交叉组成，中间有不等量的纤维结缔组织。

（二）分类

1. 按肌瘤生长部位分类　分为宫体肌瘤和宫颈肌瘤，以宫体肌瘤多见。

2. 按肌瘤与子宫肌壁的关系分类（图 16-1）

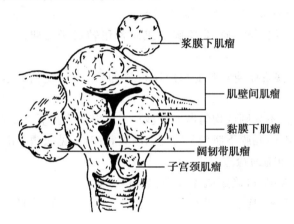

图 16-1　子宫肌瘤分类图

（1）肌壁间肌瘤：最常见，占 60％～70％，肌瘤位于子宫肌壁间，周围被肌层包围。

（2）浆膜下肌瘤：占 20％，肌瘤突向子宫表面，仅由浆膜层覆盖。有时肌瘤与子宫仅由一蒂相连，称带蒂浆膜下肌瘤。

（3）黏膜下肌瘤：占 10％～15％，肌瘤向宫腔内突出，表面仅由黏膜层覆盖。黏膜下肌瘤易形成蒂脱出宫颈口而突入阴道。

各种类型的子宫肌瘤可发生在同一子宫，称多发性子宫肌瘤。

（三）肌瘤变性

肌瘤的血供来自假包膜的血管，当肌瘤较大或生长过快时，肌瘤因供血障碍而发生变性。常见变性有玻璃样变（最多见）、囊性变、红色变（多见于妊娠期或产褥期）、肉瘤变（恶性变、约占 0.4％～0.8％）及钙化。

【护理评估】

（一）健康史

1. 病因　子宫肌瘤病因不清。根据肌瘤好发于生育期、妊娠期肌瘤增大、绝经后肌瘤停止生长甚至萎缩消失，提示子宫肌瘤发生可能与女性激素有关，雌激素是肌瘤生长的主要因素，近年证实孕激素也可促进肌瘤生长。

2. 了解患者年龄、月经史和生育史,评估患者有无长期使用雌激素以及发病后的月经改变和治疗经过。

(二)临床表现

1. 症状

(1)月经改变:是最常见症状,主要表现为经量增多、经期延长或不规则子宫出血,与肌瘤使子宫内膜面积增加、子宫收缩不良或伴有子宫内膜增生过长等有关。黏膜下肌瘤最易导致月经异常,而浆膜下肌瘤则较少影响月经。

(2)腹部包块:肌瘤增大使子宫超过 3 个月妊娠大时,在下腹部可扪及包块,质硬、不规则,膀胱充盈时更易扪及。

(3)贫血:经量过多可出现头晕、乏力等贫血征象。

(4)其他

1)白带增多:与肌瘤使内膜面积增大、腺体分泌黏液增加有关。

2)压迫症状:前壁肌瘤可能压迫膀胱,引起尿频、排尿困难或尿潴留;后壁肌瘤可能引起下腹部坠胀不适或便秘等症状。

3)疼痛:肌瘤一般不引起疼痛,当浆膜下肌瘤蒂扭转或子宫肌瘤红色变性时,可出现急性剧烈腹痛。

4)不孕或流产:子宫肌瘤使宫腔变形或压迫输卵管,影响受精卵着床或精子运行,可能导致流产或不孕。

2. 妇科检查 子宫不规则或均匀增大、质硬、无压痛。浆膜下肌瘤表面不规则,可触及质硬的球形包块与子宫相连;黏膜下肌瘤子宫均匀增大,有时可见肌瘤突出于宫颈口或阴道内。

(三)实验室及其他辅助检查

1. B超检查 最常用,可确定肌瘤大小、数目和部位。

2. 内镜检查 宫腔镜、腹腔镜可在直视下探查黏膜下肌瘤或浆膜下肌瘤,并可在镜下手术切除肌瘤。

(四)心理-社会状况

患者及家属对子宫肌瘤缺乏认识,对治疗方案的选择犹豫不决,对需要手术治疗而焦虑不安。担心手术切除子宫可能会影响其女性特征,影响夫妻生活。

(五)治疗要点

1. 随访观察 适于肌瘤小、无症状、近绝经者。每3～6个月随访一次。

2. 药物治疗 适于子宫小于 2 个月妊娠大、症状轻、近绝经期或全身情况不能耐受手术者。常用药物有雄激素、米非司酮和亮丙瑞林。药物可抑制肌瘤生长或使肌瘤缩小,但停药后肌瘤又可逐渐增大。

3. 手术治疗 适于子宫超过妊娠10周大小、症状明显或肌瘤生长较快怀疑有恶变者。手术方法有肌瘤切除术及子宫切除术。

【常见护理诊断/问题】

1. 潜在的并发症:贫血。

2. 有感染的危险 与贫血和手术有关。

3. 焦虑 与担心肌瘤恶变和手术有关。

【护理目标】

1. 患者贫血得到预防或纠正。

2. 治疗期间未发生感染。

3. 患者和家属情绪稳定,焦虑缓解。

【护理措施】

(一)配合治疗,防治贫血

1. 与患者建立良好的护患关系,向患者及家属解释子宫肌瘤的临床特点、治疗方案及预后,使患者主动配合检查与治疗。

2. 药物治疗的护理

(1)雄激素:对抗雌激素,常用甲基睾酮 5mg 舌下含服,每天 2 次,连续 20 天为 1 疗程。每月总量不得超过 300mg,以免产生男性化副作用。

(2)促性腺激素释放激素类似物(GnRH-a):抑制垂体功能,降低雌激素水平,使肌瘤缩小。亮丙瑞林每月皮下注射 1 次,每次 3.75mg。用药超过 6 个月,可能产生雌激素水平降低导致的围绝经期综合征表现,应避免长期应用。

(3)米非司酮:与孕激素竞争受体,拮抗孕激素。每天 12.5mg 口服,连续 3 个月。通常作为术前用药或提前绝经使用,不宜长期应用,避免其抗糖皮质激素的作用。

(4)有贫血者,遵医嘱补充铁剂。如硫酸亚铁 0.3g,每天 3 次,饭后或餐中服用,可减轻铁剂刺激胃黏膜引起的胃部不适等副作用。

3. 手术治疗的护理

(1)协助选择手术方式

1)肌瘤切除术:适于年轻希望保留生育功能者。浆膜下或肌壁间肌瘤可经腹或腹腔镜切除肌瘤,黏膜下肌瘤可经阴道或宫腔镜下切除。术后复发率 50%,约 1/3 患者需再次手术。

2)子宫切除术:适于肌瘤较大、不要求保留生育功能或疑有恶变者。

(2)手术护理同妇科腹部手术常规护理,详见第十四章相关内容。术后注意预防阴道残端出血和感染。

(二)预防感染

1. 加强营养,指导患者进食高蛋白、高维生素和含铁丰富的食物,积极纠正贫血,必要时输血。

2. 注意阴道流血,保持外阴清洁。黏膜下肌瘤脱出至阴道者,每日外阴擦洗 2 次。

3. 术后注意患者体温变化及手术切口有无感染征象。遵医嘱用抗生素。

(三)缓解焦虑

关心患者,鼓励其说出心理感受。向患者及家属解释子宫肌瘤是良性肿瘤,手术保留卵巢,不会影响生活质量及性功能,纠正患者错误认识,消除顾虑。

(四)健康指导

1. 子宫肌瘤是良性肿瘤,保守治疗者应定期随访,若肌瘤生长迅速或出现明显症状应手术治疗。

2. 术后 1 个月复诊。

【护理评价】

1. 患者贫血是否得到预防或纠正。

2. 感染是否发生。

3. 患者和家属情绪是否稳定,焦虑是否缓解。

第三节 子宫颈癌患者的护理

案例导入:

　　王女士,46 岁,G₃P₂,因发现血性白带 2 个月入院。妇科检查:宫颈Ⅱ度糜烂,有接触性出血,宫体正常大,双侧附件未触及异常。宫颈刮片细胞学检查巴氏Ⅳ级。该患者可能发生了什么问题? 应如何指导她进一步检查?

　　子宫颈癌(cervical cancer)(又称宫颈癌)是最常见的妇科恶性肿瘤。发病年龄呈双峰状分布,原位癌多发于 30~35 岁,浸润癌多发于 50~55 岁。近年来广泛开展防癌宣传和普查,使宫颈癌得以早发现、早诊断和早治疗,发病率和死亡率均明显下降。

　　(一)病理

　　1. 组织学类型 包括鳞癌、腺癌和腺鳞癌,以鳞癌最常见,好发于宫颈外口鳞-柱上皮移行带。

　　2. 癌组织发生发展过程(图 16-2)

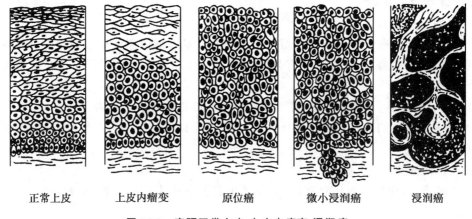

正常上皮　　　上皮内瘤变　　　原位癌　　　微小浸润癌　　　浸润癌

图 16-2　宫颈正常上皮-上皮肉瘤变-浸润癌

　　(1)宫颈上皮内瘤样病变(CIN):包括宫颈不典型增生和原位癌。CINⅠ级即轻度不典型增生,CINⅡ级即中度不典型增生,CINⅢ级即重度不典型增生和原位癌。宫颈原位癌又称上皮内癌,病变局限于上皮层内,未穿透基底膜,无间质浸润。

　　(2)宫颈浸润癌:癌细胞穿透基底膜侵入间质。

　　3. 巨检 病变早期子宫颈外观正常或类似宫颈糜烂;随病变发展,其生长方式表现为外生型(最常见)、内生型、溃疡型和颈管型四种类型(图 16-3)。

　　(二)转移途径

　　以直接蔓延和淋巴转移为主,直接蔓延最常见,血行转移少且多发生于晚期。

　　【护理评估】

　　(一)健康史

　　1. 病因 病因不清,可能与下述因素有关。

　　(1)性行为及分娩次数:性生活紊乱、早婚、早育及多产,与宫颈癌密切相关。有阴茎癌、前

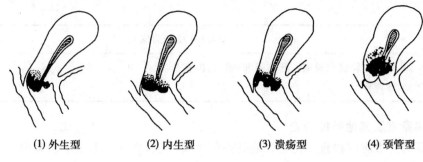

(1) 外生型   (2) 内生型   (3) 溃疡型   (4) 颈管型

图 16-3　宫颈癌类型(巨检)

列腺癌或其前妻曾患有子宫颈癌者均为高危男子,与高危男子有性接触的妇女易患宫颈癌。

(2)病毒感染:高危型人乳头瘤病毒(HPV)感染是宫颈癌的主要危险因素。

(3)其他:宫颈慢性炎症、吸烟、经济状况低下、种族和地理环境等因素可能与之有关。

2. 了解患者年龄、月经史和婚育史,评估有无上述可能诱发宫颈癌的因素。

(二)临床表现

早期宫颈癌无明显症状,多在普查时发现。随病变发展,可有下述表现。

1. 阴道流血　早期表现为接触性出血或血性白带,常发生在性生活或妇科检查后;老年患者可表现为绝经后不规则阴道流血;年轻患者可表现为经期长、经量多;晚期肿瘤侵蚀血管可引起致命性大出血。

2. 阴道排液　早期量少,呈白色稀薄状或血性;晚期癌组织破溃、坏死或继发感染时,阴道排液增多,呈米汤样或脓性,有恶臭。

3. 晚期症状　与癌灶浸润部位有关。宫颈旁组织浸润者,出现严重腰骶部疼痛;膀胱、直肠浸润者可表现为尿频、尿急、肛门坠胀或便秘;输尿管浸润可引起肾盂积水及尿毒症;晚期出现贫血、恶病质等全身衰竭症状。

4. 妇科检查　早期宫颈光滑或呈糜烂状;随病变发展可有外生型、内生型或溃疡型等不同类型的表现;晚期病变浸润达盆壁,宫旁组织增厚、质硬甚至形成冰冻骨盆。

5. 临床分期　采用国际妇产科联盟修订的方案(表 16-1)。

表 16-1　宫颈癌的临床分期(FIGO,2000)

0 期	原位癌(浸润前癌)
Ⅰ期	肿瘤局限于子宫(扩展至宫体将被忽略)
ⅠA	镜下浸润癌(分 $ⅠA_1$、$ⅠA_2$)
ⅠB	肉眼可见癌灶局限于宫颈,或镜下癌灶超过 $ⅠA_2$ 范围(分 $ⅠB_1$、$ⅠB_2$)
Ⅱ期	肿瘤超越子宫,但未达盆壁或未达阴道下 1/3
ⅡA	无宫旁浸润
ⅡB	有宫旁浸润
Ⅲ期	肿瘤扩展至盆壁和(或)累及阴道下 1/3 和(或)引起肾盂积水或肾无功能
ⅢA	肿瘤累及阴道下 1/3,但未达盆壁
ⅢB	肿瘤扩展至骨盆壁和(或)引起肾盂积水或肾无功能

续表

0 期	原位癌(浸润前癌)
ⅣA	肿瘤侵犯膀胱黏膜或直肠黏膜和(或)超出真骨盆
ⅣB	远处转移

(三)实验室及其他辅助检查

1. 宫颈刮片细胞学检查 是宫颈癌普查的主要方法,详见第十三章相关内容。

2. 宫颈碘试验 将碘溶液涂在宫颈和阴道壁上,在不着色区取材活检,提高诊断率。正常宫颈上皮内含糖原,可被碘溶液染为棕色;不着色区糖原缺乏,表示可能有病变。

3. 阴道镜检查 宫颈刮片细胞学检查巴氏Ⅲ级或以上,TBS分类为鳞状上皮内瘤变,在阴道镜下选择病变部位取材活检,提高诊断率。

4. 宫颈及颈管活组织检查(宫颈活检) 是确诊宫颈癌及癌前病变的可靠依据。选择宫颈鳞-柱状上皮移行带的3、6、9、12点处,碘试验不着色区或阴道镜指导下取组织活检。

5. 宫颈锥切术 适于宫颈刮片多次检查阳性,而宫颈活检阴性者;或活检为原位癌但不能排除浸润者。

近年来采用液基超薄细胞学检测技术(TCT)和计算机细胞扫描(CCT)用于宫颈癌的细胞学检查,大大提高了早期宫颈癌的诊断率。

(四)心理-社会状况

宫颈癌确诊早期,患者可能表现出震惊和自我否认,继而产生忧郁、焦虑或恐惧,患者害怕疼痛和死亡,迫切要求治疗,以延长寿命、减轻痛苦。另外,宫颈癌手术范围广,术后留置尿管时间长,可能影响患者较长时间不能履行各种角色职能。

(五)治疗要点

以手术和放射治疗为主。

1. 手术治疗 适于早期宫颈癌(ⅠA~ⅡA)的患者。根据临床分期不同,可选择全子宫切除术、根治性子宫切除术和盆腔淋巴结清扫术。年轻患者可保留卵巢及阴道功能。

2. 放射治疗 适于各期患者,尤其是不能耐受手术者或晚期患者。

3. 化疗 用于晚期或复发转移者。

【常见护理诊断/问题】

1. 恐惧 与害怕手术、疼痛和死亡有关。

2. 潜在的并发症:感染、排尿障碍、失血性休克。

3. 慢性疼痛 与癌灶浸润有关。

【护理目标】

1. 患者情绪稳定,恐惧缓解,积极配合治疗。

2. 正常排尿功能恢复,未发生感染和大出血。

3. 疼痛缓解。

【护理措施】

(一)缓解恐惧

关心体贴患者,与其多交流,鼓励其宣泄内心感受;向患者及家属介绍宫颈癌的相关知识,如诊疗方法、可能出现的不适和有效的应对措施,缓解其心理压力和恐惧,增强信心,积极配合治疗。

(二)配合治疗,预防并发症

1. 一般护理　①指导患者增加营养,保持会阴清洁。②密切观察病情,注意阴道流血、阴道排液及全身情况。发生阴道大出血应及时报告医生,备好急救用物,协助医生用消毒纱布条压迫止血,并认真交班,按时取出或更换。③有贫血、发热及恶病质者应加强护理,预防肺炎、口腔感染等并发症发生。

2. 手术患者的护理

(1)术前准备:手术前 3 天用 0.2‰碘伏溶液冲洗阴道,手术前 1 天晚清洁灌肠,其余准备同一般腹部手术。

(2)术后护理:

1)按照腹部手术患者的护理常规护理。

2)宫颈癌手术涉及范围广,术后注意保持尿管和腹腔引流管的通畅,观察尿液和引流液的量及性状。通常于术后 48～72 小时取出腹腔引流管,术后 7～14 天拔除尿管。

3)促使术后膀胱功能的恢复:拔除尿管前 3 天开始夹管,每 2 小时开放 1 次,促使膀胱功能恢复。督促患者于拔管后 1～2 小时排尿 1 次,排尿后测残余尿。B 超测量残余尿连续 3 次在 100ml 以下,证明膀胱功能恢复尚可,不需再留置尿管;如残余尿超过 100ml,应再留置尿管 3～5 天,直至残余尿在 100ml 以下。

3. 放疗患者的护理　按放疗常规护理,注意观察副反应。放疗的近期反应有直肠炎和膀胱炎,一般能自愈。晚期并发症多于放疗后 1～3 年出现,主要表现为因缺血引起的直肠溃疡、狭窄及血尿,严重者可能形成直肠阴道瘘或膀胱阴道瘘。

4. 遵医嘱用抗生素预防感染。

(三)缓解疼痛

向患者及家属解释疼痛的原因,指导缓解疼痛的方法,如协助患者选择舒适体位,通过深呼吸、看书、聊天、做手工等转移注意力,鼓励家属关心体贴患者;必要时遵医嘱用镇痛药。

(四)健康指导

1. 开展性卫生教育　提倡晚婚、少育,积极防治人乳头瘤病毒感染、慢性宫颈炎和性传播疾病。

2. 宫颈癌普查　35 岁以上到妇科门诊就医的妇女,应常规作宫颈刮片细胞学检查;一般妇女应每 1～2 年普查 1 次;高危人群每半年接受 1 次妇科检查;绝经过渡期及绝经后妇女有异常阴道流血或接触性出血者应及时就诊。

3. 术后随访　第 1 年内,出院后 1 个月首次随访,以后每 2～3 个月复查 1 次;第 2 年每 3～6 个月复查 1 次;第 3～5 年,每半年复查 1 次;第 6 年开始,每年复查 1 次。如有不适随时就诊。

【护理评价】

1. 患者恐惧是否缓解,是否积极配合治疗。

2. 术后排尿功能是否恢复正常,感染或失血性休克等并发症是否发生。

3. 患者疼痛是否缓解。

第四节　子宫内膜癌患者的护理

案例导入：

　　章女士,56岁,G_1P_1,因绝经5年,阴道不规则流血半月入院。患者精神紧张,全身检查未见异常。妇科检查:宫颈光滑,宫体如正常大、质较软,双侧附件未见异常。患者阴道流血的可能原因是什么? 应如何进一步检查?

　　子宫内膜癌(carcinoma of endometrium)又称宫体癌,发生于子宫内膜层,以腺癌为主,多见于老年妇女,高发年龄为58～61岁,约占女性生殖道恶性肿瘤的20%～30%,近年发病率有上升趋势。

　　子宫内膜癌好发部位为子宫底部或宫角部内膜,生长方式表现为两种类型。①弥散型:广泛累及内膜并突向宫腔,较少浸润肌层。晚期癌灶可侵及肌壁深层或宫颈。②局灶型:多局限于子宫底或宫角部,易浸润肌层,呈息肉状或菜花状。

　　子宫内膜癌生长缓慢,转移较晚,病变局限于子宫者预后较好。常见转移途径有直接蔓延和淋巴转移(主要转移途径),晚期可发生血行转移(少见)。

【护理评估】

（一）健康史

1. 病因　尚不清楚,根据发病是否与雌激素有关分为两种类型。

　　(1)雌激素依赖型:较多见,发病可能与长期持续雌激素刺激而缺乏孕激素拮抗有关。常见于无排卵性疾病(如无排卵性功血、多囊卵巢综合征)、分泌雌激素的卵巢肿瘤(如颗粒细胞瘤)以及长期服用雌激素的绝经后妇女等。患者较年轻,常伴有肥胖、高血压、糖尿病、不孕及绝经延迟,部分患者有家族史,预后较好。

　　(2)非雌激素依赖型:较少见,发病与雌激素无明显关系,多见于老年体瘦妇女,预后不良。

　　2. 了解患者年龄、月经史、婚育史和既往史,评估有无上述子宫内膜癌的高危因素。

（二）临床表现

1. 症状

　　(1)阴道流血:是最常见症状,多表现为绝经后不规则阴道流血,未绝经者表现为经量增多、经期延长或月经间期出血。

　　(2)阴道排液:早期呈浆液性或浆液血性白带,晚期合并感染出现脓性或脓血性排液、有恶臭。

　　(3)晚期症状:癌肿浸润周围组织或压迫神经,引起下腹及腰骶部疼痛。晚期患者有贫血、消瘦、发热等全身衰竭的表现。

2. 体征　早期妇科检查无明显异常;随病情发展,子宫逐渐增大、质较软。晚期癌组织可能自宫颈口脱出或向周围组织浸润,子宫固定,宫旁可扪及不规则结节状肿块。

警惕子宫恶性肿瘤

　　绝经后阴道流血约50%由恶性肿瘤引起,首先考虑子宫内膜癌和子宫颈癌。围绝经期月经紊乱者,需排除子宫内膜癌后,再按良性病变处理。绝经后妇女若子宫大而饱满或未萎缩,应高度警惕子宫内膜癌。

3. 分期　现广泛采用国际妇产联盟（FIGO）制定的手术-病理分期（表 16-2），非手术者可采用 FIGO 修订的临床分期。

表 16-2　子宫内膜癌的手术-病理分期（FIGO，2000）

0 期	原位癌（浸润前癌）
Ⅰ期	肿瘤局限于子宫体（分 A、B、C 三个亚型）
Ⅱ期	肿瘤侵犯宫颈，但未超越子宫（分 A、B 二个亚型）
Ⅲ期	局部和（或）区域的扩散
ⅢA	肿瘤侵犯浆膜层和（或）附件，和（或）腹水或腹腔洗液有癌细胞
ⅢB	阴道浸润
ⅢC	盆腔和（或）腹主动脉旁淋巴结转移
Ⅳ期	癌超出真骨盆或侵犯膀胱或直肠黏膜
ⅣA	肿瘤侵犯膀胱和（或）直肠黏膜
ⅣB	远处转移（包括腹腔内淋巴结转移）

（三）实验室及其他辅助检查

1. 分段诊断性刮宫　是确诊子宫内膜癌最可靠的方法。先环刮宫颈管，再进入宫腔刮子宫内膜，标本分瓶作标记，送病理检查。

2. B超检查　了解子宫大小、内膜厚度及肌层有无浸润等，为临床诊断及治疗提供参考。

3. 宫腔镜检查　可直接观察病变部位和形态，直视下取组织活检。

4. 细胞学检查　可筛查子宫内膜癌。采用特制的宫腔吸管或宫腔刷放入宫腔，吸取分泌物做细胞学检查，查找癌细胞。

5. 其他检查　淋巴造影、CT 及血清 CA_{125} 检测等有助于判断病变范围。

（四）心理-社会状况

子宫内膜癌多发于绝经后妇女，此年龄段的妇女常有孤独感，诊疗过程中对不熟悉的检查充满焦虑和恐惧。确诊子宫内膜癌后的心理反应类似宫颈癌患者。

（五）治疗要点

早期以手术治疗为主，晚期采用综合治疗。

1. 手术治疗　是首选治疗方法。根据临床分期不同，选择全子宫切除术或根治性子宫切除术和相关淋巴结清扫术等。

2. 放射治疗　治疗子宫内膜癌的有效方法之一，分腔内照射和体外照射。用于晚期不宜手术或身体不能耐受手术者。手术前后加用放疗亦可提高疗效。

3. 化疗　用于晚期或复发性子宫内膜癌的治疗。

4. 孕激素治疗　用于晚期或复发癌患者以及子宫内膜不典型增生者，试用于极早期子宫内膜癌要求保留生育功能的患者。

【常见护理诊断/问题】

1. 恐惧　与疾病恶性、手术和疼痛有关。

2. 知识缺乏：缺乏疾病治疗和预后的相关知识。

3. 有感染的危险　与阴道流血、手术和化疗有关。

【护理目标】

1. 患者情绪稳定,恐惧缓解,能主动配合治疗。

2. 能正确认识疾病,配合治疗。

3. 未发生感染。

【护理措施】

(一) 缓解恐惧

1. 积极与患者和家属沟通,介绍疾病的相关知识,使其能正确认识疾病。强调子宫内膜癌虽是恶性肿瘤,但转移晚,预后较好,缓解其恐惧和焦虑心理,增强治病信心。

2. 鼓励患者选择积极有效的应对方式,如听音乐,分散注意力,向家人、朋友或医护人员诉说心理感受等。

(二) 指导患者配合治疗

1. 手术治疗　①告知患者和家属手术前后的注意事项、手术方法和预后,说明子宫内膜癌手术有较好的治疗效果,取得患者和家属的主动配合。②行分段诊刮者,刮出物应送病理检查。③手术前后护理,严格执行腹部手术患者的护理常规,详见第十四章内容。

2. 指导接受放疗或化疗的患者,遵循相应护理常规。

3. 孕激素治疗　孕激素治疗子宫内膜癌的剂量大,应注意评价其疗效和副作用。通常选择口服甲羟孕酮每天 200～400mg;或己酸孕酮 500mg 肌内注射,每周 2 次,至少用药 8～12 周评价疗效,患者需要有配合治疗的耐心。长期大剂量用药,可能发生水钠潴留或影响肝脏功能,停药后好转,应严密观察。

(三) 预防感染

1. 手术和化疗遵循相应护理常规。

2. 术后保持外阴清洁,注意阴道流血。术后 6～7 天,阴道残端肠线吸收或感染可能导致残端出血,需严密观察并协助医生处理。

3. 遵医嘱应用抗生素。

(四) 健康指导

1. 普及防癌知识　35 岁后妇女每 1～2 年接受 1 次防癌普查,围绝经期月经紊乱及绝经后不规则阴道流血者,应做诊断性刮宫排除子宫内膜癌。

2. 围绝经期及绝经后妇女,应在医生指导下正确使用雌激素。

3. 随访　术后 2 年内,每 3～6 个月 1 次;术后第 3～5 年,每 6～12 个月 1 次。因卵巢切除,患者术后可能出现阴道分泌物减少、性生活不适或围绝经期综合征的症状,应给予指导。

【护理评价】

1. 患者恐惧是否缓解,是否能够积极配合诊疗。

2. 患者能否正确认识疾病并配合治疗。

3. 感染是否发生。

第五节　卵巢肿瘤患者的护理

卵巢肿瘤(ovarian tumor)是女性生殖器官常见肿瘤,可发生于任何年龄。卵巢位于盆腔深部,不易扪及,且肿瘤早期无明显症状,恶性肿瘤发现时多已属晚期,预后差,其死亡率居妇科恶性肿瘤之首。幼女和老年妇女的卵巢肿瘤尤应注意恶性可能。

【概述】

(一)分类

卵巢肿瘤组织形态的复杂性居全身各器官之首,世界卫生组织(WHO)1973年制定的分类法,按肿瘤组织学分类,将卵巢肿瘤分为卵巢上皮性肿瘤、性索间质肿瘤、生殖细胞肿瘤和转移性肿瘤。

(二)常见卵巢肿瘤及病理特点

1. 卵巢上皮性肿瘤 是最常见的卵巢肿瘤,占原发卵巢肿瘤的50%～70%,多见于中老年妇女,包括浆液性和黏液性肿瘤,有良性、交界性和恶性之分。

(1)浆液性囊腺瘤:良性,占卵巢良性肿瘤的25%,多见于育龄期妇女。

(2)浆液性囊腺癌:为最常见的卵巢恶性肿瘤,肿瘤多双侧,体积较大,生长迅速,预后差。

(3)黏液性囊腺瘤:良性,占卵巢良性肿瘤的20%,其囊内含黏稠或胶冻状黏液,可形成巨大囊肿。若囊肿破裂,瘤细胞可广泛种植于腹膜并分泌黏液,形成腹膜黏液瘤,外观似卵巢癌转移。

(4)黏液性囊腺癌:恶性,占10%,瘤体较大,预后较好。

2. 卵巢生殖细胞肿瘤 占20%～40%,好发于年轻妇女及幼女。

(1)成熟畸胎瘤:又称皮样囊肿,良性,多单侧,中等大小,表面光滑,瘤内可见内、中、外三个胚层的组织,如油脂、毛发、牙齿、骨质等。恶变率2%～4%,多见于绝经后妇女。

(2)未成熟畸胎瘤:恶性,好发于青少年。

(3)无性细胞瘤:中度恶性,好发于青春期及生育期妇女,对放疗敏感。

3. 卵巢性索间质肿瘤 约占5%。

(1)功能性肿瘤:能分泌雌激素,包括颗粒细胞瘤(低度恶性)和卵泡膜细胞瘤(多良性,极少数为恶性)。

(2)纤维瘤:良性,多单侧,实性。偶见患者伴有腹水或胸腔积液,称梅格斯综合征(Meigs syndrome)。手术切除肿瘤后,腹水或胸腔积液可自行消失。

4. 卵巢转移性肿瘤 约占5%～10%,原发病灶常为乳腺、胃肠道和泌尿生殖道的恶性肿瘤,预后差。库肯勃瘤(Krukenberg tumor)是一种特殊类型的转移性腺癌,原发病灶在胃肠道,常侵犯双侧卵巢,中等大,实性,镜下可见典型的印戒细胞。

(三)卵巢瘤样病变(ovarian tumor like condition) 属卵巢非赘生性囊肿,是卵巢增大的常见原因,滤泡囊肿和黄体囊肿最常见,多单侧,直径<5cm,能自行消失。观察2～3个月或口服避孕药,若肿块持续存在或增大,则卵巢肿瘤的可能性较大。

(四)恶性肿瘤的转移途径

主要通过直接蔓延和腹腔种植,其次为淋巴转移,血行转移少见。

(五)恶性肿瘤的分期(表16-3)

采用FIGO制定的标准分为4期,Ⅰ、Ⅱ、Ⅲ期又各分为a、b、c三个亚型。

【护理评估】

(一)健康史

卵巢肿瘤病因尚不清楚,可能与遗传、内分泌、环境因素和高胆固醇饮食等有关。评估时了解患者年龄、生育史、是否喜欢高胆固醇饮食、有无家族史等。

表 16-3　卵巢恶性肿瘤的手术-病理分期（FIGO，2000）

分期	肿瘤范围
Ⅰ期	肿瘤局限于卵巢
Ⅱ期	肿瘤累及一侧或双侧卵巢，伴盆腔内扩散
Ⅲ期	肿瘤侵犯一侧或双侧卵巢，伴显微镜下证实的盆腔外腹膜转移和（或）局部淋巴结转移
Ⅳ期	超出腹腔外的远处转移

（二）临床表现

1. 症状　①早期多无症状，常在妇科检查或做 B 超时发现。②随肿瘤增大，可能出现下腹部不适、腹胀或扪及腹部包块，甚至出现压迫症状如尿频、便秘、气急、心悸等。③晚期恶性肿瘤可出现腹胀、腹水、消化道症状和疼痛，功能性肿瘤可导致不规则阴道流血或绝经后阴道流血。

2. 妇科检查　于子宫一侧或双侧扪及包块，良性肿瘤包块多囊性、表面光滑、活动度好；恶性肿瘤包块多实性、表面高低不平、固定不动。

3. 卵巢良、恶性肿瘤的鉴别（表 16-4）。

表 16-4　卵巢良性肿瘤与恶性肿瘤的鉴别

	卵巢良性肿瘤	卵巢恶性肿瘤
病史	生长缓慢，病程长，生育期多见	生长迅速、病程短，幼女、青春期或绝经后妇女多见
一般情况	良好，多无不适	晚期出现腹胀、腹水及恶病质
体征	包块多单侧、囊性、表面光滑、活动，无腹水	包块多双侧、实性或囊性、表面不规则、固定；血性腹水，可查到癌细胞

4. 并发症

（1）蒂扭转：卵巢肿瘤最常见的并发症，也是妇科常见急腹症。

1）诱发因素：好发于瘤蒂长、活动度大、中等大小、重心偏于一侧的肿瘤（如畸胎瘤），常在体位突然改变或妊娠期、产褥期子宫位置改变时发生（图 16-4）。瘤蒂由骨盆漏斗韧带、卵巢固有韧带和输卵管组成。

2）临床表现：典型症状是突然下腹一侧剧烈疼痛，伴有恶心、呕吐甚至休克。妇科检查于子宫一侧扪及张力较大的包块，活动欠佳，有压痛，以瘤蒂处最明显并伴有局部肌紧张。有时扭转可自然复位，腹痛也随之缓解。

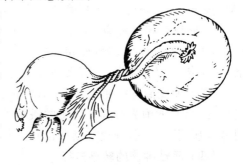

图 16-4　卵巢肿瘤蒂扭转

（2）破裂：分自发性和外伤性破裂，可由恶性肿瘤侵蚀囊壁或挤压、穿刺、分娩等因素引起。破裂后，肿瘤内容物流入腹腔，引起剧烈腹痛、恶心、呕吐以及不同程度的腹膜刺激征；妇科检查发现原有肿块缩小或消失。

（3）感染：较少见，多继发于蒂扭转或破裂后，或邻近器官感染蔓延。主要表现为发热、腹痛、腹膜刺激征和白细胞升高。

（4）恶变：早期多无症状不易发现；若肿瘤生长迅速且为双侧性或出现血性腹水应疑恶变。

（三）实验室及其他辅助检查

1. B超检查 最常用，有助于确定肿瘤的大小、部位和囊实性以及有无腹水，临床诊断符合率＞90％。

2. 细胞学检查 腹水或腹腔冲洗液找癌细胞，有助于诊断和选择治疗方案。

3. 腹腔镜检查 可直视肿物情况，在可疑部位多点活检，抽腹水查癌细胞。

4. 肿瘤标志物检查 卵巢肿瘤可释放抗原、激素及酶等多种产物，这些物质在患者血清中可通过免疫、生化等方法测出。测 AFP、CA_{125}、hCG 和性激素，对诊断卵巢内胚窦瘤、上皮性癌、原发性卵巢绒癌和卵巢功能性肿瘤有参考价值。

5. 病理检查 是确诊良恶性卵巢肿瘤的主要依据。

6. 其他检查 根据病情选择 X 线检查、CT 及 MRI、淋巴造影等检查。

（四）心理-社会状况

卵巢肿瘤性质确定之前，患者及家属多表现为紧张不安和焦虑，渴望尽早知道诊断结果。如肿瘤恶性，因手术和反复化疗影响其正常生活，疾病可能导致死亡等原因，患者可能出现悲观、抑郁甚至绝望情绪。

（五）治疗要点

确诊后尽早手术治疗。术中须做冰冻切片组织学检查明确肿瘤的良恶性。较小的卵巢良性肿瘤可采用腹腔镜手术。

1. 良性肿瘤 年轻有生育要求或双侧卵巢肿瘤者，行肿瘤剥除术；蒂扭转或瘤体大者，行患侧附件切除术；绝经后妇女行全子宫及附件切除术。

2. 恶性肿瘤 以手术治疗为主，辅以化疗和放疗。早期患者行全子宫、双附件和大网膜切除及盆腔、腹主动脉旁淋巴结清扫术，晚期可行肿瘤细胞减灭术。

3. 并发症 卵巢肿瘤蒂扭转或破裂者，应急症手术。合并感染者先控制感染，再择期手术；感染严重者则应尽快手术。

【常见护理诊断/问题】

1. 焦虑 与发现盆腔包块有关。

2. 预感性悲伤 与手术切除子宫、卵巢及肿瘤恶性有关。

3. 急性疼痛 与手术及并发症有关。

4. 有感染的危险 与手术和化疗有关。

5. 营养失调:低于机体需要量 与恶性肿瘤化疗及恶病质有关。

【护理目标】

1. 患者情绪稳定，能正确对待疾病，主动配合治疗。

2. 经积极治疗和护理，患者疼痛缓解或消失。

3. 未发生感染。

4. 营养失调得到纠正。

【护理措施】

（一）心理护理

关心患者，使之尽快适应病区环境。耐心向患者及家属介绍疾病相关知识，告知手术是卵巢肿瘤最主要的治疗方法,解除对手术的疑虑,以积极心态配合治疗。确定肿瘤良性者,将诊断结果及时告诉患者,消除其猜疑心理。鼓励恶性肿瘤患者坚持治疗,定期复查,以乐观心态对待疾病、生活和工作。

(二)配合治疗,防止疼痛和感染

1. 手术治疗

(1)向患者和家属介绍手术方法、经过和注意事项,帮助完善各项辅助检查,与病理科联系术中快速切片组织学检查事宜。

(2)术前准备及术后护理同腹部手术护理常规。卵巢肿瘤蒂扭转或破裂者,遵医嘱做好急症手术的准备。

(3)术中确诊恶性肿瘤者,可能需要扩大手术范围,需做好相应准备。术后加强腹腔引流管和尿管的护理,详见宫颈癌手术患者的护理。术后需要腹腔化疗者,可能需要长时间保留腹腔引流管,应注意局部清洁和护理,预防感染。

(4)术后切口疼痛重者,遵医嘱用镇痛药物或使用镇痛泵,指导患者包扎腹带、翻身和有效咳嗽的方法,可缓解疼痛。

2. 化疗 化疗是治疗卵巢恶性肿瘤的主要辅助手段,卵巢上皮性癌对化疗较敏感,即使已有广泛转移也能取得一定疗效。

(1)常用化疗药物有顺铂、卡铂、阿霉素、紫杉醇等,可通过静脉或腹腔化疗。多采用联合化疗,并以铂类药物为主。晚期病例需用药 10～12 个疗程。

(2)腹腔化疗:药物直接作用于肿瘤,可控制腹水并使种植病灶缩小或消失,副作用较全身用药为轻。

1)化疗药物可通过手术时留置的腹腔引流管注入腹腔,或者实施腹腔穿刺后注射。需放腹水者,协助医生完成操作过程,严密观察患者生命体征、不良反应及腹水性状;一次可放腹水 3000ml 左右,速度宜慢,术后用腹带包扎腹部或放置沙袋,避免腹压骤降发生虚脱。

2)方法:顺铂 100mg/m² 置于生理盐水 2000ml 中,缓慢滴入腹腔,同时行静脉水化,使每小时尿量达 100ml,静脉滴注硫代硫酸钠 4g/m²,以减轻肾脏损害。每 3 周重复疗程,6～8 个疗程后,可行二次探查术,有助于评估化疗效果和指导治疗。

3)注意事项:①保持留置的腹腔引流管局部干燥,如有腹水渗出,应及时更换敷料。②注药后协助患者变换体位,使药物尽量接触腹腔病灶。③其他护理按化疗常规进行。

(三)合理补充营养

讲解营养对疾病治疗和康复的重要性,给予高蛋白、高维生素及易消化的饮食。对进食不足或全身状况极差者给予支持治疗,遵医嘱静脉补充营养,提高机体对手术及化疗的耐受力。手术患者排气前忌饮牛奶、豆浆及含糖饮料,避免腹胀。

(四)健康指导

1. 普查普治

(1)育龄妇女每 1～2 年、高危人群每半年行妇科检查 1 次,必要时行 B 超检查,以早期发现卵巢肿瘤。

(2)有下述指征者,应及早行腹腔镜检查或剖腹探查:①卵巢实质性肿块。②囊肿持续存在超过 2 个月或直径大于 8cm。③青春期前、绝经后期或生育年龄口服避孕药者卵巢增大。

2. 随访 ①良性肿瘤手术后 1 个月复查。②恶性肿瘤应长期随访和监测。术后第 1

年每月 1 次,第 2 年每 3 个月 1 次,第 3 年每 6 个月 1 次,3 年以上者每年 1 次。同时,鼓励患者完成治疗计划,减少复发。③乳腺、子宫和胃肠道恶性肿瘤患者,术后随访应定期妇科检查,防止卵巢转移性癌。

3. 加强预防保健意识,进食高蛋白、富含维生素 A 的饮食,减少胆固醇食物。高危妇女口服避孕药有利于预防卵巢癌的发生。

【护理评价】

1. 患者情绪是否稳定,焦虑和悲伤是否减轻。

2. 疼痛是否缓解或消失。

3. 是否发生感染。

4. 营养失调是否得到纠正。

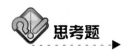

思考题

1. 章女士,38 岁,G₃P₁,因性生活后出血 1 个月入院。既往月经规律。妇科检查:阴道壁光滑,宫颈重度糜烂,子宫体正常大小、活动好,双侧附件未触及异常。宫颈刮片细胞学检查巴氏 Ⅳ 级。患者精神紧张。请回答:

(1)确诊需进一步做什么检查?

(2)如确诊宫颈癌,首选的治疗方法是什么?

(3)该患者可能的护理诊断有哪些? 请制定护理措施。

2. 张女士,43 岁,G₂P₁,因经量增多、经期延长半年入院。曾用“止血药物”治疗,效果不明显。近日感乏力、头晕。未放置宫内节育器。体格检查:面色苍白,心肺未见异常,下腹部触及包块约 3⁺ 月妊娠大、质硬。妇科检查:宫颈光滑,子宫约 3⁺ 月妊娠大、质硬、表面不规则、活动可、无压痛,双侧附件未触及异常。血常规检查:RBC $3.8×10^{12}$/L、Hb 80g/L。患者和家属精神紧张。

(1)该患者哪种疾病的可能性最大? 确诊需选择的辅助检查是什么?

(2)结合可能诊断,考虑首选的治疗措施是什么? 目前存在哪些护理问题?

3. 王女士,36 岁,G₁P₁,因活动后突发左下腹剧疼 2 小时入院,伴恶心、呕吐,在外未治疗。既往月经规律,末次月经为 8 天前,经量和经期正常。体格检查:T 36℃、BP 120/80mmHg、P 88 次/分、R 22 次/分,心肺未见异常,左下腹压痛伴轻微肌紧张。妇科检查:子宫正常大,左侧附件区扪及卵圆形包块约 2⁺ 月妊娠大、表面光滑、囊实性、触痛明显、活动欠佳。

(1)该患者腹痛的可能原因是什么? 进一步诊断应首选哪项辅助检查?

(2)结合可能诊断,考虑首选的治疗措施是什么? 应如何护理?

（罗　琼　闫瑞霞）

第十七章 妊娠滋养细胞疾病患者的护理

1. 掌握葡萄胎、侵蚀性葡萄胎和绒毛膜癌的护理评估、护理诊断和护理措施。
2. 熟悉化疗患者的护理措施。
3. 了解滋养细胞疾病的病理特点、护理目标和护理评价。

妊娠滋养细胞疾病（gestational trophoblastic disease，GTD）是一组来源于胎盘绒毛滋养细胞的疾病，主要包括葡萄胎、侵蚀性葡萄胎和绒毛膜癌（简称绒癌），其中，侵蚀性葡萄胎和绒毛膜癌合称为妊娠滋养细胞肿瘤。

妊娠滋养细胞肿瘤

侵蚀性葡萄胎和绒毛膜癌具有恶性肿瘤的特征，二者在临床表现、诊断和处理原则等方面基本相同。因化疗后多能治愈，缺乏组织学诊断依据，国际妇产科联盟（FIGO）2000 年建议，妊娠滋养细胞疾病的临床分类可不以组织学为依据，将侵蚀性葡萄胎和绒毛膜癌合称为妊娠滋养细胞肿瘤。

第一节 葡萄胎患者的护理

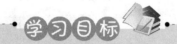

王女士，23 岁，因停经 2 个月，阴道不规则流血 3 天入院。妇科检查：子宫约 3 个月妊娠大，质软，无压痛。尿妊娠实验阳性，B 超检查宫腔内见"落雪状"图像，未见胎儿。该患者可能发生了什么问题？与自然流产有何不同？

葡萄胎（hydatidiform mole）又名水泡状胎块，因妊娠后胎盘绒毛滋养细胞异常增生、绒毛间质水肿，使终末绒毛形成大小不一的水泡，相互间有细蒂相连成串，形如葡萄，称葡萄胎。葡萄胎属良性滋养细胞疾病，病变局限于子宫腔内，分完全性和部分性葡萄胎两类。其病理变化如下：

1. 完全性葡萄胎　较多见,宫腔内充满水泡状组织,水泡直径数毫米至数厘米不等,壁薄,内含黏性液体,水泡间隙充满血液及凝血块;无胎儿及附属物痕迹。镜下可见滋养细胞增生,绒毛间质水肿,间质内血管消失。

2. 部分性葡萄胎　仅部分绒毛受累变为水泡,可合并发育异常或死亡的胚胎或胎儿。

3. 卵巢黄素化囊肿　因滋养细胞异常增生,产生大量绒毛膜促性腺激素(hCG),刺激卵巢卵泡内膜细胞发生黄素化而形成囊肿,称卵巢黄素化囊肿(图 17-1)。

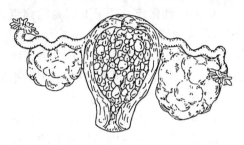

图 17-1　良性葡萄胎及双侧卵巢黄素化囊肿

【护理评估】

(一) 健康史

1. 病因　葡萄胎病因不明,可能与年龄、营养、病毒感染、种族、细胞遗传异常及社会经济状况等有关。曾患葡萄胎者再次患病的概率明显升高。

2. 了解患者的年龄、月经史和生育史,既往有无滋养细胞疾病史,评估本次妊娠有无妊娠剧吐或阴道流血等症状。

(二) 临床表现

1. 停经后阴道流血　是最常见症状。多数患者停经 8～12 周后,出现不规则阴道流血,常反复发生,量多少不定,有时可见水泡状物;反复大量出血可能导致休克、贫血和感染。

2. 子宫异常增大　因水泡状组织迅速增多及宫腔积血,约 2/3 患者子宫大于停经月份,质地变软。少数患者因水泡退行性变,子宫大小与停经月份相符或小于停经月份。无胎体和胎心音。

3. 卵巢黄素化囊肿　多双侧、囊性、表面光滑、活动度好,一般无症状,偶可发生扭转。葡萄胎组织清除后 2～4 个月可自行消退。

4. 其他

(1)妊娠呕吐:出现时间早且严重,持续时间长。

(2)妊娠期高血压疾病:妊娠 20 周前即可能出现高血压、蛋白尿和水肿。

(3)腹痛:多表现为下腹隐痛,与子宫异常增大有关。若黄素化囊肿扭转或破裂可出现急性腹痛。

(4)甲状腺功能亢进征象:约 7% 的患者出现轻度甲亢表现,如心动过速、皮肤潮热和震颤,T_3、T_4 水平升高。

(三) 实验室及其他辅助检查

1. hCG 测定　尿妊娠试验阳性,血 β-hCG 异常增高且持续不降,如血 β-hCG＞100kU/L,最高可达 1000kU/L。

2. B 超检查　是诊断葡萄胎的重要方法,子宫腔内充满弥漫分布的光点和小囊样无回声区,呈现"落雪状"图像,无妊娠囊和胎儿。

(四) 心理-社会状况

确诊葡萄胎后,患者及家属可能表现出紧张不安和焦虑。担心清宫手术是否安全、是否会发生恶变、术后是否需要进一步治疗、对今后生育有无影响等,均困扰患者,加重其不良情绪。

（五）治疗要点

1. 清除宫腔内容物 是主要治疗方法，葡萄胎确诊后应及时行吸宫术。

2. 子宫切除术 年龄>40岁、无生育要求、子宫迅速增大者，可行全子宫切除术，保留双侧附件。

3. 预防性化疗 适于下列高危病例：①年龄大于40岁；②葡萄胎排出前 hCG 值异常升高，葡萄胎清除后 hCG 值下降缓慢；③子宫体明显大于相应孕周；④卵巢黄素化囊肿直径>6cm；⑤病理报告提示滋养细胞高度增生或伴有不典型增生；⑥重复葡萄胎；⑦无条件随访者。化疗时机尽可能选择在清宫前或清宫时。

【常见护理诊断/问题】

1. 焦虑 与担心清宫手术及预后有关。

2. 功能障碍性悲伤 与妊娠的愿望得不到满足有关。

3. 潜在的并发症：失血性休克、子宫穿孔、感染。

4. 知识缺乏：缺乏术后需随访的相关知识。

【护理目标】

1. 患者情绪稳定，能正视葡萄胎的结局，焦虑和悲伤缓解。

2. 经积极治疗和护理，未发生并发症。

3. 能说出随访的重要性和具体方法。

【护理措施】

（一）心理护理

加强与患者和家属的沟通，解释葡萄胎是良性病变，说明尽早清除宫腔内容物的必要性。告知患者葡萄胎治愈后2年可正常生育，缓解其焦虑和悲伤心理。鼓励患者表达对疾病和妊娠结局的感受以及对治疗措施的认识，增强战胜疾病的信心。

（二）配合治疗，预防并发症

1. 吸宫术的护理

（1）术前准备：告知患者吸宫术的必要性、手术方法和注意事项，取得理解和配合。备血，准备缩宫素及其他抢救药品和物品，遵医嘱建立静脉通道。

（2）术中配合：①严格无菌操作，指导患者配合手术。术中充分扩张宫颈管，选用大号吸管吸宫，出血多者遵医嘱加缩宫素静脉滴注。宫颈管扩张前不用缩宫素，避免滋养细胞挤入子宫壁血窦，诱发肺栓塞和转移。②严密观察病情，监测生命体征，注意腹痛和出血情况，防止子宫穿孔和失血性休克。

（3）术后护理：①每次刮出物均应及时送病理检查，注意挑选靠近宫壁较小的水泡组织送检。②子宫大于妊娠12周者，1周后可行第2次刮宫。③术后保持外阴清洁，注意患者体温变化、腹痛以及阴道出血情况，遵医嘱用抗生素，预防感染。

2. 子宫切除术的护理 按妇科腹部手术常规护理。

3. 预防性化疗的护理 详见本章第三节相关内容。

（三）健康指导

1. 随访 葡萄胎恶变率为10%～25%，术后定期随访2年。

（1）hCG 测定：①hCG 测定是最重要的随访项目，每次随访均需监测。②葡萄胎清宫术后每周1次 hCG 测定，连续3次正常后改为每月1次，至少持续半年；此后每半年1次，共随访2年。③葡萄胎排空后，血 β-hCG 逐渐下降，约9周降至正常，最迟不超过14周。若

hCG 持续异常应考虑恶变。

(2)症状:询问有无阴道流血、咳嗽、咯血及其他转移灶症状。

(3)妇科检查:注意阴道流血、子宫复旧及黄素囊肿消退情况。

(4)必要时选择盆腔 B 超、X 线胸片检查。

2. 避孕　避孕 2 年,宜选用阴茎套避孕。宫内节育器可混淆子宫出血原因,不宜采用。

【护理评价】

1. 患者情绪是否稳定,焦虑、悲伤是否缓解。

2. 患者是否配合治疗,并发症是否发生。

3. 患者和家属是否了解随访的重要性和方法。

第二节　妊娠滋养细胞肿瘤患者的护理

案例导入:

　　张女士,34 岁,因葡萄胎清宫术后阴道不规则流血 2 个月入院。近日有时咳嗽、咯血。妇科检查:阴道前壁有直径 1cm 的紫蓝色结节,子宫约 2 个月妊娠大、质软,双侧卵巢约 40 天妊娠大,囊性,活动好。该患者可能发生了什么问题?

　　妊娠滋养细胞肿瘤(gestational trophoblastic tumor,GTT)是滋养细胞的恶性病变,包括侵蚀性葡萄胎和绒毛膜癌,多继发于良性葡萄胎之后。葡萄胎清除后半年内恶变者多为侵蚀性葡萄胎,1 年以上恶变者多为绒癌,半年至 1 年间恶变者二者皆有可能。

　　侵蚀性葡萄胎(invasive hydatidiform mole,IHM)指葡萄胎组织侵入子宫肌层或转移至子宫以外。仅继发于葡萄胎之后,具有恶性肿瘤行为,但恶性程度较低,仅 4% 患者并发远处转移,预后较好。镜下检查可见绒毛结构以及滋养细胞增生和分化不良。

　　绒毛膜癌(choriocarcinoma,CC)是一种高度恶性的滋养细胞肿瘤,早期即可发生血行转移。常继发于葡萄胎、流产、足月妊娠和异位妊娠之后。镜下检查绒毛结构消失、滋养细胞极度不规则增生。

【护理评估】

(一) 健康史

1. 了解患者的月经史、生育史和既往史。

2. 有葡萄胎病史者,了解葡萄胎清宫术的时间、吸出组织的量和水泡大小,术后阴道流血和子宫复旧情况,是否作过预防性化疗,评估随访资料如 hCG 变化等。

(二) 临床表现

侵蚀性葡萄胎和绒毛膜癌的临床表现相似,故合并叙述。

1. 原发灶症状

(1)阴道流血:是最常见症状,表现为葡萄胎清宫术后或者流产、足月产及异位妊娠后阴道不规则流血,或月经恢复数月后出现阴道不规则流血,量多少不定。

(2)妇科检查:子宫复旧不良或不规则增大,卵巢黄素化囊肿持续存在。

(3)腹痛:一般无腹痛。肿瘤组织侵蚀穿破子宫或卵巢黄素化囊肿扭转时可引起急性腹痛。

(4)假孕症状:可能与滋养细胞分泌 hCG 有关,表现为乳房增大,乳头、乳晕着色,子宫变软等。

2. 转移灶表现　易发生早期血行转移,以肺转移最常见。

(1)肺转移:常见症状为咳嗽、咯血、胸痛及呼吸困难,常急性发作。

(2)阴道、宫颈转移:局部表现为紫蓝色结节,破溃后可大出血。

(3)脑转移:为主要死亡原因。按病情进展分三期,瘤栓期表现为一过性脑缺血症状,如短暂失语、失明、突然跌倒等;脑瘤期出现头痛、喷射性呕吐、偏瘫、抽搐和昏迷;脑疝期表现为颅内压明显升高,脑疝形成,压迫呼吸中枢而死亡。

3. 侵蚀性葡萄胎与绒毛膜癌的鉴别(表 17-1)

表 17-1　侵蚀性葡萄胎与绒毛膜癌的鉴别

	侵蚀性葡萄胎	绒毛膜癌
病史	只发生于葡萄胎后	发生于葡萄胎或者流产、足月产和异位妊娠后
病理检查	有绒毛结构	无绒毛结构
病程	葡萄胎排出后半年内	葡萄胎排出后 1 年以上
恶性程度	低	高

(三)实验室及其他辅助检查

1. 血 β-hCG　是葡萄胎后妊娠滋养细胞肿瘤的主要诊断依据。葡萄胎排空后 9 周以上,或流产、足月产、异位妊娠后 4 周以上,血 β-hCG 持续高水平,或一度下降后又上升,排除妊娠物残留或再次妊娠,结合临床表现,可诊断妊娠滋养细胞肿瘤。

2. B 超检查　有助于判断子宫大小、肌层有无浸润和卵巢黄素化囊肿情况。

3. 影像学检查　胸部 X 线摄片可发现肺转移灶,表现为棉球状或团块状阴影。CT 和 MRI 检查可用于肺、脑、肝转移和盆腔病灶的诊断。

4. 病理学检查　在子宫肌层或转移灶中见到绒毛结构为侵蚀性葡萄胎,无绒毛结构者为绒毛膜癌。

(四)心理-社会状况

患者和家属担心疾病的预后、化疗的副作用以及多次化疗的经济负担,表现为焦虑和忧郁;需手术治疗者,担心手术影响女性特征、生活质量或因不能生育而抑郁,迫切希望得到关心和理解。

(五)治疗要点

以化疗为主,手术为辅。脑转移者可加用放射治疗。

滋养细胞肿瘤的化疗

滋养细胞肿瘤对化疗极敏感,是目前化疗治愈率最高的恶性肿瘤,侵蚀性葡萄胎的治愈率近 100%, 绒癌治愈率达 90%以上。氟尿嘧啶(5-Fu)、放线菌素 D 或更生霉素(KSM)是首选的化疗药物,副作用小,疗效好。而实施规范化疗之前,绒癌死亡率高达 90%以上,病程进展快,被称为"癌中之王"。

【常见护理诊断/问题】

1. 焦虑　与恶性病变、病程长有关。

2. 潜在的并发症：肺转移、阴道转移、脑转移。

3. 有感染的危险　与阴道流血及化疗有关。

【护理目标】

1. 患者焦虑缓解或消失。

2. 未发生并发症或并发症得到及时发现和处理。

3. 能说出引起感染的危险因素及预防措施,感染未发生。

【护理措施】

（一）缓解焦虑

鼓励患者诉说痛苦及失落感,介绍疾病相关知识,告知患者滋养细胞肿瘤对化疗敏感,通过化疗可能完全治愈,减轻其心理压力,树立战胜疾病的信心,配合治疗。

（二）配合治疗,防止并发症

1. 严密观察病情　注意患者有无阴道流血、咳嗽、咯血、腹痛以及头痛、呕吐、偏瘫、抽搐和昏迷等表现。协助患者 hCG 测定、胸部 X 线摄片、B 超等检查,有助于判断病情。

2. 配合治疗　实施化疗者,按化疗常规护理,详见本章第三节;化疗疗程结束后,每周测一次血 β-hCG,有助于判断疗效和化疗的疗效。手术治疗者按妇科腹部手术常规护理。

3. 转移灶的护理

（1）肺转移：①卧床休息,呼吸困难者取半卧位并吸氧。②遵医嘱应用化疗药物。③大咯血患者,取头低患侧卧位,轻击背部,及时清除积血,保持呼吸道通畅,协助医生抢救。

（2）阴道转移：①卧床休息,保持外阴清洁。禁止性生活,禁止不必要的阴道冲洗和检查,以免引起结节溃破大出血。②转移灶破溃出血时,遵医嘱输液、输血,配合医生用消毒纱布条填塞压迫止血,严密监测生命体征变化。填塞纱布条于 24～48 小时内取出。

（3）脑转移：①卧床休息,专人护理,防止瘤栓期一过性脑缺血造成意外损伤,注意观察颅内压增高的症状。②吸氧,遵医嘱用药,给予化疗、止血剂及降低颅内压的药物。③抽搐及昏迷患者,应专人护理,预防发生坠地摔伤、口舌咬伤及吸入性肺炎等。

（三）预防感染

1. 鼓励进食高营养、高蛋白和高维生素饮食,纠正贫血,增强机体抵抗力。

2. 注意观察阴道流血和体温变化,遵医嘱使用抗生素。

3. 对化疗导致白细胞减少的患者,遵医嘱少量多次输新鲜血并进行保护性隔离,限制探视和陪护人员,避免去公共场所。

（四）健康指导

1. 指导患者规范性化疗,注意休息,避免疲劳及受凉,预防感冒。

2. 随访　治疗结束后严密随访。出院后 3 个月第 1 次随访,以后每 6 个月 1 次直至 3 年,此后每年 1 次直至 5 年,以后每 2 年 1 次。随访内容同葡萄胎。

3. 随访期间严格避孕,至少于化疗停止 12 个月后方可妊娠。

【护理评价】

1. 患者焦虑是否缓解。

2. 转移灶是否发生或得到及时发现和处理。

3. 是否了解感染的危险因素,感染是否发生。

第三节 化疗患者的护理

化学药物治疗(简称化疗)恶性肿瘤已取得了肯定的疗效,使许多恶性肿瘤患者的症状得到缓解甚至根治,成为治疗恶性肿瘤的主要方法之一。滋养细胞肿瘤是对化疗最敏感的疾病。

【护理评估】

(一)健康史

1. 了解患者的发病情况、治疗经过和治疗效果,目前的病情和身体状况,饮食、睡眠情况和大小便是否正常等。

2. 了解既往化疗的方案、疗程、化疗药物的毒副反应及应对措施。

(二)临床表现

1. 全身检查 测体温、脉搏、呼吸、血压和体重,观察患者的一般情况,检查全身皮肤、黏膜、淋巴结以及全身各重要器官有无异常。

2. 评估原发肿瘤的症状和体征。

3. 评估有无化疗的不良反应,如骨髓抑制、消化道症状、肝肾功能损害等。

(三)实验室及其他辅助检查

1. 血、尿、大便常规和肝、肾功能检查 了解化疗药物的毒性反应,为能否继续化疗提供依据。

2. X线胸片及心电图检查。

(四)心理-社会状况

患者可能因担心疾病预后而产生焦虑和悲观情绪,对多次化疗及化疗的副反应产生恐惧心理,因医疗费用高而忧郁和烦躁,多种因素甚至可能使其失去生活信心,迫切希望得到关心和理解。

(五)治疗要点

根据肿瘤的性质选择相应的化疗方案,按疗程化疗,严密观察和防止化疗药物的毒副反应。

【常见护理诊断/问题】

1. 知识缺乏:缺乏化疗毒副反应的相关知识。

2. 营养失调:低于机体需要量 与化疗所致的消化道反应有关。

3. 焦虑 与担心疾病预后和化疗的副反应有关。

【护理措施】

(一)加强护理,减轻毒副反应

1. 化疗前准备

(1)协助患者完善各项化疗前检查:如血常规、肝肾功能、心电图、B超、X线胸片检查等。

(2)准确测量并记录体重:①每个疗程用药前及用药中各测1次体重。通常选择清晨空腹并排空大小便后,由护士核磅秤后测量,酌情减去衣服重量。②根据体重正确计算和调整药物剂量。体重不准确,用药剂量过大可发生中毒反应,过小则影响疗效。

2. 用药护理

(1)做好自我防护:为避免化疗药物不慎接触裸露皮肤,护士在配药及注射操作时应戴帽子、口罩和手套,操作后及时洗手。有条件者使用生物安全柜配制化疗药物。

(2)正确使用药物:①根据医嘱严格三查七对。②正确溶解和稀释药物,现配现用,常温下从配置到使用一般不超过1小时,尤其是氮芥类药物。③对需要避光的药物,如放线菌素D、顺铂等使用时用避光罩包好。

(3)合理使用并保护静脉血管:①遵循长期补液保护血管的原则,从远端小静脉开始有计划地穿刺,尽量减少穿刺的次数。②严防药液外渗。先用生理盐水穿刺成功后,再注入化疗药物。一旦怀疑或发现药液外渗,立即停药并用冰袋冷敷,同时用生理盐水或普鲁卡因局部封闭,以减轻疼痛和肿胀,防止局部组织坏死。③遵医嘱控制给药速度,减少对静脉的刺激。④化疗结束前用生理盐水冲管,以降低穿刺部位拔针后的残留浓度,起到保护血管的作用。

(4)腹腔化疗者应经常变动卧位,保证药物与病灶充分接触,提高疗效。

3. 药物副反应及护理

(1)造血功能障碍(骨髓抑制):最常见,主要表现为外周血白细胞及血小板计数减少,停药14天后多可自然恢复。应遵医嘱定期查血常规。①白细胞低于3.0×10^9/L或血小板降至50×10^9/L以下,应考虑停药并预防感染和出血。注意体温变化,观察患者有无鼻出血、皮下淤血、牙龈出血或阴道出血的倾向,遵医嘱用抗生素、输新鲜血或白细胞。②如白细胞低于1.0×10^9/L,极易因轻微感染而导致败血症,应进行保护性隔离,谢绝探视,禁止带菌者入室并净化空气。

(2)消化道反应:表现为食欲不振、恶心、呕吐及口腔溃疡等,多在用药后2~3天开始,5~6天后达高峰,停药后逐渐好转,一般不影响继续治疗。

1)口腔护理:保持口腔清洁,使用软毛牙刷。出现口腔溃疡者,忌辛辣或过冷过热的刺激性食物,给予温凉的流质或软食,进食前后用消毒液漱口。疼痛重者,进食前15分钟给予丁卡因溶液涂敷溃疡面;进食后漱口,用甲紫或冰硼散等局部涂抹。化疗后2周内,不宜吃容易损伤口腔黏膜的坚果类和油炸食品。

2)创造良好的进食环境,鼓励患者进食清淡、易消化和平时喜爱的食物,少量多餐。必要时遵医嘱应用镇静剂、止吐剂或静脉输液补充营养。

3)出现腹痛、腹泻时,应观察大便的次数、性质和量,必要时送检,警惕假膜性肠炎的发生。

(3)脏器功能损伤:监测肝肾功能变化,注意有无肢体麻木、复视等神经系统损害的表现,有无尿急、尿频、血尿等膀胱炎的症状,出现异常及时报告医生。上述反应一般于停药后逐渐恢复正常。应用对肾脏毒性较大的化疗药物时,可通过静脉输液、鼓励患者多饮水等方法,促进药物排泄,减轻肾脏毒性。

(4)皮疹和脱发:停药后可逐渐恢复正常。

(二)防止营养失调

指导患者注意休息,每天保证足够睡眠时间。饮食注意菜肴的色香味调配,鼓励患者进食高蛋白、富含维生素、易消化的食物,多食水果、蔬菜。必要时,遵医嘱给予静脉输液补充营养。

(三)缓解焦虑

加强与患者和家属的沟通,介绍化疗的注意事项,指导患者应对化疗副反应的方法。如鼓励脱发者适当的化妆修饰,告知其化疗结束后会长出秀发。关心患者,尽量减轻其躯体和精神的痛苦,树立战胜疾病的信心,配合治疗。

(四)健康指导

1. 鼓励患者少食多餐,根据其口味提供高蛋白、高维生素、易消化饮食,保证营养摄入。

2. 经常擦身更换衣物,保持皮肤清洁,防止皮肤感染。尽量避免去公共场所,必要时戴口罩并加强保暖,预防呼吸道感染。

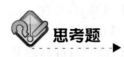 **思考题** ▶

1. 王女士,28 岁,G_1P_0,因停经 3 个月,阴道不规则流血 5 天入院。体格检查未见异常。妇科检查:阴道内有少量咖啡色血液,子宫如妊娠 4 个月大,表面光滑、质软。血 β-hCG 1000kU/L,B 超示子宫腔充满弥漫光点,未见胎儿。诊断葡萄胎。患者和家属很担心。请回答:

(1)该患者首选的治疗措施是什么?

(2)目前患者主要存在哪些护理问题?

(3)术后如何随访?

2. 张女士,26 岁,G_1P_0,因产后 50 天,咳嗽、咯血 10 天入院,伴阴道不规则流血,无发热。在家曾按"感冒"治疗无效。体格检查未见异常。妇科检查:阴道内有少量咖啡色血液,宫颈光滑,子宫约 2 个月妊娠大、质软,双侧卵巢约 50 天妊娠大,囊性,活动好。尿妊娠实验阳性。考虑绒癌。

(1)说出绒癌最常见的转移部位。

(2)如胸部 X 线摄片发现左肺棉球状阴影,可能的原因是什么?

(3)该患者首选的治疗措施是什么? 可能有哪些副反应? 如何护理?

(罗　琼　闫瑞霞)

第十八章 女性生殖内分泌疾病患者的护理

第一节 功能失调性子宫出血患者的护理

1. 掌握功能失调性子宫出血的概念，常见护理诊断和护理措施。
2. 熟悉功能失调性子宫出血的临床表现和治疗要点。
3. 了解功能失调性子宫出血的病因和分类。
4. 具有良好的职业素养和必备的人文关怀精神。

案例导入：

　　王女士，46岁，已婚，因经期延长10天，阴道大量出血2天于今日上午入院。该患者近1年出现月经周期紊乱，经期长短不一，经量多少不定，未经系统治疗。此次经期延长10天，阴道出血量突然增多2天，伴有头晕、乏力。请思考可能的临床诊断和主要护理诊断，该如何制定护理措施？

　　功能失调性子宫出血（dysfunctional uterine bleeding）简称功血，是由于调节生殖的神经内分泌机制失常所引起的异常子宫出血，而全身及内外生殖器官无器质性病变。可分为无排卵性功血和排卵性功血两类。无排卵性功血常见于青春期和围绝经期妇女。排卵性功血，多发生于生育年龄妇女；常见有两种类型：黄体功能不足和子宫内膜不规则脱落。

【护理评估】

（一）健康史

　　青春期由于下丘脑-垂体-卵巢轴的反馈调节功能尚未成熟，与卵巢之间的协调关系不稳定；围绝经期卵巢功能衰退，剩余卵泡对垂体促性腺激素的反应低下，不能发育成熟而无排卵。黄体功能不足是月经周期中有卵泡发育和排卵，但黄体期孕激素分泌不足或黄体过早衰退，导致子宫内膜分泌反应不良，黄体期缩短；子宫内膜不规则脱落是由于下丘脑-垂体-卵巢轴调节功能紊乱，月经周期有排卵，黄体发育良好，但萎缩不全，子宫内膜持续受孕激素影响以致不能如期完整脱落。了解患者有无精神过度紧张、焦虑、环境和气候改变等相关因素。详细询问患者的年龄,了解以往月经史、生育史,注意有无不孕史或早期流产史。

(二) 临床表现

1. 无排卵性功血 常见症状为子宫不规则出血,特点是月经周期紊乱,经期长短不一,经量多少不定,甚至大量出血,出血期间无腹痛或其他不适,患者常继发贫血。

2. 排卵性功血

(1)黄体功能不足(luteal phase defect,LPD):临床特点为月经周期缩短,有时月经周期虽在正常范围内,但因卵泡期延长、黄体期缩短,患者常有不孕或在妊娠早期流产。

(2)子宫内膜不规则脱落(irregular shedding of endometrium):表现为月经周期正常,但经期延长,多达9~10天,出血量多。

(三) 实验室及其他辅助检查

1. 无排卵性功血

(1)诊断性刮宫(dilation & curettage,D&C):简称诊刮。其目的是止血和明确子宫内膜病变。为确定卵巢有无排卵和黄体功能,应在经前期或月经来潮6小时内刮宫。

(2)基础体温测定:呈单相型,提示无排卵(图18-1)。

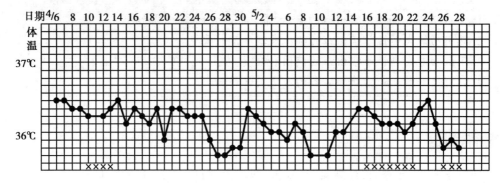

图 18-1 基础体温单相(无排卵性功血)

(3)B超检查:经阴道B超检查了解子宫大小、形状和子宫内膜厚度。

(4)宫腔镜检查:在宫腔镜直视下选择病变部位活检以诊断宫腔病变。

(5)激素测定:测定血清孕酮值了解有无排卵,测定血催乳素及甲状腺素排除其他内分泌疾病。

(6)宫颈黏液结晶检查:若经前出现羊齿植物状结晶提示无排卵。

(7)阴道脱落细胞涂片检查:表现为中、高度雌激素影响。

2. 排卵性功血

(1)诊断性刮宫:黄体功能不足在月经来潮前刮宫,子宫内膜显示分泌不良。子宫内膜不规则脱落常在月经期第5~6天进行刮宫,表现为混合型子宫内膜。

(2)基础体温测定:排卵性功血基础体温测定呈双相型。黄体功能不足者排卵后基础体温上升缓慢,高温相小于11天(图18-2)。子宫内膜不规则脱落基础体温下降缓慢(图18-3)。

(四) 心理-社会状况

青春期功血患者常因月经过多或担心今后能否生育而焦虑不安。围绝经期功血患者担心是否患有生殖器肿瘤心理压力较大。

(五) 治疗要点

青春期及生育年龄无排卵性功血以止血、调整月经周期、促排卵为原则。围绝经期功血

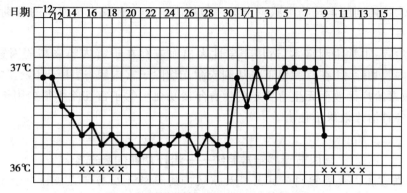

图 18-2 基础体温呈双相型(黄体期短)

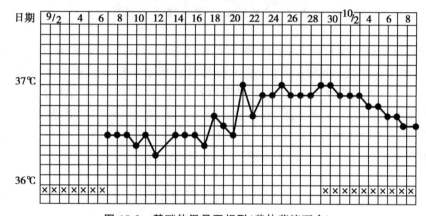

图 18-3 基础体温呈双相型(黄体萎缩不全)

以止血、调整月经周期,减少出血量、防止子宫内膜病变为原则。

【常见护理诊断/问题】

1. 潜在并发症:贫血。

2. 焦虑 与反复不规则阴道出血,担心疾病性质和治疗效果有关。

3. 有感染的危险 与月经量过多、贫血致机体抵抗力下降有关。

4. 知识缺乏:缺乏如何正确使用性激素相关知识。

【护理目标】

1. 患者不出现贫血或贫血得到及时纠正。

2. 焦虑程度减轻,积极配合治疗与护理。

3. 感染征象被及早发现。

4. 能说出使用性激素的相关知识。

【护理措施】

(一)防治贫血

1. 无排卵性功血 遵医嘱止血、调整月经周期和促排卵。

(1)止血:常用药物治疗和手术治疗。

1)药物治疗:内分泌治疗效果显著,对大出血患者要求性激素治疗 8 小时内见效,24～48 小时内出血基本停止。①雌激素可促使子宫内膜生长修复创面而止血,适用于青春期功血患者。②孕激素能使增生期子宫内膜转化为分泌期,停药后内膜脱落而止血,又称药物性刮宫,适用于出血量少的患者。③雄激素有拮抗雌激素作用,常与孕激素合用,适用于围绝经期患者。④抗前列腺素药物可减少出血。⑤其他止血药有减少出血量的辅助作用,但不能赖以止血。

2)手术治疗:①常用刮宫术,适用于急性大出血或存在子宫内膜癌高危因素的功血患者。②子宫内膜切除术,在宫腔镜下电切割或激光切除子宫内膜,适用于经量多的绝经过渡期功血、经激素治疗无效而无生育要求的生育年龄功血。③子宫切除术很少用于治疗功血,仅适用于经各种治疗效果不佳者。

> **宫内节育器释放系统——治疗功血的新选择**
> 通过在宫腔内放置宫内节育器释放系统,使孕激素在局部直接作用于子宫内膜,减少月经量,用于治疗严重月经过多。宫内节育器释放系统是合成的强效孕激素,能促进子宫内膜萎缩,保护子宫内膜,同时降低子宫内膜癌的风险。

(2)调整月经周期:功血患者应用性激素止血后必须调整月经周期,常用方法有:

1)雌、孕激素序贯法:即人工周期,模拟自然月经周期中卵巢的内分泌变化,序贯应用雌、孕激素,使子宫内膜发生相应变化引起周期性脱落,适用于青春期或育龄期功血患者。结合雌激素 1.25mg 或戊酸雌二醇 2mg,自出血第 5 天起,每晚 1 次,连服 21 天,服雌激素 11 天起加用醋酸甲羟孕酮,每天 10mg,连用 10 天。连续 3 个周期为一疗程。若患者体内有一定雌激素水平,雌激素可采用半量或 1/4 量(图 18-4)。

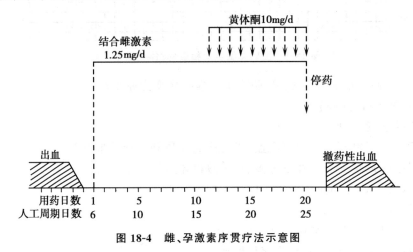

图 18-4 雌、孕激素序贯疗法示意图

2)雌、孕激素联合法:适用于育龄期或绝经过渡期功血。此法开始即用孕激素,以限制雌激素的促内膜生长作用,使撤药性出血逐渐减少,雌激素还可预防治疗过程中孕激素突破性出血。于出血第 5 天起口服避孕药每晚 1 片,连服 21 天。

3)孕激素后半周期疗法:对青春期或绝经过渡期功血患者,为达到有规律出血而量不多的目的,于出血第 16 天服用醋酸甲羟孕酮 10mg,每天 1 次,连用 10 天。

(3)促排卵:功血患者经上述调整周期药物治疗后,通过雌、孕激素对中枢的反馈调节,部分可恢复自发排卵。青春期一般不提倡使用促排卵药物,对有生育要求的无排卵不孕患者,可针对病因采取促排卵。

2. 排卵性功血 黄体功能不足可促进卵泡发育、促进月经中期 LH 排卵峰形成、刺激黄体功能和黄体功能替代等。给予低剂量雌激素、氯米芬、绒毛膜促性腺激素和黄体酮等。

子宫内膜不规则脱落可应用孕激素和绒毛膜促性腺激素。

（二）缓解焦虑

1. 建立良好的护患关系，鼓励患者表达内心感受，向患者解释疾病防治和护理过程。

2. 教会患者使用放松技术，如看电视、听音乐等分散注意力。鼓励不孕患者树立治疗信心，解除思想顾虑，缓解焦虑。

（三）预防感染

1. 严密观察与感染有关的征象，如体温、脉搏、子宫有无压痛等，监测白细胞计数和分类。

2. 做好会阴护理，保持局部清洁，行刮宫术和各项检查应严格执行无菌操作，防止病原体侵入，如有感染征象及时报告医生协助处理。

（四）医护治疗配合

1. 出血期间绝对卧床休息，保持充足的睡眠，贫血者应补充铁剂、维生素 C 及蛋白质，改善全身情况。

2. 阴道大出血的患者应采取平卧位，给予吸氧、保暖、建立静脉通路，并做好输血前准备。

3. 对需要做诊断性刮宫患者，协助医生做好术前准备、术中配合和术后护理。

4. 告知患者遵医嘱使用性激素，不得随意停服和漏服，以保持药物在血中的稳定浓度，达到治疗效果，药物减量时必须在血止后开始，每 3 天减量 1 次，每次减量不能超过原剂量的 1/3，直至维持量。

（五）健康指导

1. 指导患者保持良好的生活习惯，避免过度劳累，保证充足睡眠，适当进行体育锻炼，提高身体素质。

2. 向患者提供高蛋白、高热量、足够维生素和含铁量丰富的食物，改善全身状况。

3. 注意经期卫生，勤换会阴垫和内裤，防止继发感染。

4. 向患者介绍基础体温测量、记录方法和注意事项。

5. 指导患者坚持规范用药、定期体检，用药期间如有异常阴道出血要及时就诊。

【护理评价】

1. 患者贫血症状是否得到改善，有无并发症发生。

2. 焦虑感是否减轻，能否积极配合治疗与护理。

3. 有无感染征象发生或感染是否得到及时控制。

4. 是否能接受性激素治疗，并坚持正规用药。

第二节 闭经患者的护理

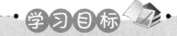

1. 掌握闭经的常见护理诊断和护理措施。

2. 熟悉闭经的临床表现和治疗要点。

3. 了解闭经的病因和分类。

4. 具有良好的职业素养，为患者保守医密。

闭经(amenorrhea)为妇科疾病的常见症状,表现为无月经或月经停止。根据既往有无月经来潮,将闭经分原发性闭经和继发性闭经两类。原发性闭经是指年龄超过 16 岁第二性征已发育,或年龄超过 14 岁第二性征尚未发育,且无月经来潮者。继发性闭经指正常月经建立后停止 6 个月以上者,或按自身原有月经周期计算,停止 3 个周期以上者。青春前期、妊娠期及哺乳期无月经来潮属于生理现象。

【护理评估】

(一) 健康史

下丘脑性闭经是最常见的一类闭经,以功能性原因为主;垂体性闭经由垂体器质性病变或功能失调引起;卵巢性闭经是由于卵巢分泌的性激素水平低落,子宫内膜不发生周期性变化而引起的闭经;各种原因导致子宫内膜损伤和感染可引起子宫性闭经;内分泌功能异常也可引起闭经。了解闭经前有无相关诱因。了解生长发育情况,有无先天性发育不良或缺陷。询问月经史,包括初潮年龄、月经周期、经期、经量及闭经期限和伴随症状等。已婚妇女需了解生育史及产后出血史。

(二) 临床表现

注意患者精神状态、智力发育、营养、身高,观察有无多毛,尤其注意第二性征发育情况,如阴毛及腋毛的分布、骨盆是否具有女性体态、乳房发育,了解乳房有无乳汁分泌。

(三) 实验室及其他辅助检查

药物撤退试验用于评估体内雌激素水平,确定闭经程度。卵巢功能检查和垂体功能检查帮助确定病因。对疑有子宫畸形或肿瘤者可作 B 超检查。染色体核型分析可除外先天畸形。考虑有甲亢患者应测定血 T_3、T_4、FSH 含量。肥胖、多毛、痤疮患者需测定胰岛素、雄激素水平,确定是否存在胰岛素抵抗和高雄激素血症。

(四) 心理-社会状况

患者担心闭经影响生育能力、性生活、夫妻感情和自身健康而焦虑不安,由于治疗过程长、效果不明显使患者及家属心理压力加重。

(五) 治疗要点

积极治疗全身性疾病,改善全身状况,明确病变环节及病因后给予相应激素治疗。针对各种器质性病因采用相应的手术治疗。

【常见护理诊断 / 问题】

1. 焦虑　与担心影响生育能力、性生活和自身健康有关。

2. 功能障碍性悲伤　与闭经时间长,治疗效果不明显,担心失去女性特征有关。

【护理措施】

(一) 缓解焦虑

1. 加强心理护理,向患者说明闭经的常见原因与精神因素密切相关,应给予精神心理疏导疗法,鼓励患者积极参加社会活动,保持心情舒畅,消除精神紧张和焦虑,增强治疗信心。

2. 注意患者体重增加或减少的时间与闭经前后的关系,对肥胖引起的闭经应告知患者及时治疗内分泌疾病,对运动性闭经者,应适当减少运动量。

(二) 遵医嘱用药

1. 性激素替代治疗　其目的是维持女性全身健康和生殖健康,促进和维持第二性征及月经。常用雌激素替代治疗,雌、孕激素人工周期疗法和孕激素疗法。

2. 促排卵　适用于有生育要求的患者,可根据情况选用氯米芬、促性腺激素、溴隐亭等。

（三）配合手术治疗

对宫颈和宫腔粘连者,协助医生在宫腔镜直视下分离粘连。对生殖器畸形或肿瘤需做手术者,做好术前准备。

（四）健康指导

1. 营养不良引起的闭经者,应鼓励患者增加营养,保持标准体重。如为肥胖闭经者,指导患者低热量饮食,并适当增加运动量。

2. 精神紧张引起的闭经者,鼓励患者加强锻炼,增强体质,保证睡眠,注意劳逸结合。

3. 对应用性激素治疗的患者,说明性激素治疗目的、作用、副反应及具体用药时间和方法。对短期治疗效果不明显者,要有充分的思想准备和树立战胜疾病的信心。

第三节　痛经患者的护理

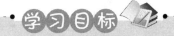

1. 掌握痛经的概念,常见护理诊断和护理措施。
2. 熟悉痛经的临床表现和治疗要点。
3. 了解痛经的病因和分类。
4. 具有良好的职业素养和必备的人文关怀精神。

痛经(dysmenorrhea)为妇科常见症状之一,是指行经前后或月经期出现下腹疼痛、坠胀、腰酸或其他不适,影响生活和工作者。痛经分为原发性痛经和继发性痛经两类。

【护理评估】

（一）健康史

原发性痛经常见于青春期少女,盆腔无器质性病变,主要与月经时子宫内膜前列腺素增高有关。此外还受精神、神经因素,子宫因素和遗传因素的影响。继发性痛经是因盆腔器质性病变引起的痛经。询问患者的年龄、月经史与婚育史,了解是否有痛经的相关因素存在。

（二）临床表现

常在初潮后1～2年内发病,疼痛最早出现在经前12小时,以行经第1天疼痛最剧烈,持续2～3天后缓解,呈痉挛性疼痛,严重时疼痛可放射至外阴、肛门、腰骶部和大腿内侧,常伴有恶心、呕吐、腹泻、面色苍白、出冷汗等全身症状,盆腔检查无异常。

（三）实验室及其他辅助检查

为排除盆腔病变,如子宫内膜异位症、子宫腺肌病、盆腔粘连、盆腔炎性疾病等,可做妇科检查、B超检查、腹腔镜及宫腔镜检查。

（四）心理-社会状况

痛经患者常因月经来潮引起下腹部疼痛,影响工作和学习而焦虑不安、恐惧。

（五）治疗要点

应重视精神心理治疗,消除紧张和顾虑,疼痛加重者可辅以药物治疗。

【常见护理诊断/问题】

1. 急性疼痛　与经期子宫痉挛性收缩有关。

2. 恐惧   与长时期痛经引起的精神紧张有关。

3. 睡眠型态紊乱   与月经期疼痛有关。

【护理措施】

（一）减轻疼痛

1. 缓解症状   下腹部可用热水袋局部热敷，多饮热茶和热汤，疼痛不能忍受时，可辅以药物治疗。

2. 遵医嘱用药

（1）前列腺素合成酶抑制剂：通过抑制前列腺素合成酶的活性而减少前列腺素的释放，防止子宫痉挛性收缩，达到减轻疼痛的目的。布洛芬 $200\sim400mg$ ，每天 $3\sim4$ 次，或酮洛芬 $50mg$ ，每天 3 次，于月经来潮即开始服用。

（2）口服避孕药：适用于要求避孕的痛经妇女，通过抑制排卵减少月经血前列腺素的含量而缓解痛经。

3. 其他治疗   对未婚少女，可给予雌、孕激素序贯疗法和中药治疗。

（二）心理护理

1. 关心并理解患者的不适和心理感受，告知正常月经来潮的常见症状及有关痛经的生理知识，消除紧张、恐惧心理。

2. 向患者提供缓解痛经的相关信息，避免精神刺激和过度疲劳，合理休息，增加营养，保证充足睡眠。

（三）健康指导

1. 鼓励患者养成良好的生活习惯，积极参加体育锻炼，注意劳逸结合，增强体质，促进身心健康。

2. 进行月经期保健指导及知识宣教，注意经期卫生，经期禁止性生活和坐浴，避免吃生、冷、辛辣刺激性食物。

第四节   围绝经期综合征患者的护理

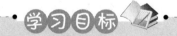

1. 掌握围绝经期综合征的概念，常见护理诊断和护理措施。

2. 熟悉围绝经期综合征的临床表现和治疗要点。

3. 了解围绝经期综合征的病因和分类。

4. 具有良好的职业素养和必备的人文关怀精神。

案例导入：

王女士，47 岁， G_2P_1 ，因月经周期不规则半年伴反复潮热、出汗来院诊治。患者既往月经周期规律，近半年来出现月经周期不规则，经期持续时间长，经量多，同时伴有阵发性的面部及颈部发热、出汗，每日发作数次，严重影响工作和生活。请思考可能的临床诊断和主要护理诊断，该如何制定护理措施？

围绝经期(perimenopausal period)是指从接近绝经出现与绝经有关的内分泌学、生物学和临床特征起，至绝经后 1 年内的时期。围绝经期综合征是指妇女绝经前后，出现性激素减少所致的一系列躯体及精神心理症状，通常发生在 45～55 岁之间。绝经(menopause)分为自然绝经和人工绝经。

【护理评估】

(一) 健康史

由于卵巢功能衰退，雌激素水平下降，使下丘脑-垂体-卵巢轴之间失去平衡，从而出现一系列自主神经功能失调的症状，另外，神经递质 5-羟色胺水平的异常、神经类型、职业、文化水平、遗传因素均与围绝经期综合征的发病及症状轻重有关。详细询问患者的年龄，月经史、生育史及上述病因的相关因素，有无高血压、糖尿病及其他内分泌疾病等。

(二) 临床表现

1. 月经改变　月经紊乱是绝经过渡期的主要症状，表现为月经周期不规则，经期持续时间长，经量增多或减少，此期症状的出现取决于卵巢功能的变化。

2. 血管舒缩症状　是雌激素水平降低的特征性症状，其特点是患者反复出现面部、颈部及胸部皮肤阵阵发红，继之出汗，出汗后怕冷。持续 1～3 分钟。症状轻者每天发作数次，重者十余次或更多，夜间或凌晨初醒时，应激状态更容易发作。该症状可持续 1～2 年，有时可达 5 年或更长。

3. 自主神经失调症状　常出现眩晕、头痛、心悸、失眠、耳鸣等自主神经失调症状。

4. 精神神经症状　围绝经期妇女往往感觉情绪波动较大，注意力不易集中。表现为抑郁、多疑、焦虑、激动易怒、记忆力减退等。近年来研究发现雌激素缺乏对发生老年性痴呆有潜在的危险。

5. 泌尿生殖道症状　表现为阴道干燥、黏膜变薄、性交痛，尿急、尿失禁等，反复发生阴道感染和尿路感染。

6. 骨质疏松　与雌激素水平下降有关，50 岁以上妇女约半数以上会发生绝经后骨质疏松。严重者导致骨折，以桡骨远端、股骨颈骨折多见。

7. 心血管症状　绝经后动脉硬化、冠心病、高血压、脑卒中的发生率较绝经前明显增加。

8. 皮肤和毛发的变化　皮肤变薄，皮肤皱纹逐渐增多，皮肤色素沉着出现斑点，阴毛及腋毛有不同程度丧失，偶有轻度脱发。

(三) 实验室及其他辅助检查

血清 FSH 值及 E_2 值测定、氯米芬兴奋试验，了解卵巢功能。心电图、心脏超声检查了解心血管状况。骨密度检查了解骨质疏松情况。分段诊刮排除子宫内膜病变。宫颈刮片细胞学检查早期发现宫颈病变。

(四) 心理-社会状况

由于家庭和社会环境的变化，妇女进入围绝期以后可加重身体与精神负担，往往较易发生失眠、忧虑、抑郁、情绪改变等。

(五) 治疗要点

围绝经期精神神经症状可因神经类型不稳定而加剧，应给予心理治疗，必要时选用适量镇静药以助睡眠。对因性激素缺乏而出现相关症状的妇女，无禁忌证者，可采用性激素治疗。

【常见护理诊断/问题】

1. 焦虑 与内分泌改变,担心衰老有关。

2. 自我认同紊乱 与潮热、出汗,精神神经症状有关。

3. 有感染的危险 与激素水平减少,局部抵抗力下降有关。

【护理目标】

1. 患者焦虑程度减轻。

2. 潮热、出汗,精神神经症状及时得到纠正。

3. 未发生阴道炎和尿路感染。

【护理措施】

(一)缓解焦虑

1. 关心体贴患者,引导其说出心理感受,帮助解决各种心理矛盾和情绪障碍等问题,让患者了解围绝经期是正常的生理阶段,消除无谓的焦虑,以良好的心态安全度过围绝经期。

2. 向患者家属介绍围绝经期妇女可能出现的症状,告知围绝经期是一个生理过程,让家属知情并给予安慰和鼓励。

(二)医护治疗配合

1. 一般治疗 对情绪不稳定或失眠者,可遵医嘱口服谷维素 20mg,每天 3 次,睡前服用艾司唑仑 2.5mg。

2. 性激素治疗 以雌激素为主,可辅以孕激素,以最小剂量且有效为佳。对因雌激素缺乏所致的泌尿道感染、老年性阴道炎、潮热、出汗,精神神经症状者,除外乳腺癌、生殖器肿瘤和异常子宫出血症状等,遵医嘱给予尼尔雌醇,每 15 天口服 1～2mg,服药 3～6 个月加用醋酸甲羟孕酮,每天口服 8mg,连用 5～8 天,可有效控制上述症状,也可预防心血管疾病和骨质疏松发生。

3. 非激素类药物

(1)选择性 5-羟色胺再摄取抑制剂:盐酸帕罗西汀 20mg,每天 1 次早上口服,可有效改善血管舒缩症状和精神神经症状。

(2)其他药物:钙剂,维生素 D 和中药治疗。

防治围绝经期骨质疏松

围绝经期妇女由于雌激素缺乏使骨质吸收增加,导致骨量减少,骨的微细结构发生破坏而发生骨质疏松。除了雌激素治疗、体育锻炼、合理饮食外,还可应用组织选择性雌激素活性调节剂(如替勃龙)和选择性雌激素受体调节剂(如雷洛昔芬),可预防和治疗骨质疏松,以提高生活质量,保障围绝经期妇女的身心健康。

(三)健康指导

1. 向围绝经期妇女解释绝经前后身体的变化,使患者了解大多数绝经出现症状是能安全度过的,减轻或消除由绝经变化而产生的焦虑心理。

2. 提供绝经前后减轻症状的方法,坚持体育锻炼,增加日晒时间,注意劳逸结合,积极参加社区娱乐活动,以促进睡眠。

3. 指导围绝经期妇女摄入足量蛋白质和含钙丰富食物,预防骨质疏松,延缓衰老。

4. 积极防治围绝经期妇女常见病和多发病,如泌尿生殖道感染、高血压、冠心病、糖尿病。

5. 定期进行防癌筛查,及早发现乳腺癌、宫颈癌、卵巢癌和子宫内膜癌。

6. 指导患者正确使用性激素,治疗期间需定期评估,以 3~5 年为宜,停止激素治疗时应缓慢减量或间歇用药,逐步停药以防止症状复发。

【护理评价】

1. 患者焦虑程度是否减轻,是否能正确评价自己。

2. 潮热、出汗、精神神经症状是否得到改善。

3. 有无感染征象发生,体温是否正常。

 思考题

1. 王××,17 岁,学生,因停经 5 个月,阴道不规则出血 1 月余,伴头晕、乏力于 2010 年 5 月 13 日入院。15 岁月经初潮,此后月经一直不规律,6~9 天/2~3 个月,经量多少不定。末次月经 2009 年 12 月,于 2010 年 5 月 7 日开始阴道流血,量较多,伴有血块,自觉头晕、乏力来院就诊。患病以来无腹痛及发热病史,既往身体健康,否认血液病及性生活史。

体格检查:体温 37℃,脉搏 90 次/分,呼吸 23 次/分,血压 110/70mmHg。贫血貌,营养中等,甲状腺无肿大,心肺正常,腹软,肝脾未触及。

辅助检查:B 超示子宫前位,4.4cm×3.0cm×3.9cm 大小,子宫肌层回声均匀,子宫内膜厚 0.7cm。

(1)可能的临床诊断和护理诊断?

(2)应采取哪些护理措施?

2. 刘女士,50 岁,G_2P_1,因月经紊乱 1 年伴抑郁、失眠来院诊治。患者近 1 年来出现经期持续时间长,经量减少,同时伴有情绪不佳、抑郁、失眠等。既往身体健康,月经周期规律,3~5 天/28~30 天,宫内节育器避孕。

体格检查:体温 36.6℃,脉搏 80 次/分,呼吸 22 次/分,血压 140/90mmHg。心肺正常,腹软,肝脾未触及。

妇科检查:外阴发育正常,黏膜无充血,宫颈光滑,无举痛,子宫前位稍小,活动良好,双附件正常。

(1)可能的临床诊断和护理诊断?

(2)如何为患者进行健康指导?

3. 李×,15 岁,学生,因经期下腹部痉挛性疼痛 1 天伴有恶心、呕吐入院。13 岁月经初潮,近半年来无诱因出现月经期下腹部疼痛,有时疼痛放射至腰骶部及大腿内侧,未经治疗。此次行经为第 1 天,下腹部疼痛剧烈伴恶心、呕吐。临床诊断为"原发性痛经"。

(1)引起痛经的病因有哪些?

(2)如何指导患者减轻疼痛?

(李翠玲)

第十九章　妇科其他疾病患者的护理

学习目标

　　1. 掌握子宫内膜异位症、子宫脱垂、不孕症的定义、护理评估、常见护理诊断和护理措施。
　　2. 熟悉子宫内膜异位症、子宫脱垂、不孕症的防治要点。熟悉不孕症的辅助检查方法。
　　3. 了解子宫内膜异位症的病因、病理,子宫托的使用方法,不孕症的病因和辅助生殖技术。

第一节　子宫内膜异位症患者的护理

案例导入:

　　王女士,35岁,以继发性痛经2年,进行性加重入院。既往月经正常,近2年出现月经来潮时下腹部疼痛,近一年症状逐渐加重,伴有性交痛。生育史1-0-1-1。妇科检查直肠子宫陷凹触及有触痛的硬结,子宫后位,正常大小,活动度差,右侧附件扪及一 6cm×5cm×6cm 活动度差的囊性包块,有压痛。该妇女情况正常吗? 可能的护理诊断有哪些? 该如何制定护理措施?

【概述】

　　当具有活性的子宫内膜组织出现在子宫腔被覆黏膜以外的身体其他部位时称为子宫内膜异位症(endometriosis,EMT)。异位的子宫内膜多数出现在盆腔内生殖器官和其邻近器官的腹膜面,如卵巢、子宫骶韧带、直肠子宫陷凹、乙状结肠和阴道直肠膈等,其中以卵巢最常见,约占80%。也可出现在其他部位如膀胱、肾脏、肺、乳腺、脐甚至手臂、大腿等处,但很少见。子宫内膜异位症的发病率近年来有明显上升,在因不孕行腹腔镜检查的患者中,25%～35%有子宫内膜异位症存在。在妇科腹部手术中,约5%～15%的患者被发现患有此病。

　　(一) 病因

　　子宫内膜异位症属良性病变,发病原因尚未明了,多见于25～45岁育龄妇女,初潮前一般不会发病,切除卵巢或绝经后异位内膜组织可逐渐萎缩吸收,妊娠或使用性激素抑制卵巢功能可暂时抑制此病的发展。对发病原因的解释目前有子宫内膜种植学说、淋巴静脉播散学说、体腔上皮化生学说、诱导学说、遗传学说和免疫学说等。

(二) 病理

异位的内膜随卵巢激素变化而发生反复周期性出血,形成单个或多个囊肿,发生在卵巢者,称为卵巢子宫内膜异位囊肿,囊肿内含暗褐色、似巧克力糊状陈旧性血液,故又称为卵巢巧克力囊肿。囊肿在月经期出血增多,囊内压力增大,可反复破裂,囊内容物刺激局部腹膜发生炎症反应和组织纤维化,致卵巢及其邻近的子宫、韧带、骨盆侧壁、乙状结肠等紧密粘连,盆腔脏器活动度差,卵巢固定。

显微镜下检查,典型的内膜异位组织可见子宫内膜上皮、内膜间质、腺体、纤维素及出血等成分。

子宫腺肌病

当子宫内膜腺体和间质侵入子宫肌层时,称为子宫腺肌病。多发生于 30~50 岁妇女,可合并子宫内膜异位症或子宫肌瘤。异位在子宫肌层内的子宫内膜可呈弥漫性或局限性生长。主要症状是经量多、经期延长和逐渐加重的痛经。妇科检查子宫呈均匀性增大或局限性结节隆起,质硬有压痛。子宫腺肌病的治疗应视患者的症状、年龄和生育要求而定。症状轻、有生育要求或接近绝经期患者可试用达那唑、孕三烯酮或促性腺激素释放激素激动剂治疗,对症状重、无生育要求或药物治疗无效者应行全子宫切除术。

【护理评估】

(一) 健康史

详细了解患者年龄、月经史及孕产史,尤其要询问是否有痛经及痛经发生的时间、痛经的程度和特点。有无多次人工流产、输卵管通液、碘油造影等宫腔内操作手术史。

(二) 临床表现

1. 症状

(1)痛经:继发性进行性加重的痛经是最典型症状。疼痛多于月经前 1~2 天开始,表现为下腹部疼痛及腰骶部坠痛,可放射至会阴、肛门或大腿部,经期第 1 天最重,至月经干净后消失。疼痛是由于异位的内膜出血刺激局部组织而致,或因异位的子宫内膜产生前列腺素等物质引起疼痛。疼痛的程度与病变部位有关,病灶在直肠子宫陷凹表面引起的痛经最为严重。

(2)月经失调:常表现为月经量增多,经期延长。可能与卵巢被异位的内膜破坏或被粘连包裹致功能失调有关。

(3)不孕:子宫内膜异位症患者常伴有不孕,不孕率达 40%。其原因主要与病变引起输卵管周围粘连、管腔堵塞或因卵巢病变影响排卵有关。

(4)性交痛:发生于直肠子宫陷凹、阴道直肠膈的子宫内膜异位症或因病灶导致子宫后倾固定的患者常有性交痛,尤以经前期性交痛明显。

(5)其他症状:病灶异位于其他部位可能出现相应的表现,如异位至膀胱者,有周期性尿频、尿痛或血尿症状。腹壁瘢痕及脐部的子宫内膜异位症则出现周期性局部肿块及疼痛等。

2. 体征　妇科检查时发现子宫多后倾固定,子宫后壁、直肠子宫陷凹、子宫骶韧带处可触及大小不等的结节,触痛明显。子宫一侧或双侧附件处扪及与子宫相连、不活动囊性包块,有压痛。

（三）实验室及其他辅助检查

1. B超　B超显示子宫内膜异位囊肿,常与子宫粘连,两者边界不清。

2. 腹腔镜　是诊断子宫内膜异位症最有效的方法,在腹腔镜下对病变组织活检,可达到确诊的目的。

3. 其他检查　检测血清CA_{125}及抗子宫内膜抗体。CA_{125}值可升高;抗子宫内膜抗体是子宫内膜异位症的标志抗体,但检测方法烦琐,敏感性不高。

（四）心理-社会状况

本病因病程长、治疗效果不明显,或因长期疼痛、不孕等原因给患者造成很大精神压力,因性交痛可影响夫妻关系,婚姻质量下降。患者常表现为紧张、焦虑。

（五）治疗要点

治疗子宫内膜异位症的目的是"除去病灶,减轻疼痛,促进生育,减少复发"。治疗方法应根据患者年龄、症状、病变部位以及对生育要求等不同情况全面考虑。

1. 非手术治疗　轻度患者可行药物治疗,如孕激素、达那唑等,有生育要求的尽早促使其受孕。

2. 手术治疗　手术方式有:①保留生育功能手术(此手术将异位灶清除,保留子宫、双侧卵巢或一侧卵巢),适用于病情较轻、希望保留生育功能的妇女。②保留卵巢功能手术(切除子宫、盆腔病灶,保留一侧或部分卵巢,维持卵巢的内分泌功能),适用于年龄在45岁以下但无生育要求的患者。③根治性手术(行全子宫、双附件及盆腔内病灶切除),适用于45岁以上病情严重的患者。

【常见护理诊断／问题】

1. 慢性疼痛　与异位的病灶周期性出血刺激周围组织的神经末梢有关。

2. 焦虑　与不孕、疗程长、担心疗效有关。

3. 身体意象紊乱　与手术切除部分生殖器有关。

【护理目标】

1. 患者疼痛能减轻或缓解。

2. 情绪稳定,焦虑减轻,配合治疗。

3. 手术后能接受身体的变化,有正确的自我认知。

【护理措施】

（一）缓解疼痛

1. 一般护理　解释痛经的原因,让患者保持心情愉快,可用热水袋外敷下腹部。观察痛经时有无肛门坠胀,有无进行性加重。巧克力囊肿在剧烈运动或过度充盈时可能发生破裂,因此要密切观察有无急腹痛征象,做好急诊手术的准备。

2. 非手术治疗患者的护理

(1)期待疗法:症状轻微者可采用期待疗法。对患者定期随访,有痛经症状者,可给予吲哚美辛、布洛芬等前列腺素合成酶抑制剂。希望生育者尽早行相关检查,促使其受孕,一旦妊娠,异位的病灶可萎缩坏死,分娩后症状可得到缓解。

(2)药物治疗:适用于症状轻,要求生育的患者。治疗过程中药物剂量较大、疗程较长,有一定的副作用,应指导患者正确使用药物,注意观察副作用,出现异常应及时就诊。

1)孕激素:此法可抑制排卵,与内源性雌激素共同作用,造成闭经和内膜蜕膜化,形成假孕,称假孕疗法。常用药物有炔诺酮、甲羟孕酮、甲地孕酮等。如甲羟孕酮每天口服 30mg,连续应用 6 个月。副作用有恶心、轻度抑郁、体重增加及阴道不规则点滴出血等。停药后月经恢复,痛经缓解。

2)达那唑:此药可通过丘脑下部抑制排卵前 LH 高峰的出现,并能直接作用于子宫内膜雌、孕激素受体,抑制内膜增生,导致子宫内膜萎缩。用法:月经第一天开始口服 200mg,每日 2～3 次,6 个月为一疗程。肝功能损害、高血压、心力衰竭、肾功能不全者不宜使用。

3)孕三烯酮:该药具有抗孕激素及中度抗雌激素和抗促性腺激素作用,其治疗效果类似达那唑,但副反应较低。用法是从月经周期第 1 天开始服药,每周 2 次,每次 2.5mg,连服 6 个月。

4)促性腺激素释放激素激动剂(GnRH-a):连续应用能抑制垂体功能,使卵巢分泌的性激素下降,可达到药物性卵巢切除的效果。常用药物有戈舍瑞林、亮丙瑞林等,如戈舍瑞林用法是月经第 1 天皮下注射 3.6mg,每隔 28 天注射 1 针,共 3～6 次。一般用药后第 2 个月闭经,副作用有潮热、性欲减退、骨质疏松等绝经症状,停药后多可消失。

3. 手术治疗患者的护理　适用于经药物治疗效果欠佳或卵巢子宫内膜异位囊肿直径超过 5～6cm 者。按要求做好手术前准备及手术后护理(详见本教材第十四章)。手术治疗与药物治疗也可联合应用。手术前给予 3～6 个月的药物治疗使病灶缩小、软化,以利于手术。对手术不彻底或术后疼痛不减轻者,术后可予 3～6 个月药物治疗,从而提高手术疗效。

(二)缓解焦虑

子宫内膜异位症虽然是良性疾病,但因长期疼痛和不孕使患者身心痛苦,影响生活和工作,且病变广泛,易复发,治疗比较复杂。因此,应鼓励患者说出内心感受,允许患者参与治疗方案的讨论,共同寻求最佳的治疗方案,树立积极治疗的信心,帮助减轻焦虑、稳定情绪。

(三)促进患者正确的自我认知

对手术切除生殖器官的患者,积极帮助其进行心理调适,接受手术后的身体变化,使患者认识到子宫切除对女性性征无明显影响。告知切除卵巢的患者围绝经期综合征知识及应对方法。

(四)健康指导

1. 指导患者加强营养,注意劳逸结合,保持心情舒畅。

2. 做好宣教工作。让患者了解疾病及手术的相关知识,增强患者对病情及治疗的认识,如药物治疗的原理及不能随意停药的原因,指导患者按时服药。帮助有生育要求的患者采取相应措施在术后半年到一年内受孕。进行性生活的指导,强调按时复诊的重要性。

3. 加强预防,消除病因。①积极治疗严重子宫后倾、阴道闭锁、宫颈狭窄等,以免经血逆流入盆腔引起子宫内膜的异位种植。②指导患者在月经期尽量避免过度劳累、剧烈运动或性生活。③医护人员应避免在月经期进行宫腔内操作。④鼓励产妇尽早做产后体操,以防子宫后倾。⑤口服药物避孕可降低子宫内膜异位症发病风险。

【护理评价】

1. 患者疼痛是否减轻或缓解。

2. 患者是否保持情绪稳定,焦虑减轻,配合治疗。

3. 患者是否在手术后能接受身体的变化,有正确的自我认知。

第二节　子宫脱垂患者的护理

案例导入:

　　王女士,60岁,以腰骶部坠痛,排便时有肿块自阴道脱出2年入院。生育史:4-0-1-4,绝经10年。近2年出现腰骶部坠痛,排便时有肿块自阴道脱出,且肿块渐大。妇科检查:外阴萎缩,宫颈肥大,用力屏气后见宫颈和小部分宫体脱出阴道口外,诊断为子宫脱垂。请问该妇女子宫脱垂属几度? 如何制定护理措施?

　　子宫从正常位置沿阴道下降,宫颈外口达坐骨棘水平以下,甚至子宫全部脱出于阴道口外,称为子宫脱垂(uterine prolapse)。子宫脱垂常伴发有阴道前壁和后壁脱垂。近年来,随着计划生育实施、助产技术的提高及对妇女保健工作的重视,其发病率已有显著下降。子宫脱垂病因有以下几个方面:

　　1. 分娩损伤　为子宫脱垂最主要的发病原因。在分娩过程中,产妇过早屏气用力、阴道助产或第二产程延长,盆底肌肉、筋膜、韧带过度伸展,甚至撕伤,分娩后未修补或修补不佳,产褥期妇女过早从事体力劳动,均可导致子宫脱垂。

　　2. 长期腹压增加　长期慢性咳嗽、习惯性便秘、排便困难、经常超负荷重体力劳动及腹腔肿瘤、腹水等,可使腹压增加,导致子宫脱垂。

　　3. 盆底组织发育不良或退行性变　多系先天性盆底组织发育不良或营养不良所致。绝经后妇女,因雌激素水平下降,导致盆底组织缺乏弹性、萎缩、退化,也可引起子宫脱垂。

【护理评估】

(一) 健康史

　　详细了解患者分娩史,有无产程延长、阴道助产、盆底组织损伤史及产褥期是否过早参加重体力劳动。有无慢性咳嗽、便秘、营养不良等。

(二) 临床表现

1. 症状

(1)下坠感及腰背酸痛:由于下垂子宫对韧带的牵拉及盆腔充血所致。常在行走、久站、蹲位、重体力劳动后加重,卧床休息后症状减轻。

(2)肿物自阴道脱出:开始腹压增加时,阴道口有肿物脱出,平卧时肿物可变小或消失,严重者休息后肿物不能自行回缩。脱出的宫颈及阴道壁长期暴露摩擦可发生溃疡,出现血性或脓性分泌物。

(3)压迫症状:伴有阴道前壁脱垂时,常出现排尿困难、尿潴留或尿失禁,在大笑、咳嗽时出现溢尿(称压力性尿失禁)。如伴随阴道后壁脱垂,可有便秘、排便困难等症状。

2. 体征　以患者平卧向下屏气时子宫下降的最低点为标准,将子宫脱垂分为3度(图

19-1）。Ⅰ度：轻型为子宫颈外口距离处女膜缘小于4cm，但未达处女膜缘；重型为宫颈已达处女膜缘，但未超出该缘，检查时在阴道口可见到宫颈。Ⅱ度：轻型为宫颈已脱出阴道口，但宫体仍在阴道内；重型为宫颈或部分宫体已脱出阴道口外。Ⅲ度：子宫颈和子宫体全部脱出至阴道口外。

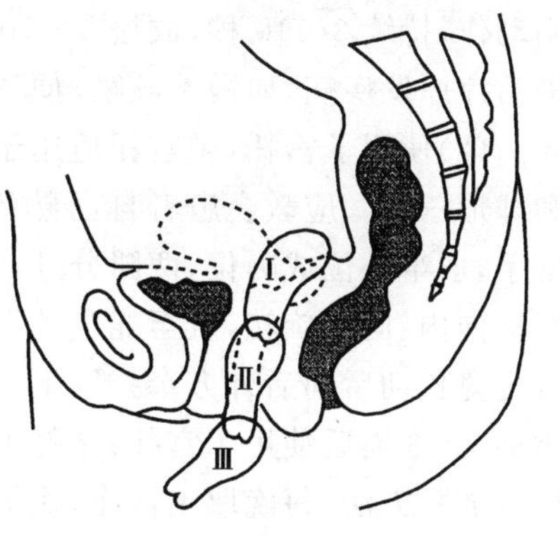

图 19-1　子宫脱垂的分度

（三）心理-社会状况

由于长期的子宫脱出使行动不便，日常生活、工作受到影响，严重者性生活也受到影响，患者常出现焦虑、情绪低落等。

（四）治疗要点

根据患者病情严重程度不同，可采用：

1. 非手术治疗

（1）支持治疗：改善患者一般情况，加强患者营养，卧床休息，加强盆底肌肉锻炼，增强盆底肌肉张力。积极治疗原发疾病，如慢性咳嗽、便秘等。

（2）使用子宫托：子宫托适用于各度子宫脱垂和阴道前后壁脱垂的患者。

2. 手术治疗　根据患者的年龄、生育要求及全身情况可采取阴道前后壁修补术、阴道前后壁修补术加主韧带缩短术及宫颈部分切除术、经阴道子宫全切术及阴道前后壁修补术或阴道纵隔形成术等。

【常见护理诊断/问题】

1. 焦虑　与长期的子宫脱出影响日常生活及工作有关。

2. 组织完整性受损　与宫颈、阴道前后壁暴露在阴道外有关。

3. 慢性疼痛　与子宫脱垂牵拉韧带及盆腔组织有关。

【护理目标】

1. 患者焦虑程度能减轻或缓解。

2. 组织炎症可消失。

3. 疼痛感减轻或消失。

【护理措施】

（一）缓解焦虑

子宫脱垂一般病程较长，患者往往有烦躁情绪，护理人员应亲切地对待患者，理解患者，让患者说出自己的疾苦。向患者解释子宫脱垂的相关知识，减轻患者焦虑，树立信心，同时，做好家属的工作，让家属理解患者，协助患者渡过难关，早日康复。

（二）积极治疗炎症，恢复组织完整性

有子宫颈或阴道壁溃疡、炎症的患者，在使用子宫托或手术前给以积极治疗，使其炎症消失。采取 1∶5000 的高锰酸钾液或 0.2‰的碘伏液阴道灌洗后涂 40％紫草油或抗生素软膏。

（三）缓解慢性疼痛

1. 非手术治疗患者的护理

（1）支持治疗：改善患者一般情况，加强患者营养，卧床休息，并教会患者做盆底肌肉锻炼，增强盆底肌肉张力。基本方法：患者取平卧位，双腿屈曲稍分开，做收缩尿道、肛门和会

阴动作,持续 3～10 秒,放松 5～10 秒,反复练习 5 分钟以上,每天 2～3 次,持续 3 个月。积极治疗原发疾病,如慢性咳嗽、便秘等。

(2)使用子宫托:子宫托适用于各度子宫脱垂和阴道前后壁脱垂的患者,有喇叭形、环形和球形三种。应教会患者自己熟练使用子宫托,以喇叭形子宫托为例(图 19-2)。①放托:洗手,取半卧位或蹲位,两腿分开,手持托柄,托面向上,将托盘后缘沿阴道后壁推入,然后将托柄向内、向上旋转,直至托盘达子宫颈,托柄弯度朝前。②取托:手指捏住托柄轻轻摇晃,待托盘松动后向后外方牵拉取下。③使用子宫托的注意事项:绝经后妇女可用阴道雌激素霜剂 4～6 周后使用子宫托;选择大小合适子宫托,以放置后既不脱出又无不适感为度;教会患者放托方法,每晚取出洗净,次晨放入;保持阴道清洁,月经期和妊娠期停止使用;用托后 1 个月、3 个月、6 个月各复查一次。

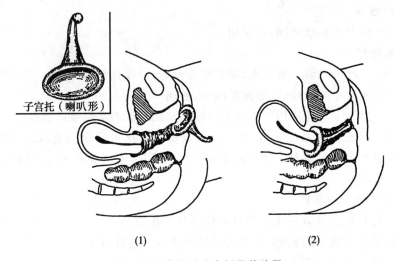

图 19-2　喇叭形子宫托及其放置

2. 手术治疗患者的护理　根据患者的年龄、生育要求及全身情况采取手术治疗。做好手术前准备及术后护理,除按一般外阴、阴道手术患者的护理,还应做好:

(1)术前 3 天每天用 1∶5000 的高锰酸钾液或 0.2‰的碘伏液坐浴 2 次或阴道灌洗,冲洗液的温度一般在 41～43℃为宜,戴无菌手套,将脱垂的子宫还纳于阴道内嘱患者平卧于床上半小时。

(2)术后应卧床休息 7～10 天,留置导尿管 10～14 天,避免增加腹压的动作,如下蹲、咳嗽等,预防便秘。每天行外阴冲洗 2 次,大小便后立即清洗。观察阴道分泌物的特点,并遵医嘱按时使用抗生素。

(四)健康指导

1. 术后休息 3 个月,半年内避免重体力劳动,出院后 1 个月到医院复查。

2. 讲解盆底的解剖及生理功能,让患者学会增加盆底肌肉张力的方法。

3. 宣传产后护理知识,督促产妇积极进行产后锻炼,产褥期应避免重体力劳动或蹲位,实行计划生育。

4. 积极治疗慢性咳嗽、便秘等疾病。

【护理评价】

1. 患者焦虑是否减轻或缓解,保持健康心理。

2. 患者的生殖器官炎症是否消失,为治疗做好准备。

3. 患者疼痛是否缓解。

第三节　不孕症患者的护理及辅助生殖技术

案例导入:

张女士,28 岁,以"有正常性生活,未避孕 2 年未孕"入院。结婚 3 年,性生活正常,未避孕,2 年前孕 10 周时因外伤流产 1 次,至今未孕。体格检查:发育正常,营养良,心肺无异常,腹软,无压痛及包块。妇科检查:外阴、阴道无异常,宫颈光滑,子宫后位,活动度差,双侧附件增厚,触到呈索条状增粗的输卵管,有轻压痛。该妇女属原发性不孕还是继发性不孕? 可能是什么原因导致不孕? 如何制定护理措施?

有正常性生活、未经避孕 1 年未妊娠者,称为不孕症(infertility)。未避孕从未妊娠者称原发性不孕;曾有过妊娠而后未避孕连续 1 年未妊娠者,称继发性不孕。国家、民族、地区不同不孕症发病率存在差异,我国不孕症发病率为 7%～10%。异位妊娠或反复流产未获得活婴,目前也属于不孕不育范畴。

正常受孕必须有正常的生殖细胞、卵子和精子结合、受精卵着床、发育。以上任何一个环节异常均可导致不孕。女方因素约占 40%,男方因素约占 30%～40%,男女双方因素约占 10%～20%。常见病因有:

1. 女方不孕因素　以输卵管因素及排卵障碍常见。

(1)排卵障碍:各种原因导致卵巢功能异常均可致不孕。①下丘脑-垂体-卵巢轴功能紊乱。②卵巢病变,如先天性卵巢发育不全、卵巢功能早衰、多囊卵巢综合征、功能性卵巢肿瘤、卵巢子宫内膜异位症等。③全身性疾病,如甲状腺功能异常、肾上腺功能异常等影响卵巢功能。④其他:精神过度紧张或焦虑,过度吸烟、酗酒、吸毒,过度肥胖、消瘦、营养不良或维生素缺乏等。

(2)输卵管因素:盆腔炎症引起输卵管堵塞、粘连是女性继发性不孕的主要因素。输卵管发育异常,如输卵管过度细长弯曲,管壁肌肉薄弱,纤毛运动及管壁蠕动丧失等也可致不孕。

(3)子宫因素:子宫发育不良、子宫内膜炎、子宫黏膜下肌瘤、子宫内膜结核、子宫内膜多发性息肉、宫腔粘连、过度后屈位子宫等均可导致不孕。

(4)宫颈因素:宫颈炎症、宫颈黏液异常影响精子的活力和进入宫腔的数量。宫颈息肉、宫颈肌瘤、宫颈口狭窄等可影响精子穿过而引起不孕。

(5)阴道因素:先天性无阴道、处女膜闭锁、阴道横隔、各种原因引起的阴道损伤后粘连狭窄均可影响性生活并阻碍精子进入阴道。严重阴道炎症降低精子活力而影响受孕。

2. 男方因素　主要是生精障碍与输精障碍。

(1)精液异常:指无精子或精子数量过少,活力减弱,形态异常。由先天发育异常或后天因素所致,如双侧隐睾、先天性睾丸发育不全症、腮腺炎并发睾丸炎、睾丸结核、长期较严重营养不良、慢性消耗性疾病、慢性中毒等。精神过度紧张等精神心理障碍、性生活过频者也可使精液量及精子数过少。

(2)性功能异常:外生殖器发育不良或勃起障碍、早泄、不射精等使精子不能进入阴道,均可造成男性不育。

(3)免疫因素:男性体内产生对抗自身精子的抗体,使射出的精子凝集不能穿过宫颈黏液而致不育。

3. 男女双方因素

(1)性生活不能或不正常。

(2)免疫因素:一些妇女血清中存在多种自身抗体,可能阻止精子与卵子结合而影响受孕。

(3)不明原因不孕症:经临床系统检查仍不能确认不孕原因。

【护理评估】

(一) 健康史

了解妇女的月经史,包括初潮年龄、经期、周期、经量以及有无伴随月经来潮的异常症状。询问夫妇双方性生活情况、生育史,了解以往分娩、流产经过,有无感染、产后出血等病史。是否采取过避孕措施及持续时间。了解既往有无结核病、内分泌疾病病史,家族中有无精神病、遗传病病史。掌握男方的健康状况,了解既往有无结核、腮腺炎病史,有无烟酒嗜好等。

(二) 临床表现

了解不孕的时间。夫妇双方均应进行全身检查,男方应重点检查外生殖器有无畸形或病变。女方检查注意第二性征发育情况及阴道、子宫颈和子宫体有无异常,附件有无压痛、增厚或肿块等。

(三) 实验室及其他辅助检查

1. 男方检查 精液常规检查。正常男性一次精液量约为 2~6ml,平均为 3ml,<1.5ml 为异常。pH 为 7.0~7.8,室温下放置 30 分钟内液化,精子密度(20~200)×10^9/L,精子活率>50%,正常形态精子占 66%~88%。

2. 女方检查

(1)卵巢功能检查:方法有基础体温测定、阴道脱落细胞涂片检查、宫颈黏液检查、月经期前子宫内膜活组织检查、女性激素测定、阴道 B 超动态监测卵泡发育等,了解有无排卵以及黄体功能状态。

(2)输卵管通畅试验:有输卵管通液术、子宫输卵管碘油造影术及 B 超下输卵管通液术。输卵管通液术对输卵管轻度粘连还能起到一定治疗作用。

(3)性交后试验:当夫妇双方经上述检查未发现异常时应进行此项检查,应选择在预测的排卵期进行。在试验前 3 天禁止性交、避免阴道用药或冲洗,受试者在性交后 2~8 小时内就诊检查,取宫颈黏液,若每高倍视野有 20 个活动精子即为正常。

(4)腹腔镜检查:借助腹腔镜可直接观察子宫、输卵管、卵巢有无异常。

(5)宫腔镜检查:可较清楚地了解子宫腔内情况,如宫腔粘连、黏膜下肌瘤、子宫畸形等。

(四) 心理-社会状况

不孕妇女常会受到来自社会的压力、家庭的歧视和不理解,出现不同程度的心理障碍,曼宁(Menning)曾把不孕妇女的心理反应描述为震惊、否认、愤怒、内疚、孤独、悲伤和解脱几个过程,有负罪感及失落感。许多女性把生育能力视为是妇女的自然职能,所以对不孕症的诊断的第一反应是震惊,进而否认,特别是被确诊为不可治疗的不孕症妇女会有更强烈反应,否认时间过长对心理健康和治疗都有很大的影响,应帮助患者缩短此期反应。缺少社会和家庭支持的患者常出现内疚和孤独感,不愿和朋友及亲戚交往,夫妻间缺乏交流,降低性生活的快乐,造成婚姻的紧张和压力。漫长的诊治过程,引起患者的身体不适及经济压力,可出现焦虑、抑郁、丧失自尊自信、对生活失去希望。

（五）治疗要点

1. 一般治疗　保持健康心态,增强体质,纠正营养不良和贫血,戒烟限酒。积极治疗全身性疾病,指导性生活。

2. 对因治疗　根据不孕原因对因治疗。如使用药物促排卵、改善黄体功能。输卵管内注药或手术促进输卵管功能恢复。子宫肌瘤、宫颈息肉、过度后屈位可手术治疗。

3. 必要时使用人工授精、体外受精-胚胎移植等辅助生殖技术。

【常见护理诊断/问题】

1. 焦虑　与缺乏家人支持及可能丧失的生育能力有关。

2. 长期自尊低下　与诊治过程中繁杂的检查、无效的治疗或效果不理想有关。

3. 知识缺乏:缺乏科学的生育知识。

【护理目标】

1. 患者能缓解焦虑,保持乐观、健康的心理状态。

2. 患者及家庭能面对现实,以坦然乐观的态度积极配合检查、治疗,自尊恢复。

3. 夫妇双方能陈述科学的生育知识。

【护理措施】

（一）缓解焦虑

护理人员应了解患者各种心理问题,并表示理解,给予心理疏导和支持,使他们能正确地对待生活、生育,解除消极情绪,从其他方面体现人生价值。对于盼子心切、精神高度紧张者,更应重视心理护理的作用,积极辅导,缓解焦虑,帮助夫妻进行交流,说出内心感受,使夫妻双方共同面对不孕问题,相互支持,缓解压力,降低不孕妇女的孤独感。

（二）积极诊治,恢复自尊

1. 帮助患者养成良好的生活习惯　戒烟限酒,注意工作节奏,避免精神过度紧张和劳累,保持心情愉快。注意饮食均衡,加强营养,坚持体育锻炼,增强体质。

2. 诊治配合

（1）协助检查:护理人员应根据不同的诊治方案,提供支持和帮助,协助医生实施检查方案。由于引起不孕的原因多而复杂,检查项目多持续时间长,要说服患者及家属有耐心,遵医嘱有序检查。在进行每项检查前,应向夫妇双方说明其目的、注意事项,以取得配合。

（2）协助治疗:做好手术护理,指导用药方法及注意事项。

1）输卵管慢性炎症及阻塞的治疗:使用口服活血化瘀中药及中药灌肠,输卵管内注药促使输卵管通畅。必要时行输卵管成形术,用腹腔镜手术创伤较小,手术效果好,是临床常用方法。

2）子宫黏膜下肌瘤、息肉、子宫纵隔、宫腔粘连、卵巢肿瘤等可手术治疗。做好手术前准备及术后护理。

3）诱发排卵:如卵巢功能不良,给予促排卵药物,监测卵泡发育及黄体功能状态,常用的促排卵药物有氯米芬、绒毛膜促性腺激素(hCG)、尿促素(HMG)、溴隐亭等。

（3）辅助生殖技术:必要时应使用辅助生殖技术,做好相关的护理。辅助生殖技术涉及大量伦理、法律法规问题,需要严格的管理和规范。

辅助生殖技术(assisted reproductive techniques,ART)是人类辅助生殖技术的简称,指采用医疗辅助技术帮助不育夫妇受孕的一组方法,包括人工授精、体外受精-胚胎移植、卵细胞浆内单精子注射及其衍生技术等。不孕症患者在其他方法治疗无效或无其他治疗方法时,可采用辅助生殖技术,具体方法包括:

1)人工授精(artificial insemination,AI):是以非性交方式将精子置入女性生殖道内,使精子与卵子自然结合,实现受孕的方法。临床上人工受精方法为宫腔内人工授精:将精液洗涤处理去除精浆,将 0.3～0.5ml 精子悬浮液,在女方排卵期注入宫腔。精子来源有丈夫精液人工授精和供精者精液人工授精两种。

2)体外受精-胚胎移植(in vitro fertilization and embryo transfer,IVF-ET):该技术指从妇女卵巢取成熟卵子,在体外受精并培养一段时间,将发育到一定时期的胚胎移植到宫腔内,使其着床发育的全过程,也称为“试管婴儿”。1978 年在英国采用该技术诞生世界第一例“试管婴儿”,我国大陆第一例“试管婴儿”于 1988 年在北京诞生。体外受精-胚胎移植适应证包括输卵管性不孕、子宫内膜异位症、男性因素不育、排卵异常、原因不明的不孕症、宫颈因素等。操作步骤为:药物促进和监测卵泡发育,B 型超声引导下取卵,卵子体外受精胚胎培养、胚胎移植和黄体支持。常见的并发症有卵巢过度刺激综合征和多胎妊娠。

3)卵细胞浆内单精子注射(intra-cytoplasmic sperm injection,ICSI):这一技术是在针对男性精子数量不足,性功能异常导致受精障碍所采取的体外受精方法。将精子直接注射到卵细胞浆内,获得正常卵子受精和卵裂过程。1992 年 Palermo 等报道了用该技术受精的首例试管婴儿诞生。该技术又称第二代试管婴儿,其操作方法是:促排卵和取卵同“试管婴儿”,去除卵丘颗粒细胞,行卵细胞浆内单精子显微注射受精,胚胎体外培养到一定阶段后移植到宫腔。适应证为:严重少精、弱畸精症、输精管阻塞、先天性双侧输精管缺如及输精管结扎后子女伤亡,吻合输精管失败或无法吻合者。

4)胚胎植入前遗传学诊断(pre-implantation genetic diagnosis,PGD):指在“试管婴儿”的胚胎移植前,取胚胎的遗传物质进行分析,诊断是否有异常,筛选健康胚胎移植,防止遗传病传递的方法。主要为解决有严重遗传疾病风险和染色体异常夫妇的生育问题,得到健康下一代。操作步骤为:从体外受精第 3～5 天的胚胎取卵裂球或部分细胞进行细胞和分子遗传学检测,检出带致病基因和异常核型的胚胎,将正常的胚胎移植。

(三)知识宣教

1. 知识宣教　护理人员应详尽评估夫妇双方目前所具有的不孕相关知识及错误观念,鼓励他们毫无保留地表达自己内心的真实看法、认识和顾虑。对其进行科学生育知识宣教,纠正错误观念,消除对女方的歧视。

2. 教会妇女妊娠技巧,提高妊娠率。具体方法有:①保持健康状态、减轻压力、注重营养、增强体质。②不能把性生活当成为妊娠而为之。③性交前不使用阴道灌洗或阴道润滑剂。④性交后应抬高臀部,平卧 20～30 分钟,以利于精子进入宫颈。⑤了解正常女性的排卵期为下次月经来潮前的 14 天左右,教会他们通过基础体温测定等预测排卵期,在女性的排卵期增加性生活次数,有利于受孕等。

【护理评价】

1. 患者焦虑是否减轻,并保持乐观、健康的心理状态。

2. 患者及家庭能否面对现实,以坦然乐观的态度积极配合各项检查与治疗。

3. 夫妇双方能否了解不孕的主要原因及科学生育的相关知识。

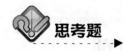**思考题**

1. 吴女士,30 岁,以"继发性痛经 2 年,伴不孕"入院。该患者 25 岁结婚,婚后一年育一女婴,采用宫内节育器避孕。两年前因准备生育第二胎停止避孕,至今未孕。既往月经正常,近两年开始出现月经期下腹疼痛,并逐渐加重。妇科检查:外阴无异常,直肠子宫陷凹触及有触痛的结节,宫颈光滑,子宫后位,正常大小,质地中等,活动度差,左侧附件区触及一 5cm×5cm×6cm 大小的囊性肿块,活动度差,有压痛。请问:

(1)该患者可能的疾病是什么?

(2)请告知她需要做哪些辅助检查?

(3)应采取哪些护理措施?

2. 张女士,32 岁,以"有肿物自阴道脱出 1 年"入院。五年前生育双胞胎,产褥期因孩子生病没能休息好,经常感冒咳嗽。近 1 年常感下腹坠痛,腰骶部酸痛,在久站或咳嗽时有肿物自阴道脱出,脱出的肿物渐大。妇科检查:子宫颈脱出在阴道口外,子宫颈糜烂,有脓性分泌物。子宫体在阴道内。请问:

(1)该患者可能的疾病是什么?

(2)应采取哪些护理措施?

(3)怎样做好健康指导?

(闪玉章)

第二十章　计划生育妇女的护理

学习目标

1. 掌握各种避孕方法及护理措施。
2. 熟悉计划生育的工作内容和人工终止妊娠的方法、副反应及并发症的防治措施。
3. 了解工具和药物避孕原理和女性绝育方法。

　　计划生育是我国的一项基本国策,是妇女生殖健康的重要内容。人口与计划生育问题是我国可持续发展的关键问题。我国计划生育(family planning)是指科学的控制人口数量,提高人口素质,使人口增长与经济、社会协调发展。

　　计划生育工作的具体内容包括:①提倡晚婚:即按国家法定年龄推迟 3 年以上结婚为晚婚。②提倡晚育:即按国家法定年龄推迟 3 年以上结婚生育为晚育。③节育:提倡一对夫妇只生育一个孩子。节育的主要措施是避孕和绝育,如避孕或绝育失败者,则采用补救措施,行人工终止妊娠。做好育龄夫妇避孕和节育方法知情选择,落实节育措施。④优生优育:避免先天性缺陷代代相传,防止后天因素影响子代发育,提高人口素质。

我国计划生育政策产生及发展过程

　　第一阶段,1953—1962 年,伴随建国后第一次出生高峰的出现,著名经济学家马寅初先生和民主人士邵力子先生提出节制生育的观点。20 世纪 60 年代提倡计划生育的试点阶段,遏制人口盲目增长态势。20 世纪 70 年代提倡"晚、稀、少"的生育阶段,至今是现行生育政策的提出、完善、稳定与法制的阶段。

第一节　常用避孕方法及护理

　　避孕(contraception)是计划生育的重要组成部分,是指采用科学的方法,在不妨碍正常性生活和身心健康的情况下,使妇女暂时不受孕。理想的避孕方法应符合安全、有效、简便、实用、经济的原则,为男女双方均能接受及乐意持久使用的方法。常用的方法有工具避孕、药物避孕和其他避孕方法。

一、工具避孕

工具避孕(tools contraception)是利用工具阻止精子与卵子结合或改变宫腔内环境而达到避孕的目的。目前,男用工具多采用阴茎套避孕,女用工具有阴道套和宫内节育器等方法。

阴 茎 套

阴茎套(condom)也称避孕套,为男性避孕工具。既可达到避孕的目的,又能防止性疾病传播,故多提倡使用。

阴茎套是优质薄膜乳胶制品,其顶端呈小囊状,称储精囊。使用前选好合适型号,用吹气法检查储精囊无漏气后使用(图 20-1)。应坚持每次性生活使用及更换新套。可同时在阴茎套外涂些避孕药膏以起润滑作用,同时可提高避孕效果。事后检查阴茎套有无破损,如发现阴茎套破损或滑落,应立即采用紧急避孕措施。

阴 道 套

阴道套(vaginal pouch)为女用避孕套(famale condom),是一种柔软、宽松的袋状聚氨酯(或乳胶)制品,开口处为一直径 7cm 的柔软"外环",套内有一直径为 6.5cm 的游离"内环"(图 20-2),既能避孕,又能防止性疾病传播。目前我国供应较少。

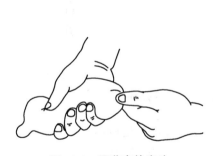

图 20-1　阴茎套检查法

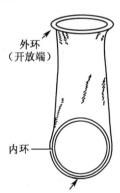

外环
(开放端)

内环

图 20-2　女用避孕套

宫内节育器

宫内节育器(intrauterine device,IUD)避孕是一种安全、有效、简便、经济、可逆的避孕方法,也是目前我国育龄妇女的主要避孕措施。我国是世界上使用 IUD 最多的国家。

【种类】

国内外已有数十种不同种类的宫内节育器(图 20-3),大致可分为两大类:

(一)惰性宫内节育器

为第一代宫内节育器,由惰性原料如金属、硅胶、塑料或尼龙等制成。国内主要为不锈钢圆环及其改良品,由于金属单环脱落率及带器妊娠率高,国内已被淘汰。

(二)活性宫内节育器

为第二代宫内节育器,内含活性物质如铜离子、激素、药物及磁性物质等,以恒定速度释

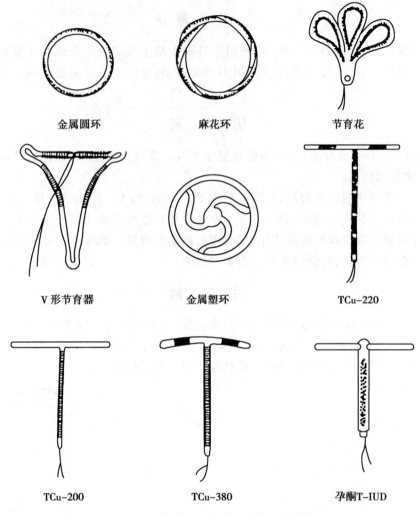

图 20-3 各种常用宫内节育器示意图

放出来,既能增强节育器避孕效果,又能减少副作用。现已广泛应用。

1. 带铜宫内节育器 包括 TCu-200、TCu-220、TCu-380A、VCu-200 等多种,T 或 V 表示 IUD 的形状,200、220 或 380 表示暴露于宫腔的铜丝表面积,分别为 200mm、220mm 或 380mm。T 形器纵杆末端系以尾丝,便于检查及取出;带铜 V 型宫内节育器形状更接近宫腔形态,其带器妊娠、脱落率较低,但出血发生率及因症取出率较高。

2. 药物缓释宫内节育器 含有左炔诺孕酮的 T 形宫内节育器,每日以中等量(20μg/d)释放药物,有效期大约 10 年。其妊娠率及脱落率低,月经量少,主要副反应为闭经和点滴出血。

【避孕原理】

1. 杀精毒胚作用 IUD 放置后成为异物,长期刺激子宫内膜,引起无菌性炎性反应,巨噬细胞、白细胞、淋巴细胞等明显增多,宫腔液具有细胞毒作用,毒杀溶解囊胚;铜离子使精子头尾分离,也具有杀精子作用。

2. 干扰着床 IUD 使子宫内膜受压缺血损伤,损伤的子宫内膜产生前列腺素,纤溶酶原激活,局部纤溶活性增强,致使囊胚溶解吸收;改变输卵管蠕动,使受精卵运行与子宫内膜发育不同步,影响受精卵着床。

3. 带铜宫内节育器持续释放铜离子,加重异物反应,改变酶活性,并影响糖原代谢、雌雄激素摄入及 DNA 合成,不利于受精卵着床及囊胚发育。

4. 含孕激素的宫内节育器释放孕酮,可使子宫内膜腺体萎缩和间质蜕膜化,不利于受精卵着床;还可使宫颈黏液变稠,妨碍精子穿透。

【适应证】

凡育龄期妇女自愿放置宫内节育器避孕而无禁忌证者均可放置。

【禁忌证】

1. 严重全身性疾病,如心力衰竭、贫血等。

2. 生殖器官炎症,如急慢性阴道、宫颈及盆腔炎症等。

3. 生殖器官肿瘤。

4. 近 3 个月内月经过多、过频或不规则阴道流血。

5. 其他,如重度陈旧性宫颈裂伤、宫颈口过松、子宫脱垂、子宫畸形。

6. 妊娠或妊娠可疑。

【副反应及并发症】

1. 不规则阴道出血 是放置 IUD 常见副反应,表现为经量增多或不规则子宫出血。一般不需处理或用止血剂作对症处理,3～6 个月后自行减少,治疗无效者更换节育器型号或改用其他避孕方法。

2. 腰腹坠痛、白带增多 前者为节育器与宫腔形态或大小不符,引起子宫收缩所致,明确诊断后对症处理。后者多数不需治疗。

3. 感染 多因放置节育器时无菌操作不严或 T 型节育器尾丝导致上行感染所致。一旦发生感染,应取出节育器并给予抗生素治疗。

4. 节育器异位 常因节育器过大过硬、子宫壁薄而软或粗暴的操作等损伤宫壁所致,确诊后根据其所在部位采取经腹或腹腔镜下将节育器取出。

5. 节育器脱落或带器妊娠 多因节育器型号选择不当、宫颈内口过松、月经过多或节育器放置未达子宫底部所致,常见于放器后 1 年内,尤其是头 3 个月。节育器脱落确诊后,应查明原因后选择合适的型号或种类重新放置;带器妊娠者,在行人工流产的同时取出节育器。

6. 节育器嵌顿或断裂 常因放置时损伤宫壁或放置时间过久,致部分节育器嵌入子宫肌壁或发生断裂。一旦发生,应立即取出。

新型节育环——慢孕乐

为一种小剂量孕激素避孕环。适用于月经过多、年轻无生育要求的女性。可改变子宫内膜形态,导致分泌期发育不良。避孕同时可避免和治疗月经过多,明显优于其他避孕环导致月经过多的副反应。

【节育器放置术及护理配合】

(一) 放置方法

1. 放置时间 ①月经净后 3～7 天无性交者。②人工流产术后宫腔深度小于 10cm 者。③正常分娩后 42 天且生殖系统复旧正常者。④剖宫产术后 6 个月。⑤哺乳期闭经排除妊娠者。⑥自然流产于转经后,药物流产于 2 次月经正常后放置。

2. 放置方法 由医生完成,详见本教材实践指导(图 20-4)。

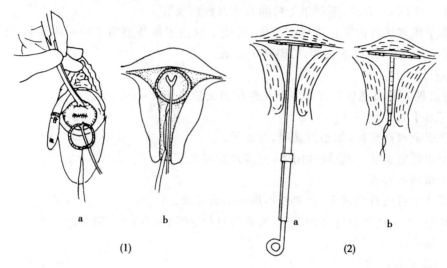

图 20-4 宫内节育器放置示意图

(二) 护理配合

1. 术前护理

(1)术前核对受术者姓名、手术名称、测量体温,评估受术者全身及专科情况。

(2)做好心理护理,告知术中仅出现腰酸及轻微腹痛,消除顾虑,积极配合手术。

(3)嘱受术者自排小便,协助取膀胱截石位。

2. 术中配合

(1)检查器械包消毒有效期并逐层铺开,用 0.5% 碘伏溶液消毒外阴及阴道。

(2)根据探测的宫腔深度或宽度,配合手术者选择相应大小的节育器,并给受术者辨认。

T 型节育器:宫腔深度>7cm 者用 28 号,≤7cm 者用 26 号。

V 型节育器:宫腔深度 6.6cm 以上者选用大型,宫腔深度 6.5cm 以下者选用小型。

(3)陪伴受术者,指导其配合手术。重视受术者的主诉,注意有无急性腹痛等症状,对剖宫产术后、哺乳期受术者应加倍小心观察术中的反应,有异常情况及时报告医生。

(4)保证手术的物品供应,配合手术顺利完成。

3. 术后护理

(1)受术者术毕留在观察室休息片刻,无异常方可回家休息。

(2)耐心细致地对受术者做好健康指导:

1)术后可能有少量阴道出血及腹部轻微坠胀不适,2～3 天后症状可消失。如有发热、腹痛明显、阴道出血较多或异常分泌物等应随时就诊。

2)保持外阴清洁、干燥,每天清洗外阴,使用消毒会阴垫。

3)术后休息 3 日,1 周内避免重体力劳动,2 周内禁性生活和盆浴,3 个月内月经期、排便时注意有无节育器脱出。

4)术后 1 个月、3 个月、半年、1 年内随访透视环 1 次,以后每年 1 次。随访一般安排在月经干净后 3～7 天。

5)惰性节育器一般放置 15～20 年,活性节育器一般放置 5～8 年,到期者应到医院取出或更换,否则影响避孕效果。

【节育器取出术及护理配合】

（一）取出方法

1. 取出指征 ①绝经 1 年者;②放置期限已满需更换者;③副反应严重治疗无效或出现并发症者;④带器妊娠者或计划再生育者;⑤改用其他避孕措施或绝育者。

2. 取出时间 月经干净后 3～7 天,出血多者随时可取。

3. 取出方法 由医生完成,详见本教材实践指导。

（二）护理配合

1. 术前护理 核对、解释、消毒铺巾、探测宫腔深度与节育器放置术相同。

2. 术中配合 取器后一定给受术者辨认。

3. 术后护理

(1)受术者术后留在观察室休息片刻,无异常方可离开诊室。

(2)耐心细致地对术者做好健康指导

1)术后可能有少量阴道出血,2～3 天后症状可消失。如有异常随时就诊。

2)保持外阴清洁、干燥,每天清洗外阴,使用消毒会阴垫。

3)术后注意休息,1 周内避免重体力劳动,2 周内禁性生活和盆浴。

4)指导落实其他避孕或绝育措施。

二、药 物 避 孕

药物避孕(contraceptive drugs)也称激素避孕(hormonal contraception),是指应用甾体激素达到避孕效果,具有经济、方便、安全、有效的特点,是育龄妇女采取的主要避孕措施之一。国内常用的女性避孕药主要为人工合成的甾体激素避孕药,其制剂大致分为 3 类:①睾酮衍生物如炔诺酮、炔诺孕酮。②孕酮衍生物如甲地孕酮、甲羟孕酮、环丙孕酮等。③雌激素衍生物如炔雌醇、炔雌醚等。制剂类型见表 20-1。

【避孕原理】

1. 抑制排卵 避孕药为外源性甾体激素,通过干扰下丘脑-垂体-卵巢轴的正常功能,抑制下丘脑释放促性腺素释放激素,使垂体分泌的促卵泡素和黄体生成素减少,同时直接影响垂体对促性腺素释放激素的反应,阻止排卵前黄体生成素高峰形成,因此不发生排卵。

2. 改变宫颈黏液性状 受避孕药中孕激素的影响,宫颈黏液减少,高度黏稠,拉丝度减少,不利于精子穿透。

3. 改变子宫内膜的形态与功能 避孕药中的孕激素干扰了雌激素效应,抑制子宫内膜增殖,并使腺体及间质提早发生类分泌期变化,子宫内膜呈现分泌不良,不利于孕卵着床。

4. 改变输卵管的功能 服用复方避孕药的妇女,在持续雌、孕激素作用下,改变了输卵管上皮正常的分泌和纤毛蠕动,使受精卵在输卵管内的正常运行速度发生了改变,从而干扰受精卵着床。

【种类及用法】(表 20-1)

表 20-1 国内女性常用甾体类避孕药

类别		名称	成分		剂型	给药途径
			雌激素含量（mg）	孕激素含量（mg）		
口服避孕药	短效片	复方炔诺酮片（口服避孕片1号1/4量）	炔雌醇0.035	炔诺酮0.625	片、滴丸、纸型	口服
		复方甲地孕酮片（口服避孕片2号）1/4量	炔雌醇0.035	甲地孕酮1.0	片、滴丸、纸型	口服
		复方炔诺孕酮	炔雌醇0.03	炔诺孕酮0.3	片	口服
		三相片 第一相	炔雌醇0.03	左炔诺孕酮0.05	片	口服
		第二相	炔雌醇0.04	左炔诺孕酮0.075	片	口服
		第三相	炔雌醇0.03	左炔诺孕酮0.125	片	口服
	长效片	复方炔雌醚-炔诺孕酮	炔雌醚3.0	炔诺孕酮12.0	片	口服
		复方炔雌醚-氯地孕酮	炔雌醚3.3	氯地孕酮15.0	片	口服
		复方炔雌醚-氯地孕酮-炔诺孕酮	炔雌醚2.0	氯地孕酮6.0 炔诺孕酮6.0	片	口服
	探亲药	探亲避孕片		炔诺酮5.0	滴丸	口服
		探亲1号		甲地孕酮2.0	片	口服
		炔诺孕酮		炔诺孕酮3.0	片	口服
		53号避孕药		双炔失碳酯7.5	片	口服
		甲醚抗孕片		甲地孕酮0.55 奎孕酮0.88	丸	口服
长效针剂	复方	复方己酸羟孕酮（避孕针1号）	戊酸雌二醇5.0	己酸羟孕酮250.0	针	肌内注射
		复方甲地孕酮避孕针	17环戊烷丙酸雌二醇5.0	甲地孕酮25.0	针	肌内注射
	单方	庚炔诺酮注射液		庚炔诺酮200.0	针	肌内注射

【适应证】

凡健康育龄妇女而无避孕药禁忌证者。

【禁忌证】

1. 严重心血管疾病、血液病、血栓性疾病者。

2. 急慢性肝炎、肾炎，或内分泌疾病，如静脉栓塞、糖尿病、甲亢等。

3. 癌前病变、恶性肿瘤、子宫或乳房肿块。

4. 月经异常，如月经稀少、闭经者。

5. 哺乳期妇女或年龄大于45岁者。

6. 年龄大于35岁的吸烟妇女，不宜长期服用避孕药，以免引起卵巢功能早衰。

【护理措施】

（一）心理护理

热情接待并做好细致的解释工作,帮助选择适宜的避孕药种类,解除思想顾虑,使服药者乐于接受积极配合。

（二）教会护理对象使用避孕药的方法

1. 短效口服避孕药 是最早的避孕药,以孕激素为主,辅以雌激素构成的复方避孕药。有单相片和三相片。服法及注意事项如下:

(1)单相片:月经周期第 5 天起,每晚 1 片,连服 22 天,不能间断,若漏服,应在 12 小时内补服 1 片,以免发生突破性出血或避孕失败。一般停药后 2～3 天发生撤药性出血,相当于月经来潮。如停药 7 日尚无月经来潮,则当晚开始服第 2 周期药。

(2)三相片:第 1 周期从月经周期的第 1 日开始服用,每天 1 片,连服 21 天不间断,第 2 周期及以后改为月经周期的第 3 天开始服用,如停药 7 日尚无月经来潮,则当晚开始服下一周期药。

2. 长效口服避孕药 主要以长效雌激素和人工合成的孕激素配伍而成。在月经来潮第 5 天服第 1 片,第 10 天服第 2 片,以后按第 1 次服用日期每月服 1 片。服用 1 次可避孕 1 个月,因副反应较多,已较少应用。

3. 长效避孕针 首月于月经周期第 5 天和第 12 天各肌内注射 1 支,以后在每次月经周期的第 10～12 天肌内注射 1 支,一般于注射后 12～16 天月经来潮。月经频发或经量过多者不宜选用。

4. 速效避孕药 服用时间不受经期限制,适用于短期探亲夫妇。

(1)炔诺酮:探亲时间在 14 天以内者,于性交当晚及以后每晚口服 1 片,若已服 14 天而探亲期未满,可改服 1 号或 2 号短效避孕药至探亲结束。

(2)炔诺孕酮:房事前 1～2 天开始服用,方法同炔诺酮。

(3)甲地孕酮:房事前 8 小时服 1 片,当晚再服一片,以后每晚服 1 片,直至探亲结束次晨加服 1 片。

(4)53 号避孕药:性交后立即服 1 片,次晨加服 1 片,不需连续服用。多作为意外性生活的紧急补救措施。

5. 缓释系统避孕药 是将避孕药(主要是孕激素类)与具备缓慢释放性能的高分子化合物制成各种剂型,在体内持续恒定进行微量释放,起长效避孕作用。

(1)皮下埋植剂:是将左炔诺孕酮做成硅胶囊,埋于育龄妇女的前臂皮下,药物经硅胶囊的管壁缓慢而恒定的释放,产生避孕作用。埋植时间选择在月经周期的第 7 天内,局麻后在左上臂内侧切开 2mm,用特制的套管针将硅胶囊扇形埋植于皮下。此法安全、有效,一组埋植剂有效期为 5 年。

(2)其他:如缓释阴道避孕环、微球和微囊避孕针等。

6. 避孕贴片 避孕药放在特殊贴片内,粘贴于皮肤上,通过皮肤吸收,发挥避孕效果。月经周期第 1 天使用,每周 1 贴,连用 3 周,停用 1 周。

7. 外用杀精剂 性交前置入女性阴道,是具有杀灭精子作用的一类化学避孕制剂。目前常用的有避孕栓、避孕药膜等,主要成分为壬苯醇醚,具有强烈杀精作用。每次性交前5～10 分钟置入阴道,溶解后开始起效,而后开始性生活。使用方便,有效率高。

（三）副反应的应对措施

1. 类早孕反应   服药初期出现食欲不振、恶心、呕吐、乏力、头晕等类似早孕反应,轻者一般不需处理,数日后可自行减轻;重者可口服维生素 B$_6$ 20mg、维生素 C 100mg 及山莨菪碱 10mg,每天 3 次,连续 1 周。

2. 月经改变

（1）闭经:应停用避孕药,改用其他避孕措施,并到医院就诊。

（2）阴道不规则出血:又称突破性出血。若前半周期出血,是由于雌激素不足所致,每晚加服炔雌醇 0.005~0.015mg 与避孕药同时服用至 22 日停药;若后半周期出血,多为孕激素不足,可每晚加服避孕药 1/2~1 片,同服至 22 日停药;若出血量多如月经量或流血时间已近经期者应停药,按月经来潮处理,待出血第 5 天再开始下一周期用药。

3. 体重增加   不致引起肥胖,也不影响健康,一般不需处理,如症状显著者改用其他避孕措施。

4. 色素沉着   少数妇女面部出现淡褐色色素沉着,停药后多数可自行消退或减轻。

（四）健康指导

1. 妥善保管口服避孕药,因药片的有效成分在糖衣上,潮解、脱落可影响避孕效果,应将药物保存在阴凉、干燥处,同时注意防止儿童取到发生误服情况。

2. 向服药妇女强调按时服药的重要性,漏服后应在 12 小时内补服,以免发生突破性出血或避孕失败而受孕。

3. 停用长效避孕药者,停药后应改用短效口服避孕药 3 个月,防止月经紊乱。

4. 服药期间禁同时服用巴比妥、利福平等可使肝酶活性增强的药物,因其能加速药物代谢,降低血中避孕药水平,影响避孕效果。

5. 要求生育者应在停药 6 个月后再受孕为妥;哺乳期妇女不宜服用避孕药。

6. 长期服用避孕药者应做好登记随访工作,每年随访 1 次,遇有异常者随时就诊。

三、其他避孕方法

紧 急 避 孕

紧急避孕（postcoital contraception）或称房事后避孕,是指在无防护性生活后或避孕失败后几小时或 3~5 天内,妇女为防止非意愿性妊娠的发生而采用的避孕方法。广泛使用紧急避孕,可降低人工流产率,避免不必要的痛苦和并发症。

【避孕原理】

1. 阻止或延迟排卵。

2. 干扰受精或阻止着床。

【适应证】

1. 从未使用任何避孕方法。

2. 避孕失败,包括阴茎套滑脱、破裂,漏服短效避孕药,节育器脱落,安全期计算错误等。

3. 遭到性暴力。

【禁忌证】

已确定妊娠的妇女禁忌使用。

【护理措施】

紧急避孕包括口服紧急避孕药和放置宫内节育器两种方法。

（一）紧急避孕药

一般应在无保护性生活 3 天(72 小时)之内口服。

1. 非激素类 米非司酮,性交后 72 小时内单次服用 25mg。

2. 激素类

(1)复方左炔诺孕酮避孕药:首剂 4 片,相距 12 小时再服 4 片。

(2)左炔诺孕酮片:无保护性生活 72 小时内 1 片,12 小时再服 1 片。目前我国生产的"毓婷"、"惠婷"、"安婷"均为左炔诺孕酮片。

(3)53 号避孕药:性交后立即服 1 片,次晨加服 1 片。

（二）宫内节育器

一般应在无保护性生活后 5 天之内放入带铜宫内节育器。

【注意事项】

1. 紧急避孕药应按要求于性交后 72 小时内服用,性交后超过 72 小时但未达 5 天则可放置宫内节育器。

2. 该方法激素用量大,副作用亦大,只能起一次性保护作用,不宜作为常规避孕方法。

安全期避孕

月经周期规律的妇女,排卵通常发生在下次月经前 14 天左右,排卵期前后 4～5 天内为易孕期,其余时间不易受孕,被视为安全期。采用安全期内进行性生活而达到避孕目的,即为安全期避孕(rhythm)也称自然避孕(natural contraception)。采用此方法避孕的妇女,首先必须准确推算排卵日期,可根据日历表记载、基础体温测定、宫颈黏液观察来判定排卵期。由于妇女排卵受外界环境、健康状况、情绪等因素影响可提前或推后,也可能发生额外排卵。因此,安全期避孕法并不是十分可靠,失败率高达 20％,故不宜推广。

其他避孕法

目前正在研究黄体生成激素释放激素类似物避孕、免疫避孕法的导向药物避孕和抗生育疫苗等。

第二节 女性绝育方法及护理

女性绝育术(sterilization)是用手术或药物的方法,使妇女达到永久性不孕的目的。通过手术结扎输卵管或药物粘堵输卵管等方法,阻断精子与卵子相遇而达到绝育目的。常用经腹输卵管绝育术、经腹腔镜输卵管绝育术。

一、经腹输卵管绝育术

【适应证】

1. 要求接受绝育手术而无禁忌证者。

2. 患有严重全身疾病不宜生育者。

【禁忌证】

1. 各种疾病的急性期及全身状况不佳不能胜任手术者,如心力衰竭、血液病、产后出血等。

2. 腹部皮肤有感染者,或急慢性盆腔炎症。

3. 患严重的神经官能症者。

4. 24 小时内有 2 次体温达到或超过 37.5℃或以上。

【手术时间】

月经干净后 3~4 天;人工流产或取宫内节育器术后;自然流产月经复潮后;分娩后 48 小时内;剖宫产术或剖宫取胎术同时;哺乳期或闭经者排除早孕后。

【手术步骤】

1. 排空膀胱,取仰卧位,留置导尿管。

2. 手术野常规消毒、铺巾。下腹切口部位用 0.5%~1%盐酸普鲁卡因作局部浸润麻醉。取下腹正中耻骨联合上 3~4cm 处,作约 2cm 长纵切口,若为产妇则在宫底下方 2cm 处切开,逐层进入腹腔。

3. 寻找提取输卵管 先将一侧输卵管提出至切口外。取管方法可用卵圆钳夹取法、指板法或吊钩法。

4. 辨认输卵管 用鼠齿钳夹持输卵管,再用两把无齿镊交替依次夹取输卵管,见到输卵管伞端后证实为输卵管,并检查卵巢情况。

5. 结扎输卵管 我国目前多采用抽心近端包埋法(图 20-5)。

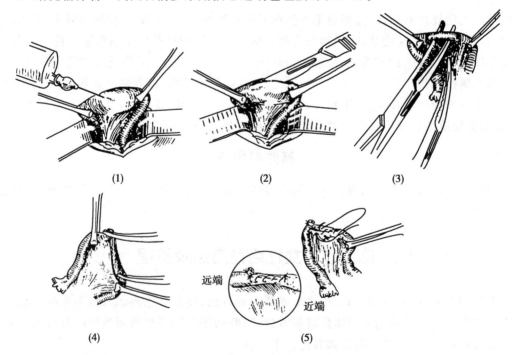

(1)   (2)   (3)

(4)   (5)

图 20-5 输卵管近端包埋法示意图

(1)局部麻醉后 (2)切开卵巢浆膜层 (3)将输卵管挑起 (4)切除一段输卵管并结扎输卵管近端 (5)包埋输卵管近端并连续缝合系膜,输卵管远端暴露在系膜外

6. 检查无出血后松开鼠齿钳,将输卵管送回腹腔。同法处理对侧输卵管。

7. 清点器械、纱布无误后逐层关闭腹腔,术毕。

【术后并发症】

1. 感染 多因手术无菌操作观念不强或消毒不严、体内原有感染灶尚未控制所致。应针对原因以预防为主。术后发生感染应积极抗感染治疗。

2. 出血或血肿 因术中止血不彻底、结扎线松脱、过度牵拉、钳夹而损伤输卵管或其系膜血管,引起腹腔内积血或血肿。一旦发现应查明原因,找出出血部位予以缝扎止血。血肿形成时应切开止血后再予缝合。

3. 损伤 因局部解剖关系辨认不清或操作粗暴所致。主要是膀胱及肠管损伤。一旦发生损伤及时予以修补。

【护理措施】

（一）术前护理

1. 用物准备 甲状腺拉钩2把、卵圆钳1把、无齿弯头卵圆钳1把（或输卵管钩1把或指板1个）、巾钳4把、直止血钳4把、弯止血钳4把、鼠齿钳2把、弯蚊钳2把、持针钳1把、中号无齿镊2把、短无齿镊1把、短有齿镊1把、组织剪及线剪各1把、刀柄2把、圆刀片及尖刀片各1个、10ml注射器1副、弯盘1个、小药杯2个、6×14弯圆针3枚、9×24弯圆针及弯三角针各1枚、4号和0号丝线各1团。

2. 受术者准备

(1)知情选择:将手术适应证、禁忌证、手术方法及可能的并发症等交代清楚,取得受术者的知情同意。

(2)心理护理:向受术者介绍简要的手术过程,如遇特殊情况,可进行输卵管再通手术,消除顾虑和恐惧,使其轻松愉快地接受手术并主动配合。

(3)做好术前准备:对受术者进行全面的身心评估,协助完成各项常规辅助检查,按妇科腹部手术进行术前准备。

（二）术后护理

1. 平卧位休息,密切观察生命体征、腹痛情况及出血征象。

2. 注意观察伤口有无渗血,保持敷料清洁干燥。

3. 鼓励受术者卧床休息4～6小时后下床活动,以免腹腔粘连。

4. 做好健康指导,嘱受术者注意个人卫生、休息和营养。

5. 术后休息3～4周,禁性生活1个月,1个月后来院复查。

二、经腹腔镜输卵管绝育术

经腹腔镜输卵管绝育术是指在腹腔镜直视下,采用机械手段或热效应使输卵管受阻达到绝育的目的,方法简单、安全,创伤小,国内已逐渐推广使用。

【适应证】

同经腹输卵管绝育术。

【禁忌证】

腹腔粘连、膈疝、心肺功能不全等,余同经腹输卵管绝育术。

【手术时间】

同经腹输卵管绝育术。

【手术步骤】

1. 受术者取头低仰卧位,局麻或全麻。

2. 按腹腔镜操作常规完成气腹及套管针穿刺。

3. 置换腹腔镜,在腹腔镜直视下将硅胶环套或将弹簧夹钳夹在一侧输卵管峡部。也可用双极电凝烧灼输卵管峡部 1~2cm,使输卵管通道阻断。同法处理另一侧输卵管。

4. 尽量排出腹腔内气体,取出套管,缝合腹壁切口。

【护理措施】

（一）术前护理

1. 用物准备 除一般共同的腹腔镜器械、穿刺套管针直径为 10~12cm 外,另根据术式准备:①套扎法:双环套扎器一把,硅橡胶环 2 只。②钳夹法:上夹器 1 把、弹簧夹 2 只。③电凝法:双极电凝器 1 把。

2. 受术者准备

(1)知情选择:将手术适应证、禁忌证、手术方法及可能的并发症等交代清楚,取得受术者的知情同意。

(2)心理护理:向受术者讲解经腹腔镜输卵管绝育术的原理、介绍简要的手术过程,介绍其创伤小、恢复快等特点,消除顾虑和恐惧,使其轻松愉快地接受手术并主动配合。

(3)做好术前准备:对受术者进行全面的身心评估,协助完成各项常规辅助检查,按妇科腹部手术进行术前准备。

(4)受术者排空膀胱后,取膀胱截石位,头低臀高倾斜 15°。

（二）术后护理

1. 严密观察生命体征变化,注意有无体温升高、腹痛、腹腔内出血或脏器损伤征象。

2. 嘱受术者平卧 3~5 小时后若无特殊情况,可下床活动。

3. 其他护理同经腹输卵管绝育术和腹腔镜检查。

第三节 人工终止妊娠方法及护理

因避孕失败且不愿继续妊娠者、优生或疾病原因等,可采用人工方法使妊娠终止。常用人工终止妊娠的方法有药物流产、人工流产术（包括负压吸宫术和钳刮术）及中期妊娠引产术。

一、药 物 流 产

药物流产（medical abortion or medical termination）也称药物抗早孕,是 20 世纪 90 年代以来日趋发展完善的一种非手术终止早孕的方法。具有方法简便,不需宫内操作,痛苦小、无刺激性的优点。目前最常用的药物是米非司酮（RU486）配伍米索前列醇。

米非司酮（mifepristone）是一种类固醇抗孕激素制剂,具有抗孕酮、抗皮质激素和轻度抗雄激素的特征。其对子宫内膜孕激素受体的亲和力比孕酮高 5 倍,能和孕酮竞争受体,取代孕酮而与蜕膜的孕激素受体结合,从而阻断孕酮活性使妊娠终止。米索前列醇（misoprostol）具有子宫兴奋和宫颈软化作用。

【适应证】

1. 妊娠 7 周以内,已确诊为宫内妊娠,本人自愿。

2. 手术流产的高危对象,如宫颈坚硬及发育不全,生殖道畸形及严重骨盆畸形等。

3. 多次人工流产史,对手术流产有疑虑和恐惧心理者。

【禁忌证】

1. 使用米非司酮禁忌证　肝、肾、肾上腺及其他内分泌疾病患者。

2. 使用前列腺素禁忌证　心血管系统疾病、癫痫、青光眼、高血压、哮喘、胃肠功能紊乱等。

3. 过敏体质、带器妊娠、疑为异位妊娠者。

【服药方法】

米非司酮 25mg(1 片)，每天 2 次口服，连用 3 日，于第 4 天上午用米索前列醇 0.6mg(3 片)一次顿服。

【护理措施】

(一) 用药前护理

1. 了解病史，全面评估孕妇的身心状况，协助完成各项常规辅助检查，如血常规、尿常规、血或尿 hCG 和阴道分泌物检查，B 超确定宫内妊娠。

2. 向孕妇详细讲解药物特点、剂量、服药方法、效果、不良反应或失败的可能性，使孕妇有充分的思想准备，消除紧张心理。

3. 告知孕妇用药的注意事项：

(1)米非司酮在空腹或进食前后 2 小时用凉水吞服。

(2)服药过程中，少数孕妇会出现恶心、呕吐、头晕、乏力等类早孕反应，大多会自行消失，无需特殊处理，严重者及时到医院就诊。

(3)服药后会出现少量阴道流血，注意观察阴道流血量及阴道排出物，如见组织物应及时送医院检查。

(二) 用药后护理

1. 核对孕妇姓名，询问末次服米非司酮的时间，按时给服米索前列醇。

2. 使用米索前列醇后如出现腹痛、腹泻或发冷、寒战、起皮疹等现象，留院观察 6 小时。观察生命体征、腹痛、腹泻、阴道流血等情况。仔细检查阴道排出物是否完整，有无绒毛及胚胎组织，必要时送病理检查。

3. 备齐缩宫素、止血药等急救物品，做好输液、输血准备。

4. 流产后阴道出血多或时间过长(21 日以上)或发生腹痛、发热等异常情况，及时到医院就诊。

5. 药物流产失败者，或不全流产发生阴道多量流血者，需急诊行刮宫术清理宫腔。

6. 2 周内禁性生活和盆浴，5 周后随访，了解月经恢复情况。

二、人工流产术

人工流产术(induced abortion)是指在妊娠 14 周以内，用人工方法终止妊娠的手术。包括负压吸宫术和钳刮术。

【适应证】

1. 因避孕失败要求终止妊娠而无禁忌证者。

2. 因各种疾病不宜继续妊娠者。

3. 负压吸宫术适用于妊娠 10 周以内者。

4. 钳刮术适用于妊娠 11～14 周者。

【禁忌证】

1. 生殖器官急性炎症。

2. 各种疾病的急性期。

3. 全身情况不佳不能耐受手术者。如严重贫血、心力衰竭、妊娠剧吐酸中毒未纠正者。

4. 术前 2 次体温达到或超过 37.5℃。

【手术步骤】

(一) 负压吸引术

1. 安置体位 受术者排空膀胱,取截石位。

2. 消毒铺巾 双合诊复查子宫位置、大小及附件情况。常规消毒外阴、阴道、宫颈及颈管,铺巾。

3. 探测宫腔 宫颈钳夹持宫颈前唇,用子宫探针探测子宫曲向和深度。

4. 扩张宫颈 用宫颈扩张器由小到大依次扩张宫颈管,至比选用吸管大半号或 1 号。

5. 负压吸引 按孕周选择吸管大小,先做负压试验后按顺时针方向吸引宫腔 1~2 周,负压不宜超过 500mmHg,感到宫壁粗糙基本吸净,用小号刮匙搔刮宫底及两侧宫角,必要时重复吸引宫腔 1 圈。

6. 检查宫腔 探针复测子宫深度,观察有无活动性出血,取下宫颈钳,术毕。

7. 过滤绒毛 用过滤网或纱布过滤全部吸出物,检查有无绒毛及胚胎组织,是否与孕周相符合,必要时送病理检查。

(二) 钳刮术

1~4 步同负压吸引术。

5. 钳取妊娠物 用小号弯卵圆钳顺着子宫弯曲度进入宫腔,钳夹胎儿及胎盘,待大块组织钳夹干净后,再用吸管吸净宫内残留物。

6. 复查宫腔 宫腔迅速缩小,出血减少,吸出血液为泡沫状,证明已吸干净。

7. 检查刮出物 拼凑胎儿碎块,见头、四肢、胸廓、脊柱及胎盘,证明钳夹干净,必要时送病理检查。

【并发症】

1. 子宫穿孔 多因手术者操作不熟练,子宫过度倾屈术前未查清,和哺乳期子宫、多次刮宫、瘢痕子宫、子宫畸形等子宫特殊情况所致。可表现为受术者在术中突然感到下腹剧烈疼痛,器械进入宫腔探不到底或再次进入宫腔时深度明显超过术前探查深度。此时应立即停止手术,遵医嘱给予缩宫素和抗生素,密切观察患者的生命体征、腹痛情况及有无内出血情况,必要时立即行剖腹探查术准备。

2. 人工流产综合征 多因受术者精神过度紧张、子宫和子宫颈受机械性刺激引起迷走神经兴奋所致。表现为头晕、心慌、胸闷、心律不齐、心动过缓、面色苍白、出冷汗、脉搏减慢、血压下降,甚至发生晕厥或抽搐。因此,术前给予受术者精神安慰,提供心理支持;术中缓慢扩张宫颈,吸宫时选择适当负压,操作轻柔。一旦出现人工流产综合征表现,应立即停止手术操作,同时遵医嘱给予氧气吸入,静脉注射阿托品 0.5~1mg,即可迅速控制症状。

3. 吸宫不全 指人工流产术后部分妊娠物残留宫腔内,是人工流产术后常见并发症。多因操作技术不熟练或子宫过度屈曲所致。表现为术后阴道流血超过 10 天量仍多或流血停止后又有多量流血。B 超检查有助于诊断。未合并感染者应配合行刮宫术,刮出物送病理检查。术后遵医嘱用抗生素预防感染,同时伴有感染者,应控制感染后再行刮宫术。

4. 感染 多因吸宫不全、消毒不严、术后性生活过早等导致。表现为子宫内膜炎、盆腔炎甚至腹膜炎。所以在人工流产手术中,应严格无菌操作规程;适当卧床休息,遵医嘱用药;

保持外阴清洁,禁止性生活和盆浴 1 个月。

5. 其他　漏吸、术中出血、羊水栓塞。

> **无痛人流术**
>
> 　　无痛人工流产手术是指在静脉麻醉下进行的人工流产,是在负压吸宫流产手术的基础上,加上使用一种新型、安全、有效的短效静脉全身麻醉药,约 30 秒可进入睡眠状态,在孕妇毫无知觉的情况下,经过大约 3 分钟,医生便可完成手术。避免术中扩张子宫颈和刮吸子宫内膜时患者的极度疼痛不适和强烈刺激引起的反射性心率、血压变化。术后意识完全恢复,30 分钟即能自行离院。
>
> 　　还可结合先进的 B 超,定位更精确,在可视的状态下进行手术。特别适用于初次妊娠、剖宫产再孕、多次流产后恐惧疼痛、精神因素难以配合手术者、高血压心脏病不能耐受疼痛刺激者。

【护理措施】

(一) 术前护理

评估受术者一般情况及专科情况,了解手术的耐受程度。

(二) 术中配合

1. 核对受术者姓名、手术名称。打开人工流产手术包前检查消毒有效期,钳取消毒用棉球纱布放入弯盘和药杯内。

2. 调整照明灯光,协助连接负压吸引头,保证供应术中所需器械、敷料和药物等。

3. 陪伴、关心、体贴受术者,指导术时配合,使手术顺利进行。

4. 观察受术者的面色、脉搏、腹痛等情况,注意负压瓶内吸出血量,必要时遵医嘱使用缩宫剂。

5. 协助手术者认真检查人工流产的吸(刮)出物,有无绒毛及胚胎组织,与妊娠周数是否相符,必要时送病理检查。

(三) 术后护理

1. 护送受术者到观察室休息 1~2 小时,注意阴道流血及腹痛情况,无异常方可回家休息。

2. 术后如有发热、腹痛、阴道流血量多或持续流血超过 10 天以上时,应及时到医院就诊。

3. 保持外阴清洁,每日清洗,使用消毒会阴垫。1 个月内禁忌性生活和盆浴。

4. 术后休息半个月,1 个月后随访。

三、中期妊娠引产

人工方法终止中期妊娠称为中期妊娠引产(trimester abortion)。中期妊娠引产的过程与足月分娩近似。

依沙吖啶引产术

依沙吖啶(ethacridine)又名利凡诺(rivanol)是一种强力的杀菌剂,注入羊膜腔内或羊膜外宫腔内,可使胎盘变性坏死,刺激子宫收缩。药物经胎儿吸收后,损伤胎儿主要生命器官,使胎儿中毒死亡。是目前常用的引产方法,有效率达 90%~100%。

【适应证】

1. 妊娠 13~28 周要求终止妊娠而无禁忌证者。

2. 因患某种疾病不宜继续妊娠者。

3. 孕期检查发现畸胎者。

【禁忌证】

1. 急、慢性肝肾疾病。

2. 各种疾病的急性期。

3. 生殖器官急性炎症。

4. 剖宫产术或肌瘤挖出术 2 年内,瘢痕子宫、陈旧性宫颈裂伤等。

5. 术前 24 小时内 2 次体温超过 37.5℃。

【手术步骤】(羊膜腔内注入法)

1. 体位安置 排空膀胱,取仰卧位。

2. 穿刺点选择 在宫底与耻骨联合中点,腹中线偏外侧 1cm 处或在胎儿肢体侧、空虚感最明显处作为穿刺点。必要时可在 B 超引导下定位穿刺。

3. 皮肤消毒 以穿刺点为中心,常规消毒腹部皮肤,铺好无菌孔巾。

4. 羊膜腔穿刺 用 20~21 号腰椎穿刺针,经腹壁垂直刺入羊膜腔,见羊水溢出后固定穿刺针不动。

5. 注入药液 换上吸有依沙吖啶 100mg 的注射器,回抽羊水后缓慢注入药物。注毕,拔出穿刺针,压迫 2~3 分钟,无菌纱布覆盖,胶布固定。

【并发症】

1. 发热 偶见体温升高,多发生于穿刺术后 24~48 小时,但不超过 38℃。

2. 阴道流血 80%受术者伴有阴道流血,但不超过月经量。

3. 产道裂伤 少数受术者发生不同程度软产道裂伤。

4. 胎盘残留 可有小量胎盘胎膜组织残留,可行刮宫清除干净。

【护理措施】

(一) 术前护理

1. 用物准备

(1)羊膜腔内注入法:无齿卵圆钳 2 把、弯盘 1 个、药杯 1 个、7~9 号腰椎穿刺针 1 枚、5ml 及 20ml 注射器各 1 副、针头 2 枚、棉球、纱布若干。

(2)羊膜腔外注入法:无齿长镊子 1 把、阴道窥器 1 个、宫颈钳 1 把、敷料镊 2 把、橡皮导尿管 1 根、5ml 及 20ml 注射器各 1 副、2.5%碘酒、75%乙醇。

(3)药物准备:安全有效剂量是 50~100 毫克/次、注射用水。依沙吖啶只能用注射用水或羊水配制稀释,切忌用生理盐水,以免发生药物沉淀。

2. 受术者准备

(1)向孕妇讲解依沙吖啶引产的特点、效果和用药后可能出现的反应,解除其思想顾虑。

(2)协助完成各项常规辅助检查,如尿常规、血常规、出凝血时间、肝肾功能等,留取阴道分泌物检查,必要时行 B 超胎盘及穿刺点定位。

(3)清洁腹部及外阴部皮肤。

(4)孕妇排空膀胱后,送至手术室或产房接受羊膜腔穿刺术。

（二）术中配合

1. 陪伴孕妇,给予精神支持和鼓励,顺利配合手术。观察孕妇术中反应。

2. 术毕,护送孕妇回病房休息。

（三）术后护理

1. 注意体温情况。注药 24～48 小时后体温升高不超过 38℃,不需处理,短时间内可自行恢复正常。

2. 严密观察宫缩、产程进展及阴道流血情况。一般注药后 12～24 小时出现规律宫缩,约在用药后 36～48 小时胎儿胎盘娩出。

3. 按正常分娩接产。胎儿娩出后,遵医嘱肌注缩宫素促使胎盘剥离和减少出血。胎盘娩出后,应仔细检查胎盘胎膜是否完整、软产道有无裂伤,发现异常及时报告医生并及时处理。

4. 保持外阴清洁,每天用消毒液清洗 2 次,使用消毒会阴垫,禁性生活和盆浴 1 个月。

5. 按常规退奶。引产术后 1 个月随访,指导避孕,如有不适随时就诊。

水 囊 引 产

水囊引产(cystic induction of labor)是将无菌水囊置于子宫壁与胎膜之间,再向囊内注入一定量无菌生理盐水,增加宫腔内压力和机械刺激宫颈管,引起子宫收缩,促使胎儿及附属物排出。

【适应证】

除与依沙吖啶引产相同外,也适用于患有心、肝、肾脏疾病,尚能耐受手术者。

【禁忌证】

1. 妊娠期有反复流血史者、前置胎盘或皮肤感染者。

2. 其他禁用条件同依沙吖啶引产。

【手术步骤】

1. 安置体位　孕妇排尿后取膀胱截石位,外阴、阴道常规消毒、铺巾。

2. 消毒扩张宫颈　阴道窥器暴露宫颈并消毒宫颈及宫颈管。宫颈钳夹持宫颈前唇并稍向外牵拉。必要时可用宫颈扩张器逐号扩张宫颈至 6～7 号。

3. 置入水囊　将无菌水囊顶端涂以润滑剂,用长无齿镊夹住水囊顶端,经宫颈管插入宫腔内胎膜与宫壁之间,将整个水囊放入为止。

4. 注水　用注射器向囊内缓慢注入无菌生理盐水。按每妊娠月 100ml 注入计算,最多不超过 500ml。注液完毕,折叠导尿管并扎紧,消毒纱布包裹置于阴道穹隆部。

【并发症】

1. 感染　发病率较低,但严重感染可致死亡。

2. 其余同依沙吖啶引产。

【护理措施】

（一）术前护理

1. 用物准备

(1)水囊制备:将 2 个避孕套套在一起变为双层,将 1 根 18 号橡皮导尿管放入双层避孕套内 1/3。用丝线扎紧囊口于导尿管上,用注射器将导尿管残余气体抽出,结扎导尿管末端,消毒备用。

（2）水囊引产包：消毒钳 2 把、阴道窥器 1 个、宫颈钳 1 把、宫颈扩张器 4～7 号各 1 根、长无齿镊 1 把、50ml 注射器 1 副、备好的水囊 2 个、换药碗 1 个、10 号丝线 30cm、长棉签 2 根、干纱布、棉球若干。无菌手套 1 双、无菌生理盐水 300～600ml、消毒液体石蜡、0.5％碘伏溶液等。

2. 受术者准备　术前 3 日阴道冲洗，每天 1 次。其余同依沙吖啶引产。

（二）术中配合

同依沙吖啶引产。

（三）术后护理

1. 嘱孕妇卧床休息，以免阴道内导尿管及纱布脱出。保持外阴清洁，防止感染。

2. 一般水囊放置 24 小时内可引起宫缩。当出现规律有力的宫缩时，放出囊内液体，取出水囊。若 24 小时后仍无宫缩或宫缩较弱，也应取出水囊。

3. 注意严密观察宫缩、腹痛、阴道流血及血压情况。无宫缩或宫缩较弱，可遵医嘱静脉滴注缩宫素，并由专人守护。

4. 按正常分娩接生。其余同依沙吖啶引产。

思考题

1. 一对新婚夫妇计划半年后怀孕，想服用短效口服避孕药，但她听说服药后会发胖、脸上长斑，还有可能诱发肿瘤，所以犹豫不决，特来咨询。问题：

(1)短效口服避孕药的服法及注意事项有哪些？

(2)副反应及应对措施有哪些？

(3)如何对这对夫妇开展健康指导？

2. 丁女士，26 岁，正常分娩后 42 天，母乳喂养，月经未复潮。特来咨询。问题：

(1)哺乳期何时落实避孕措施？以哪种方式为宜？是否可优先选择宫内节育器和口服避孕药？

(2)月经未复潮前可能怀孕吗？为什么？

(3)哺乳结束后采用何种方法避孕为佳？

3. 赵女士，24 岁，口服避孕药已 1 年，月经规律无不适，计划怀孕，特来咨询。问题：

(1)停药与妊娠的间隔需多长时间对胎儿无影响？

(2)停用避孕药期间用什么方法避孕为好？

4. 吴女士，48 岁，放置宫内节育器已 20 年，现月经逐渐不规律前来咨询。问题：

(1)何时取出宫内节育器？

(2)取器后如何对她进行健康指导？

5. 余某，因停经 50 天确定妊娠要求人工流产。负压吸引术中突然面色苍白、胸闷出冷汗，血压 70/50mmHg，脉搏 52 次/分。问题：

(1)应考虑是何现象？使用何种药物抢救治疗？

(2)人工流产术还有哪些并发症？如何应对？

（李德琴）

第二十一章　妇产科护理操作技术

1. 掌握外阴冲洗/消毒、会阴擦洗、阴道冲洗、会阴湿热敷、坐浴、阴道及宫颈上药各项操作的目的和适应证。

2. 熟练掌握上述操作流程及注意事项。

3. 具有良好的护理操作素养。

4. 表现出对患者的同情、尊重与关爱,培养学生临床综合分析判断能力。

第一节　外阴冲洗与消毒

外阴冲洗与消毒的目的是为自然分娩接产、阴道操作、妇产科手术做准备。

【适应证】

自然分娩接产前准备;经外阴、阴道途径的妇产科手术前准备。

【操作前准备】

(1)用物:处置车1辆、治疗盘1个、冲洗壶内盛温开水、弯盘1个、镊子2把、无菌治疗碗2个(分别内盛无菌肥皂水棉球、无菌干纱布球、无菌棉球、0.5%碘伏棉球)、手套2副、橡胶单和治疗巾或一次性臀垫、便盆、执行单、无菌巾。

(2)常用药物:0.2%肥皂液、0.5%碘伏。

(3)实训媒体:多媒体资料、妇科检查模型。

【操作步骤】

1. 备齐并检查物品,携带用物至床旁,向患者解释会阴擦洗的目的以取得配合。

2. 嘱患者排空膀胱,屏风遮挡。

3. 铺好一次性垫单,协助患者上检查台或产床上,取屈膝仰卧位,双膝屈曲向外分开,脱去近侧裤腿,穿上备用裤套,暴露会阴部。铺一次性臀垫于臀下。

4. 将弯盘、无菌治疗碗置于两腿间,夹肥皂水棉球于无菌治疗碗内,双镊操作擦洗会阴部,遵循自上而下、由外向内的原则,擦洗顺序按:阴阜、大腿内侧1/3、大阴唇、小阴唇、会阴体至肛周(详见本教材第四章图4-14)。

5. 用过的棉球放于弯盘内,镊子放于治疗碗内,撤去弯盘和治疗碗。

6. 用消毒干纱布球堵住阴道口,置便盆于臀下,温开水冲净肥皂水。

7. 取下阴道口的纱布球,更换手套。

8. 干棉球擦干,遵循自上而下、由内向外的原则,顺序为:小阴唇、大阴唇、阴阜、大腿内侧 1/3、会阴体至肛门。

9. 再用 0.5％碘伏棉球擦洗,顺序同 8。

10. 撤去便盆,整理用物,铺无菌巾于臀下,交代注意事项。

【护理要点】

1. 术前告知患者产时会阴冲洗/消毒的目的、重要性。

2. 嘱患者操作过程中臀部不要抬高,以免冲洗液流入后背,双手不能触碰消毒过的区域。

3. 会阴冲洗/消毒术的原则是:第 1 遍清洁时顺序为自上而下、由外而内,第 2 遍消毒时顺序为自上而下、由内而外。

4. 冲洗前用消毒干纱布球堵住阴道口,防止冲洗液流入阴道。

5. 初产妇宫口开全,经产妇宫口扩张 4cm 且宫缩规律有力时,开始会阴部冲洗和消毒。

6. 操作过程中注意遮挡孕产妇,给予保暖。

第二节　会阴擦洗

会阴擦洗的目的是保持会阴及肛门局部清洁,促进患者舒适;减少会阴分泌物对切口的污染,促进会阴部伤口愈合;预防或减少泌尿道和生殖道逆行感染。

【适应证】

正常分娩后产妇,产褥期会阴有伤口者,妇科手术后留置导尿管者,长期卧床、生活不能自理者,外阴、阴道手术后。

【操作前准备】

(1)用物:处置车 1 辆、治疗盘 1 个、弯盘 1 个、无菌治疗碗 2 个、镊子 2 把、棉球缸 2 个、橡胶单和治疗巾或一次性臀垫、执行单。

(2)常用药物:0.5％碘伏或 1∶5000 高锰酸钾。

(3)实训媒体:多媒体资料、妇科检查模型。

【操作步骤】

1. 备齐并检查物品,携带用物至床旁并做好核对解释工作。

2. 嘱患者排空膀胱,屏风遮挡。

3. 协助患者取屈膝仰卧位,双膝屈曲向外分开,铺橡胶单或一次性臀垫于臀下。

4. 脱去近侧裤腿,盖在对侧腿上,近侧腿用盖被遮盖,暴露会阴部,注意保暖。

5. 将弯盘、无菌治疗碗置于两腿间,夹消毒棉球于无菌治疗碗内,双镊操作擦洗会阴,一般擦洗 3 遍。擦洗顺序:第 1 遍自上而下、由外向内,首先擦去外阴的血迹、分泌物或其他污垢。先阴阜(横向)后大腿内上 1/3(顺大腿方向)、然后大阴唇、小阴唇(纵向)、再擦洗会阴(横向)及肛周(弧形由外向肛门),最后肛门(弧形)。第 2 遍以会阴切口或尿道口为中心,改序为自上而下、由内而外,先擦洗会阴伤口或尿道口和阴道口、然后小阴唇、大阴唇、阴阜、大腿内上 1/3、会阴、肛周最后肛门,第 3 遍顺序同第 2 遍。必要时可多擦几遍直至干净。

6. 干棉球擦干,顺序同第 2 遍。用过的棉球放于弯盘内,镊子放于治疗碗内。

7. 撤去用物,协助患者穿好裤子(如为产后患者,协助更换干净卫生巾)。

8. 整理床单位及用物。交代注意事项,洗手并记录。

【护理要点】

1. 术前告知会阴擦洗的目的、方法及配合要点。

2. 擦洗溶液温度应适中,擦洗动作轻稳,顺序清楚,每擦 1 处更换 1 个棉球。擦洗时两把镊子不可接触和混用。

3. 注意观察会阴部及伤口周围组织有无红肿、炎性分泌物及伤口的愈合情况。

4. 会阴水肿者可用 50％硫酸镁或 95％乙醇湿热敷,并用远红外线照射促进伤口愈合。

5. 留置尿管者要注意将尿道口周围擦洗干净,并注意尿管是否通畅,有无脱落、扭曲等。

6. 操作时第 1 遍遵循自上而下、从外向内的原则,第 2 遍及以后操作原则为优先伤口、自上而下、由内向外的原则。

7. 操作时注意为患者遮挡、保暖。

8. 如需进行会阴冲洗,应另备冲洗壶和便盆。冲洗时用无菌纱布堵住阴道口,防止污水进入阴道,引起逆行感染。冲洗方法见本章第一节。

9. 术后指导患者保持会阴清洁卫生,预防感染。

第三节　阴道冲洗与灌洗

阴道冲洗与灌洗的目的是减少阴道分泌物,促进阴道血液循环,控制和治疗炎症;妇科手术前阴道准备。

【适应证】

阴道炎和慢性宫颈炎的局部治疗,妇科手术前的阴道准备,腔内放疗前后常规清洁冲洗。

【操作前准备】

(1)用物:处置车 1 辆、治疗盘 1 个、弯盘 1 个、无菌治疗碗 1 个、冲洗筒 1 个、带调节夹的橡皮管 1 根、窥阴器 1 个、卵圆钳 1 把、无菌干棉球及消毒会阴垫、手套 1 副、橡胶单和治疗巾或一次性臀垫、执行单。

(2)常用药物:0.2‰碘伏溶液、1：5000 高锰酸钾溶液、生理盐水(41～43℃)。

(3)实训媒体:多媒体资料、妇科检查模型。

【操作步骤】

1. 备齐并检查物品,携带用物至床旁,做好核对解释工作。

2. 嘱咐患者排尿,床旁屏风遮挡。

3. 铺好一次性垫单,协助患者取截石位,暴露会阴部。脱去近侧裤腿,盖在对侧腿部,近侧腿用盖被遮盖,铺橡胶单或一次性臀垫于臀下。

4. 将装有灌洗液的灌洗筒悬挂于床旁,距离床沿高度 60～70cm,排气试水温,右手持冲洗头,先冲洗外阴,然后左手分开小阴唇,将灌洗头沿阴道壁方向插入至后穹隆。

5. 冲洗时将冲洗头围绕子宫颈上下左右轻轻移动,或用窥阴器暴露宫颈,边转动窥阴器边冲洗,直至冲净后将窥阴器取下。

6. 当灌洗液剩 100ml 时,夹紧橡皮管取出灌洗头及窥阴器,再冲洗一遍外阴。

7. 扶患者坐在便盆上,使阴道内残留液体流出,干棉球擦干。

8. 撤去用物,协助患者穿好衣裤,整理床单位及用物。交代注意事项,洗手并记录。

【护理要点】

1. 术前告知患者阴道冲洗的目的、方法及配合要点。

2. 灌洗筒距离床面不得超过 70cm,以免压力过大,使冲洗液或污物进入子宫腔。

3. 冲洗液温度以 41~43℃ 为宜。温度过高可能烫伤阴道黏膜,温度过低可引起患者不适。

4. 冲洗动作宜轻柔,冲洗头不能插入过深,以免损伤阴道壁或宫颈组织。

5. 术后指导患者保持会阴清洁卫生,预防感染。

6. 月经期或不规则阴道流血者、宫颈有活动性出血者、妊娠期及产褥期妇女禁忌冲洗。

第四节　会阴湿热敷

会阴湿热敷的目的是改善局部血液循环,增强局部白细胞的吞噬功能,提高组织活力,有利于脓肿局限和吸收;促进局部组织生长和修复,消炎、消肿、止痛、促进伤口愈合。

【适应证】

会阴水肿、血肿吸收期;伤口硬结及早期感染者。

【操作前准备】

(1)用物:治疗盘 1 个、弯盘 1 个、镊子 2 把、无菌治疗碗 2 个、带盖敷料缸 2 个、手套 1 副、橡胶单和治疗巾或一次性臀垫、执行单。

(2)常用药物:0.5％碘伏、医用凡士林、煮沸的生理盐水或 50％硫酸镁。

(3)热源准备:热水袋或红外线灯。

(4)实训媒体:多媒体资料、妇科检查模型。

【操作步骤】

1. 备齐并检查物品,携带用物至床旁,做好核对解释工作,告知会阴湿热敷的目的及配合要点。

2. 嘱患者排尿,屏风遮挡。

3. 铺好一次性垫单,协助患者上检查床,取截石位,双膝屈曲向外分开,脱去近侧裤腿,穿上备用裤套,暴露会阴部。铺一次性臀垫于臀下。

4. 先行会阴擦洗,清洁外阴污垢,干纱布擦干。热敷部位覆盖凡士林纱布后再轻轻敷上热敷纱布,外盖棉布垫保温,热水袋放在棉垫外或用红外线灯照射,距离 20cm。一般每 3~5 分钟更换热敷棉垫 1 次,红外线灯照射者适当延长更换敷料时间。

5. 热敷完毕,更换清洁会阴垫,撤去用物。

6. 协助患者穿好衣裤,整理床单位,交代注意事项并洗手记录。

【护理要点】

1. 湿热敷的温度一般为 41~48℃。热敷时注意患者的反应,对休克、昏迷、术后皮肤感觉不灵敏者,应密切观察皮肤颜色,警惕烫伤。

2. 每次热敷的面积不超过病灶范围的 2 倍。

第五节 坐 浴

坐浴可借助水温和药物作用以促进局部血液循环,增强局部抵抗力,减轻炎症和疼痛,使创面清洁,有利于组织恢复。常作为各种外阴、阴道炎症的辅助治疗手段和外阴阴道手术前的准备。

【适应证】

特异性和非特异性外阴、阴道炎症,如老年性阴道炎,滴虫性、假丝酵母菌性、支原体性、衣原体性阴道炎和外阴炎;子宫脱垂、会阴切口愈合不良的辅助治疗;阴式子宫切除术前。

【操作前准备】

(1)用物:坐浴盆1个、30cm高坐浴架1个、无菌大纱布2块。

(2)常用药物:老年性阴道炎常用0.5‰~1‰乳酸溶液;滴虫性阴道炎常用1‰乳酸或1:5000高锰酸钾溶液;阴道假丝酵母菌性阴道炎常用2%~4%碳酸氢钠溶液;其他常备1:5000高锰酸钾溶液、0.2‰碘伏溶液、中成药如洁尔阴洗剂等(41~43℃温热坐浴液2000ml)。

(3)实训媒体:多媒体资料。

【操作步骤】

1. 备齐并检查物品,携带用物至床旁,做好核对解释工作,告知坐浴的目的,指导患者配合。

2. 嘱患者排尿,屏风遮挡。

3. 将坐浴盆置于坐浴架上,放置稳妥,检查水温,嘱患者将全臀及外阴浸泡在坐浴液中,一般持续约20分钟,适当加入热液以维持水温。

4. 坐浴完毕,无菌纱布蘸干外阴,撤去用物。

5. 协助患者穿好衣裤,交代注意事项并记录。

【护理要点】

1. 术前告知坐浴的目的、方法及配合要点。

2. 坐浴溶液严格按比例配制,以免浓度过高造成皮肤黏膜烧伤,或浓度过低影响治疗效果。

3. 坐浴水温以41~43℃为宜,避免水温过高烫伤皮肤和黏膜,温度过低引起患者不适。同时注意室温和保暖,防止受凉。

4. 坐浴时将臀部与外阴全部浸泡在药液中。

5. 术后指导患者保持会阴清洁卫生,预防感染。

6. 月经期或不规则阴道流血者、妊娠期及产褥期7日内禁忌坐浴。

第六节 阴道与宫颈上药

阴道与宫颈上药可治疗阴道与宫颈炎症。常用于慢性宫颈炎、阴道炎的局部治疗和手术后阴道残端炎症的治疗。

【适应证】

各种急、慢性阴道炎和慢性子宫颈炎。

【操作前准备】

(1)用物:治疗盘1个、窥阴器1个、长/短镊子各1把、消毒敷料缸2个(分别内盛带线大棉球、消毒大棉球)、消毒长棉签、弯盘、一次性臀垫。

(2)常用药物:根据医嘱准备治疗药物如甲硝唑片、硝酸银溶液、甲紫、克霉唑软膏等。

(3)实训媒体:多媒体资料、妇科检查模型。

【操作步骤】

1. 备齐并检查物品,携带用物至床旁,做好核对解释工作,告知上药的目的,指导患者配合。

2. 嘱患者排尿,屏风遮挡。

3. 铺好一次性垫单,协助患者上检查床,取屈膝仰卧位,双膝屈曲向外分开,脱去近侧裤腿,穿上备用裤套,暴露会阴部。铺一次性臀垫于臀下。弯盘置于两腿之间。

4. 阴道准备 先作阴道擦洗(不违反操作要求前提下)、用窥阴器暴露宫颈,用长棉签拭净分泌物,污物弃于弯盘内。

5. 根据不同剂型药物分别选用涂擦法、喷撒法或纳入法。①涂擦法:长棉签蘸取药液、均匀涂抹在宫颈或阴道病变处。②喷撒法:药粉撒于带线大棉球上、暴露宫颈后将棉球顶塞于宫颈部、然后退出窥阴器、线尾留在阴道口外。③纳入法:凡栓剂、片剂、丸剂可由操作者戴手套后直按放于后穹隆部,或将药片用带线大棉球顶塞于宫颈部,线尾留在阴道口外。④患者自己放入药片法:临睡前洗净双手,分开阴唇、用手指将药片沿阴道后壁向下向后推至深处。

6. 协助患者整理衣物、床铺及用物。交代注意事项,洗手并记录。

【护理要点】

1. 术前告知上药的方法有:涂擦法、喷撒法、纳入法。

2. 将药液均匀抹在子宫颈或阴道病变处。

3. 涂布腐蚀性药物前用纱布或棉球垫于阴道后壁或后穹隆,药物只涂宫颈病灶局部,避免灼伤阴道壁及正常组织。

4. 告知患者带线大棉球线尾留在阴道口外,12~24小时应及时取出来。

5. 用药期间禁止性生活。

6. 经期及阴道出血者不宜采用阴道给药。

7. 纳入法一般在临睡前或休息时上药,以免起床后脱出,影响治疗效果。

8. 术后指导患者保持会阴清洁卫生,按疗程规范用药,随意减少用药次数会降低疗效并产生耐药性。

9. 未婚妇女上药时禁用阴道窥器,可用长棉签涂擦。

(李德琴)

第二十二章　妇女保健与生殖健康

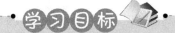
学习目标

1. 掌握妇女保健的服务范围、妇女各期保健及生殖健康定义。
2. 熟悉妇女劳动保护法规、妇女保健常用的统计指标。
3. 了解妇女保健的目的、意义、妇女保健工作的组织机构。

第一节　妇女保健概述

妇女保健是我国人民卫生事业的重要组成部分,妇女保健的宗旨是维护和促进妇女的身心健康。为实现人人享有充分的健康保障,护理人员应承担起相应的卫生保健工作任务。

(一) 妇女保健的目的和意义

妇女在现代社会和家庭中起着重要作用,肩负国家建设和生育下一代的双重任务。因此,做好妇女保健工作,保护妇女的身心健康关系下一代健康、家庭幸福,关系到我国整个民族素质的提高和计划生育基本国策的实施。妇女保健工作的目的在于通过积极的预防、普查和保健措施,做好妇女各期保健,以降低患病率,消灭和控制某些疾病及遗传病的发生,控制性传播疾病,促进妇女身心健康。在普及健康教育前提下,能享受满意和安全的性生活,知情选择并获得有效、安全的避孕方法,根据自己意愿选择是否生育及生育时间等。

(二) 妇女保健的服务范围

妇女保健的服务范围涵盖妇女的一生,包括身体保健和心理-社会方面的保健。

(三) 妇女保健工作的组织机构

1. 行政机构　各级卫生行政机构中均设有专门负责妇女保健工作组织。卫生部设妇幼卫生司,各省、市、自治区卫生厅(局)设妇幼卫生处,地、市卫生局设有妇幼卫生科,县卫生局设有妇幼保健所,区卫生院设妇幼保健组,工矿、企事业单位的卫生行政组织配有专职干部。各级行政机构既各司其职又受上一级领导。

2. 专业机构　妇女保健专业机构包括妇产医院,各级妇幼保健院、所、站等。这些机构均是防治结合的卫生事业单位,受同级卫生行政部门领导和上一级妇幼保健专业机构的业务指导。妇幼保健机构的日常业务工作,应包含临床和保健两部分,要逐步做到以临床为基础,将保健、医疗、科研、培训有机地结合起来。在省、市、县、乡、厂矿的各级各类医院的妇产科、保健科、医务室等还设有妇幼保健组,直接从事部分妇女保健工作。一些山区或边远的人口稀少、经济不发达地区,也可因地制宜地培训基层有文化的妇女干部、女教师,使她们掌握一些妇女保健知识,开展妇女保健工作。

3. 健全妇女保健网　这是开展妇女保健工作的必备条件。妇女保健网由三级组成:一级保健机构为区、县以下社区医院、乡卫生院妇幼保健组;二级妇幼保健机构为区、县级妇幼保健院及妇幼保健站;三级保健机构为省、市级的机构。各级之间有业务联系,上级机构有责任对下级机构进行人员培训和技术指导,下级机构有技术难题可向上级机构申请帮助。

(四) 妇女保健工作的方法

妇女保健工作是一个社会系统工程,要充分发挥各级妇幼保健机构和三级妇幼保健网的作用。应有计划地培训和继续教育,不断提高专业队伍的业务水平。在调研基础上,制定防治措施,做到保健与临床相结合,预防与治疗相结合,开展广泛的宣传教育,提高妇女的自我保健意识。为保障妇女儿童的合法权益,制定、健全相关的法律法规,并加强管理与监督。

第二节　妇女保健工作任务

妇女保健工作应以预防为主、保健为中心、基层为重点,密切结合临床,防治结合。开展以生殖健康为核心、贯穿人生整个过程的保健。维护和促进妇女身心健康,定期进行妇女常见病和多发病的普查普治。降低孕产妇及新生儿死亡率和伤残率,控制疾病及遗传病的发生,阻断性传播疾病播散,不断提高我国妇女的健康水平。具体包括以下几个方面。

(一) 加强妇女各期保健

做好青春期、月经期、孕期、分娩、产褥期等各期保健。

1. 青春期保健　青春期是指12～18岁之间的时期。此期是女性性器官和性心理逐渐发育的时期,青春期保健的目的是保护青春期发育的正常进展。其内容包括青春期卫生宣教、适当的性教育、心理辅导及此时期常见疾病的防治,要使青春期少女了解女性性器官的解剖、生理知识,认识月经是一种正常的生理现象,懂得如何正确保持心理健康及经期卫生,避免发生疾病。

2. 婚姻保健　为了能在婚后生活融洽、美满,应做好婚前检查,了解是否存在法律上规定的不宜结婚的某些疾病。对一些有遗传倾向的疾病,应说明情况,劝说不要结婚或婚后不要生育。教给青年男女一些性生活、生育与避孕的知识,双方共同做好计划生育。

3. 孕期保健　为了保护孕妇身心健康及胎儿正常发育,预防产科并发症,应做好孕期保健。孕期保健要从早孕开始,对孕妇进行有关优生优育相关知识宣教,加强产前检查,避免有害因素,自妊娠3个月开始,定期做产前检查,发现问题及时加以防治。对有遗传病家族史或异常分娩史者,应进行遗传咨询,以确定是否继续妊娠。妊娠期的心理状态分3个时期:较难耐受期、适应期和过度负荷期,常见的心理问题是焦虑,要及时进行心理咨询和心理疏导。

4. 产时保健　在分娩过程中,要密切观察产程,及时发现和处理异常情况,重点抓好

"五防"即:①防难产:严密观察产程,推广使用产程图,及时处理。②防感染:严格执行产房消毒隔离制度及无菌操作接产。③防产伤:严格执行产程处理常规,正确处理难产,掌握剖宫产指征。④防出血:积极做好产后出血的防治。⑤防窒息:防胎儿宫内窘迫,正确处理新生儿窒息,高危产妇要加强监护。分娩期产妇的心理问题是不适应分娩环境、焦虑紧张、恐惧及依赖心理。医护人员要耐心安慰产妇,提倡开展家庭式产室,有家人陪伴,消除产妇的焦虑和恐惧。

5. 产褥期保健 产褥期产妇应注意外阴部的清洁、饮食营养、睡眠、预防产后尿潴留。夏季室内注意通风,避免中暑。指导产妇做产褥期体操,产褥期禁止性生活。按时做产后检查并落实避孕措施。产褥期妇女常见心理问题是焦虑和产后抑郁症,影响产妇的恢复和母乳喂养,社区妇幼保健人员应及时了解产妇心理状况,协同家人进行心理疏导。

6. 哺乳期保健 哺乳期是指产后产妇用自己的乳汁喂养婴儿的时期,一般长 10 个月左右。由于母乳所含蛋白质、脂肪、碳水化合物的质和量均最适合婴儿消化吸收及需要,是婴儿最适宜的食物,应大力提倡母乳喂养。指导母乳喂养与哺乳期卫生,包括乳汁分泌因素、喂养方法及乳房护理等。

7. 围绝经期保健 绝大多数妇女可逐渐适应围绝经期生理改变,无需处理。部分妇女也可出现一系列主自神经功能紊乱的症状及心理障碍,影响工作、生活及个人身心健康。因此,应加强围绝经期的卫生知识宣教,解除顾虑,保持精神愉快,注意月经变化,保持外阴部清洁,定期进行妇科检查,如有异常,应及时就诊。

8. 老年期保健 国际老龄学会规定 60～65 岁为老龄前期,65 岁以上为老龄期。老年妇女由于生理上的巨大变化,易产生各种心理障碍,使她们容易患各种疾病。提高生活质量、健康长寿是老年期保健的重点。应注意:①保持生活规律,参加适当的文体活动,但要避免劳累,不宜长时间阅读、看电视等。鼓励她们根据个人体力和精力,继续从事力所能及的工作,适当参加社会活动。②饮食应以高蛋白、低脂肪、高维生素为宜,多吃蔬菜、水果,少吃含糖食物,以防体重增加和心血管疾病的发生。

(二) 开展妇女病普查普治

普查普治工作是一项群众性工作。有计划地深入到工厂、农村、社区进行宣传教育,定期进行妇科病普查普治,35 岁以上妇女每 1～2 年普查 1 次。及时发现、诊断和治疗常见病、多发病,是贯彻预防为主,提高妇女健康水平的主要措施。普查内容包括:内、外生殖器检查,乳房检查,宫颈刮片,阴道分泌物检查,必要时行活体组织检查,检查后应详细记录,及时治疗,并分析发病原因和规律,制定防治计划降低发病率。

(三) 提高产科质量、做好计划生育技术指导

妇女保健的质量反映一个国家的卫生保健水平,因此必须认真推行优生优育工作,开展遗传咨询服务,对出生缺陷、遗传病做到早诊断、早处理。开展围生期保健工作,使孕产妇得到系统管理,对胎儿生长发育状况及高危孕妇加强监护,防治妊娠并发症。提倡住院分娩,普及科学接生,正确处理产程,减少并发症的发生,提高新生儿窒息的抢救成功率,降低围生儿、孕产妇死亡率,防止和降低先天畸形和有遗传疾病的新生儿出生,以提高人口素质。积极开展计划生育技术咨询,普及节育知识,推广以避孕为主的综合节育措施,对育龄夫妇进行指导和实施安全有效的节育方法,降低人工流产手术率,努力提高节育手术质量,确保受术者的安全和健康。

（四）做好妇女劳动保护

随着我国经济建设的发展，女性参加社会劳动的人数与日俱增。为保护妇女在妊娠分娩过程中的安全及下一代的健康，我国政府根据妇女的生理特点，制定了一系列法律法规。现将有关内容简介如下：

1. 月经期 女职工在月经期不得从事装卸、搬运等重体力劳动及高处、低温、冷水、野外作业。

2. 孕期 孕期在劳动时间进行产前检查，可按劳动工时计算，不得加班、加点，妊娠满7个月后不得上夜班。不得在女职工孕期、产期、哺乳期降低工资或解除劳动合同。

3. 产期 女职工产假为90天，难产者增加产假15天，多胎生育每多生一个增加产假15天，女职工执行计划生育的可按本地区本部门规定延长产假等。

4. 哺乳期 哺乳时间为1年，每班工作应给予2次授乳时间，每次授乳时间单胎为30分钟，婴儿未满1周岁的女职工，不得安排上夜班。

5. 围绝经期 经医疗机构诊断为围绝经期综合征者治疗效果不佳，已不适应现有工作时，应暂时安排其他适宜的工作。

6. 其他 妇女应遵守国家计划生育法规，但也有不育的自由。女职工的劳动负荷，单人负重不得超过25kg，2人负重不超过50kg。

（五）注重妇女保健宣传

1. 加强领导 各级妇幼保健及医疗机构都应有专人负责妇幼保健宣传，同时又要调动基层工作人员做好宣传工作。

2. 宣传原则 应重视宣传教育的科学性和群众性，以科学道理深入浅出进行正面教育。对不科学的封建迷信思想应揭露其危害性，不提倡恐吓、夸大、强迫、命令等方法。

3. 宣传方式 通俗易懂，结合实际采用板报、图片、幻灯、录像、电视、电影、网络、展览会、文艺专场宣传等多种形式进行宣传。各级妇幼保健机构、医疗单位可设立咨询室和宣传栏，对就诊者进行宣教指导。

（六）培训妇幼卫生保健队伍

为适应妇幼保健事业的发展，需培训大批从事妇幼保健工作的专业人员和基层工作人员。各级妇幼保健机构都应有计划地定期对工作人员进行培训和继续教育，以不断提高他们的基础理论知识、技术操作水平和开展妇幼保健工作的能力。

第三节 妇女保健统计方法

妇女保健统计法是用统计数字评价妇女保健工作质量，并根据材料进行综合分析，为进一步制订工作计划和开展研究工作提供重要依据。统计时要求收集资料完整、准确可靠，数据分析要有科学性，各种定义及计算方法需统一标准。妇女保健常用的统计指标如下：

一、妇女病防治工作常用统计指标

1. 妇女病普查率＝期内（次）实查人数/期内（次）应查人数×100％

2. 妇女病患病率＝期内（次）患者数/期内（次）实查人数10万×10万

3. 妇女病治愈率＝患病治愈人数/患病总人数×100％

二、孕产期保健常用统计指标

1. 孕期保健统计指标

(1)产前检查覆盖率＝期内接受一次及以上孕期检查人数/期内孕妇总数×100%

(2)产后访视率＝期内产后访视产妇数/期内分娩的产妇总数×100%

(3)住院分娩率＝期内住院分娩产妇数/期内分娩的产妇总数×100%

2. 孕产期保健质量统计指标

(1)妊娠期高血压疾病发生率＝期内患者数/期内孕妇总数×100%

(2)高危孕妇发生率＝期内高危孕妇数/期内孕(产)妇总数×100%

(3)产后出血率＝期内产后出血产妇数/期内产妇总数×100%

(4)产褥感染率＝期内产褥感染产妇数/期内产妇总数×100%

3. 孕产期保健效果统计指标

(1)围生儿死亡率＝(孕28足周以上死胎、死产数＋出生后7日内新生儿死亡数)/(孕28足周以上死胎、死产数＋活产数)×1000‰

(2)孕产妇死亡率＝年内孕产妇死亡数/年内孕产妇总数10万×10万

(3)新生儿死亡率＝期内出生后28天内新生儿死亡数/期内活产数×1000‰

三、计划生育统计指标

1. 人口出生率＝某年出生人口数/该年平均人口数×1000‰

2. 人口死亡率＝某年死亡人数/该年平均人口数×1000‰

3. 人口自然增长率＝年内人口自然增长数/同年平均人口数×1000‰

4. 计划生育率＝年内符合计划生育的活产数/同年活产总数×1000‰

5. 节育率＝实施节育措施的已婚育龄夫妇任一方数/已婚育龄妇女数×100%

6. 绝育率＝男和女绝育数/已婚育龄妇女数×100%

第四节　生 殖 健 康

一、生殖健康的概述

1994年世界卫生组织正式提出了生殖健康的定义,同年9月在开罗召开的国际人口与发展大会,又将生殖健康写入"国际人口与发展会议行动纲领"。WHO给"生殖健康"定义为"在生命所有各个阶段的生殖功能和生命全过程中,身体、心理和社会适应的完好状态,而不仅仅没有疾病和虚弱"。生殖健康是以人为中心,把保护妇女健康提高到人权水平,以满足服务对象的需求为标准,通过增强妇女权利和提高妇女地位,最终达到降低死亡率和人口出生率的目标。

二、生殖健康的主要内容

生殖健康的主要内容包括:①人们能够有满意而且安全的性生活。②有生育能力。③可以自由地、负责任且不违反法律地决定生育时间和生育数目。④夫妇有权获知和获取他们所选定的安全、有效、可负担和能接受的计划生育措施。⑤有获得生殖健康服务的权利。⑥妇女能够安全地妊娠并生育健康的婴儿。

从生殖健康的定义和主要内容可看出,生殖健康不仅是生物医学领域,已扩大到社会科学的范畴。新的生殖健康概念涵盖了妇女生育安全、计划生育、性健康与性传播疾病预防、儿童生存与健康等多个方面,涉及生殖医学、内分泌学、妇产科、妇女保健、儿科、胚胎发育学、遗传学、流行病学,以及社会学、心理学、伦理学、法学等许多学科。生殖健康意味着要确保妇女在不同生理阶段健康、安全和幸福,保证儿童的生存及健康成长。生殖健康的基础是男女平等,人类健康特别是妇女权利是生殖健康的核心,生殖保健服务是实现生殖健康的手段,强调服务对象要求、参与、选择和责任是生殖健康的特点。生殖健康包括男女两方面,妇女始终是人类生育调节的主要承担者,我国育龄夫妇采用避孕措施中,女性比例约占85%,男性仅为15%。生育负担过多由妇女承担,而为妇女提供的服务远远不够,因此,在增进生殖健康的进程中,许多国际组织提出"以妇女为中心"。但是,生育责任应由男女双方承担,没有男性的参与,不强化男性的责任和义务,就不可能实现生殖健康以妇女为中心,也不可能真正实现整个人群的生殖健康。

三、影响生殖健康的因素

在社会生活中,婚姻与家庭观念、性与生育等行为影响着生殖生理和心理,妇女的婚育年龄与生殖健康也有着密切的关系。婚姻家庭对生殖健康的影响是通过家庭的不同生命周期、夫妻文化程度、人口变化以及家庭暴力产生的。其中文化水平起着至关重要的作用,女性的文化水平较高,自我保健意识较强,可保证家庭的营养状况,减少早婚早育,加强孕产期保健,科学照顾婴幼儿,做好家庭计划生育。妇女在社会及家庭的地位也直接影响着生殖健康,随着社会发展妇女地位和受教育水平提高,妇女健康意识增强,有权利参与生育活动的决定,妇女在妊娠、分娩过程中可获得优质保健服务,确保母婴安全,妇女在性生活与生育方面既能做到与男性平等,又有自主权,对社会也负有责任和义务。

影响生殖健康的因素还有众多,如疾病、遗传、环境、社会发展、文化、烟酒、毒品等。疾病占最重要的地位,如生殖系统的疾病:生殖器官炎症、肿瘤、发育异常、不育、性传播疾病等对生殖健康有很大影响。

四、生殖健康的状况及发展趋势

随着社会经济的发展,人类对生殖健康的需求在不断增大。虽然健康意识和健康保健得到很大提高,但与妇女有关的妊娠、分娩、避孕等健康问题仍普遍存在,而且由不安全性行为引发的非意愿妊娠、未成年人性行为、人工流产、生殖道感染、性传播疾病等迅速增加,特别是艾滋病在全球范围内的迅速蔓延,使得人类的生殖健康面临着前所未有的严重威胁。

我国的生殖健康状况在经过20多年的努力,已取得巨大的进步。1988年的中国生育抽样调查资料,已婚育龄妇女的节育率为71.10%。婴儿死亡率从20世纪50年代的122.3‰下降到80年代的39.3‰。生殖健康状况在城乡之间、不同地域、不同民族之间存在很大差异,经济发达、医疗条件完善的城市计划生育工作开展得较好,生殖健康状况明显好于农村,但未成年人妊娠、人工流产及性传播疾病也高于农村。贫困地区因医疗条件的限制,婴儿死亡率及孕产妇死亡率仍较高。此外,医疗保健服务部门在提供生殖健康和保健服务方面还存在很大的不足,还不能满足优质服务和规范服务的要求。

我国生殖健康领域的发展正转向以人为本、以人的全面发展为中心。生殖健康的服务人群正由非健康人群转向健康和亚健康人群。生殖健康的服务形式正由医疗服务转向预防、医疗相结合的服务形式。具体体现在实行和推广计划生育优质服务,提高男性参与计划生育的责任感和积极性,开展避孕方法的知情选择,建立健全基层社区医疗保健和技术服务的生殖健康综合服务网络,改善服务条件,规范服务标准,扩展服务领域,提高服务质量。注重特殊人群的生殖健康需求。加强生殖健康教育,充分利用计划生育服务网络开展性传播性疾病的预防宣传。

随着社会经济的发展,生殖健康服务领域必须向提供全方位的生殖保健优质服务方面过渡,如提高妇女地位、提供生殖保健服务、实施优生优育、提高性生活安全与质量、防治性传播疾病等,逐步提高人口质量,实现人口与经济、社会、资源和环境相互协调的可持续发展。国际人口与发展大会《行动纲领》提出的,所有国家应尽早不迟于 2015 年通过初级保健制度,为年龄适合的所有人提供生殖保健,即 2015 年人人享有生殖保健。为此加大生殖健康宣传,扩展生殖保健的服务范围,提高生殖保健的水平十分必要。

五、护理人员在生殖健康中的作用

生殖健康包括了人类一生各个年龄阶段的保健,涉及社会、经济、心理、环境、人权、法律、伦理等多个相关领域。要促进和改善生殖健康,就必须提供贯穿其整个生命周期各阶段的优质生殖保健,满足人类各个不同时期的生殖健康需求各种最广泛的信息、技术和服务。因此,护理人员应熟悉各个学科的相关知识以及护理理论,在临床护理、社区保健、卫生宣教等方面发挥多元化的作用。通过护理人员的优质服务,为人们提供生殖健康知识和技能、生育健康婴儿及科学育儿知识、围生期保健教育和服务、简明实用的计划生育方法,提供性传播疾病及相关疾病的防治知识。

在社区保健工作中,护理人员可通过宣传手册、讲座、板报、定期家庭访视等形式,向妇女及其家庭进行生殖健康指导,使她们认识到婚姻家庭、性生活、生育、文化水平等直接影响生殖健康。

实现 WHO 提出的"2015 年人人享有生殖健康"的国际卫生目标是我们现阶段的主要任务。确保妇女在整个生命周期的不同生理阶段健康、安全和幸福,保证儿童的生存及健康成长是生殖健康赋予我们的责任。护理人员应以人的生殖健康为中心,开展从身体到心理、从医院到家庭、从群体到个人的多种多样的全方位的优质服务,为保证人类的健康与幸福做出应有贡献。

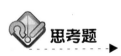 **思考题**

1. 万同学,14 岁,3 天前出现初潮,很紧张,不知该怎么做。你该如何对她进行健康指导呢?
2. 段姓夫妇,结婚 1 年,准备生育,想了解如何才能优生,生育后有哪些避孕方法可选择。你该如何为他们做生殖健康指导呢?

(闪玉章)

妇产科护理学教学大纲（参考）

（供五年一贯制护理学专业用）

一、课程任务

妇产科护理学是护理学专业的一门主干课程，是研究妇女在妊娠期、分娩期、产褥期、非孕期，胎儿、新生儿的生理、病理、心理、社会变化及优生优育、妇女保健等综合性内容。通过学习和实践，使学生具备本专业所必需的妇产科护理的专业知识和职业技能，运用护理程序对现存和潜在的健康问题实施整体护理。本课程的主要任务是使学生树立"以人的健康为中心"的现代护理理念，运用妇产科护理学的知识和技能，按照护理程序为孕产妇和患者提供促进身心健康的服务。培养学生成为高素质的妇产科护理专门人才，并为适应职业变化和继续学习奠定坚实基础。

二、课程目标

1. 掌握妇产科护理的基本理论、基本知识及相关知识。
2. 掌握正常孕妇、产妇、新生儿及妇产科常见疾病患者的护理评估、护理诊断及护理措施。
3. 熟悉异常胎儿、新生儿监护的基本知识和护理措施。
4. 熟悉计划生育的基本知识，掌握其适应证、禁忌证和护理措施。
5. 熟悉妇女五期保健、生殖健康等概念、意义及内容。
6. 能制定并实施妇产科护理相应的护理计划并进行评价。
7. 能对妇产科危重患者进行初步应急处理并配合医生进行抢救。
8. 能熟练进行妇产科常用护理技术操作。
9. 能向个体、家庭及社区提供生殖保健服务及进行生殖健康指导和教育。
10. 培养学生具有科学严谨的工作态度、良好的职业道德和人文关怀精神。

三、教学时间安排

单元	学时		
	理论	实践	总学时
一、女性生殖系统解剖	1	1	2
二、女性生殖系统生理及经期保健护理	3		3
三、正常妊娠孕妇的护理	2	4	6
四、正常分娩产妇的护理	3	4	7

续表

单元	学时		
	理论	实践	总学时
五、正常新生儿护理		3	3
六、正常产褥期产妇的护理	1	1	2
七、异常妊娠孕妇的护理	6	2	8
八、妊娠合并症孕产妇的护理	2	1	3
九、异常分娩产妇的护理	3	2	5
十、分娩期并发症产妇的护理	3	2	5
十一、异常产褥产妇的护理	2		2
十二、异常胎儿及新生儿的护理	1	2	3
十三、妇科护理病史采集及检查配合	2	2	4
十四、妇产科常用手术配合及护理	3	3	6
十五、女性生殖系统炎症患者的护理	4	2	6
十六、妇科肿瘤患者的护理	3	2	5
十七、妊娠滋养细胞疾病患者的护理	2	1	3
十八、女性生殖内分泌疾病患者的护理	3	1	4
十九、女性生殖系统其他疾病患者的护理	2	1	3
二十、计划生育妇女的护理	2	3	5
二十一、妇产科护理操作技术		2	2
二十二、妇女保健与生殖健康	2	1	3
合计	50	40	90

四、教学内容和要求

单元	教学内容	教学要求	教学活动参考	参考学时	
				理论	实践
一、女性生殖系统解剖	（一）女性骨盆		理论讲授	1	
	1. 女性骨盆的组成与分界	掌握	多媒体演示		
	2. 骨盆各平面及其径线	熟悉	讨论		
	3. 骨盆轴与骨盆倾斜度	了解	示教		
	（二）女性内、外生殖器及邻近器官				
	1. 外生殖器	掌握			
	2. 内生殖器	掌握			
	3. 邻近器官	熟悉			
	（三）女性骨盆底	了解			
	实践1:女性生殖系统解剖		技能实践		1

单元	教学内容	教学要求	教学活动参考	参考学时	
				理论	实践
	(1)女性骨盆结构、分界及各平面的形态及径线	熟练掌握			
	(2)外生殖器解剖	熟练掌握			
	(3)内生殖器解剖与邻近器官	学会			
二、女性生殖系统生理及经期保健护理	(一)女性一生各阶段的生理特点	熟悉	理论讲授	3	
	(二)卵巢的周期性变化与功能	掌握	多媒体演示		
	(三)月经及月经期保健护理	掌握	讨论		
	(四)月经周期的调节	了解	示教		
三、正常妊娠孕妇的护理	(一)妊娠生理		理论讲授	2	
	1. 受精及受精卵的发育与植入	了解	多媒体演示		
	2. 胎儿附属物的形成及其功能	熟悉	案例分析		
	3. 胎儿发育及生理特点	熟悉	讨论		
	4. 妊娠期母体的变化	熟悉	示教		
	(二)妊娠的临床表现				
	1. 早期妊娠	掌握			
	2. 中、晚期妊娠	掌握			
	3. 胎产式、胎先露、胎方位	熟悉			
	(三)正常妊娠孕妇的健康指导				
	1. 孕妇的监护和管理	掌握			
	2. 评估胎儿健康的技术	熟悉			
	3. 妊娠期营养与合理用药	熟悉			
	(四)正常妊娠孕妇的护理				
	1. 护理评估、护理措施	掌握			
	2. 护理诊断	熟悉			
	3. 护理目标、护理评价	了解			
	实践2:产前检查		技能实践		4
	(1)足月胎头的结构及径线、囟门、颅缝	熟练掌握			
	(2)腹部四步触诊	熟练掌握			
	(3)骨盆外测量	熟练掌握			
	(4)胎儿电子监护仪使用	学会			
四、正常分娩产妇的护理	(一)分娩区的环境布局和管理	了解	理论讲授	3	
	(二)决定和影响分娩的因素	掌握	多媒体演示		
	(三)枕左前位分娩机制	熟悉	案例分析		
	(四)临产诊断与产程分期		讨论		

单元	教学内容	教学要求	教学活动参考	参考学时 理论	参考学时 实践
	1. 先兆临产	掌握	示教		
	2. 临产诊断	掌握			
	3. 产程分期	掌握			
	(五)分娩的临床经过及护理				
	1. 临床经过、护理评估、护理措施	掌握			
	2. 护理诊断	熟悉			
	3. 护理目标和护理评价	了解			
	(六)分娩镇痛	了解			
	实践3:正常分娩的护理	熟练掌握	技能实践		4
五、正常新生儿护理	(一)母乳喂养		理论讲授		
	1. 母乳喂养的优点	熟悉	多媒体演示		
	2. 母乳喂养的方法	掌握	讨论		
	3. 母乳喂养异常情况的护理	掌握	示教		
	(二)新生儿沐浴(游泳)				
	1. 新生儿沐浴的方法	掌握			
	2. 新生儿沐浴的护理	掌握			
	(三)新生儿抚触				
	1. 新生儿抚触的优点	了解			
	2. 新生儿抚触的方法	熟悉			
	3. 新生儿抚触的护理	熟悉			
	实践4:		技能实践		3
	(1)母乳喂养	熟练掌握			
	(2)新生儿沐浴				
	(3)新生儿抚触	学会			
六、正常产褥期产妇的护理	(一)产褥期的临床表现		理论讲授	1	1
	1. 产褥期产妇的生理变化	熟悉	多媒体演示		
	2. 产褥期产妇的心理调适	了解	案例分析		
	(二)正常产褥期产妇的护理		讨论		
	1. 护理评估、护理诊断、护理措施	掌握			
	2. 护理目标、护理评价	了解			
七、异常妊娠孕妇的护理	(一)妊娠早期出血性疾病的护理		理论讲授	6	
	1. 概念、临床表现、护理诊断、护理措施	掌握	多媒体演示		
	2. 病因、病理、实验室及辅助检查方法、治疗要点	熟悉	案例分析 讨论		
	3. 护理目标、护理评价	了解			

单元	教学内容	教学要求	教学活动参考	参考学时	
				理论	实践
	（二）妊娠高血压疾病的护理				
	1. 概念、临床表现及分型、护理诊断及护理措施	掌握			
	2. 病因、病理、治疗要点	熟悉			
	3. 实验室及辅助检查方法、护理目标及护理评价	了解			
	（三）妊娠晚期出血性疾病的护理				
	1. 概念、临床表现、护理诊断及护理措施	掌握			
	2. 病因、病理、治疗要点及主要的实验室及辅助检查	熟悉			
	3. 护理目标及护理评价	了解			
	（四）其他异常妊娠的护理（早产、过期妊娠、羊水过多、双胎妊娠）				
	1. 概念、临床表现、护理诊断及护理措施	熟悉			
	2. 病因及治疗要点	了解			
	（五）高危妊娠孕妇的护理				
	1. 概念及护理措施	熟悉			
	2. 护理评估及护理诊断	了解			
八、妊娠合并症孕产妇的护理	（一）妊娠合并心脏病孕产妇的护理		理论讲授 多媒体演示 案例分析 讨论 临床见习	2	
	1. 护理评估、护理诊断、护理措施	掌握			
	2. 妊娠期、分娩期、产褥期与心脏病的相互影响	熟悉			
	3. 护理目标、护理评价	了解			
	（二）妊娠合并病毒性肝炎孕产妇的护理				
	1. 护理评估、护理诊断、护理措施	掌握			
	2. 对孕妇、胎儿及新生儿的影响	熟悉			
	3. 护理目标、护理评价	了解			
	（三）妊娠合并糖尿病孕产妇的护理				
	1. 护理评估、护理诊断、护理措施	掌握			
	2. 护理目标、护理评价	了解			
	（四）妊娠合并贫血孕产妇的护理	熟悉			
	实践5：异常妊娠及妊娠合并症的护理		技能实践		3
	（1）自然流产、异位妊娠、妊娠高血压疾病、前置胎盘、胎盘早剥	熟练掌握			
	（2）妊娠合并心脏病、妊娠合并糖尿病	熟练掌握			

单元	教学内容	教学要求	教学活动参考	参考学时	
				理论	实践
九、异常分娩产妇的护理	(一)产力异常产妇的护理		理论讲授	3	
	1. 子宫收缩乏力		多媒体演示		
	(1)护理评估、护理诊断和护理措施	掌握	案例分析		
	(2)护理目标和护理评价	了解	讨论		
	2. 子宫收缩过强		示教		
	(1)护理评估、护理诊断和护理措施	熟悉			
	(2)护理目标和护理评价	了解			
	(二)产道异常产妇的护理				
	1. 骨产道异常	熟悉			
	2. 软产道异常	了解			
	(三)胎位异常产妇的护理	熟悉			
	(四)巨大胎儿与胎儿畸形产妇的护理				
	1. 巨大胎儿	熟悉			
	2. 胎儿畸形	了解			
	实践6:异常分娩的护理		技能实践		2
	(1)子宫收缩乏力的护理	熟练掌握			
	(2)协助医生进行胎位异常的处理	学会			
十、分娩期并发症产妇的护理	(一)胎膜早破产妇的护理		理论讲授	3	
	1. 概念、常见护理诊断、护理措施	掌握	多媒体演示		
	2. 病因、临床表现、防治要点	熟悉	案例分析		
	(二)产后出血产妇的护理		讨论		
	1. 概念、病因、临床表现、防治要点、常见护理诊断、护理措施	掌握	临床见习		
	2. 护理目标、护理评价	了解			
	(三)子宫破裂产妇的护理				
	1. 概念、常见护理诊断、护理措施	掌握			
	2. 病因、临床表现、防治要点	熟悉			
	(四)羊水栓塞产妇的护理				
	1. 概念、常见护理诊断、护理措施	掌握			
	2. 病因、临床表现、防治要点	熟悉			
	3. 护理目标、护理评价	了解			
	(五)脐带异常产妇的护理	了解			
	实践7:产后出血的护理	熟练掌握	技能实践		2
十一、异常产褥产妇的护理	(一)产褥感染产妇的护理		理论讲授	2	
	1. 概念、临床表现和治疗要点、护理诊断	熟悉	多媒体演示		

单元	教学内容	教学要求	教学活动参考	参考学时	
				理论	实践
	2. 病因、实验室及其他辅助检查、护理目标、护理评价	了解	案例分析讨论		
	3. 护理措施	掌握			
	(二)晚期产后出血产妇的护理				
	1. 概念、临床表现和治疗要点、护理诊断	熟悉			
	2. 病因,实验室及其他辅助检查、护理目标、护理评价	了解			
	3. 护理措施	掌握			
	(三)产后抑郁症产妇的护理	了解			
十二、异常胎儿及新生儿的护理	(一)胎儿窘迫、新生儿窒息的护理		理论讲授	1	
	1. 临床表现、常见护理诊断及护理措施	掌握	多媒体演示		
	2. 概念、病因病理及治疗要点	熟悉	案例分析		
	3. 护理目标、护理评价	了解	讨论		
	(二)新生儿产伤的护理	了解	示教		
	实践8:新生儿窒息的抢救	熟练掌握	技能实践		2
十三、妇科护理病史采集及检查配合	(一)妇科护理病史采集			2	
	1. 病史采集方法	掌握			
	2. 妇科病史内容	掌握	理论讲授		
	(二)身体-心理-社会评估		多媒体演示		
	1. 身体评估及检查配合		案例分析		
	(1)全身检查	了解	讨论		
	(2)腹部检查	了解	示教		
	(3)妇科检查				
	1)护理配合、注意事项	掌握			
	2)检查方法、检查结果记录	熟悉			
	2. 妇科常用特殊检查及护理配合				
	(1)目的、护理配合	熟悉			
	(2)方法	了解			
	3. 心理-社会评估	了解			
	(三)妇科门诊及病区的护理管理	了解			
	实践9:妇科检查及特殊检查的配合与护理	熟练掌握	技能实践		2
十四、妇产科常用手术配合及护理	(一)产科常用手术配合及护理		理论讲授	3	
	1. 会阴切开缝合术、胎头吸引术		多媒体演示		

续表

单元	教学内容	教学要求	教学活动参考	参考学时 理论	参考学时 实践
	（1）适应证、操作方法	熟悉	示教		
	（2）护理要点	掌握			
	2. 产钳术、人工剥离胎盘术				
	（1）适应证、操作方法	了解			
	（2）护理要点	掌握			
	3. 臀牵引术	了解			
	4. 剖宫产术				
	（1）适应证	熟悉			
	（2）操作方法	了解			
	（3）护理要点	掌握			
	（二）妇科腹部手术配合及护理	掌握			
	（三）外阴、阴道手术配合及护理	熟悉			
	实践10：妇产科常用手术的配合及护理		技能实践		3
	（1）配合医生进行会阴切开缝合术	熟练掌握			
	（2）配合医生进行阴道助产术	熟练掌握			
	（3）配合医生进行人工胎盘剥离术	熟练掌握			
	（4）配合医生进行剖宫产术	学会			
十五、女性生殖系统炎症患者的护理	（一）概述		理论讲授多媒体演示案例分析讨论	4	
	1. 传播方式和防治要点	熟悉			
	2. 女性生殖器官自然防御功能	了解			
	（二）外阴部炎症患者的护理				
	1. 病因、临床表现、辅助检查及治疗要点	熟悉			
	2. 护理诊断和护理措施	掌握			
	（三）阴道炎患者的护理				
	1. 病因、临床表现	熟悉			
	2. 护理诊断和护理措施	掌握			
	3. 辅助检查及治疗要点、护理目标、护理评价	了解			
	（四）子宫颈炎患者的护理				
	1. 病因、辅助检查及治疗要点	熟悉			
	2. 病理类型、临床表现、常见护理诊断和护理措施	掌握			
	3. 护理目标、护理评价	了解			
	（五）盆腔炎患者的护理				

单元	教学内容	教学要求	教学活动参考	参考学时	
				理论	实践
	1. 病因、病理、临床表现	熟悉			
	2. 护理诊断和护理措施	掌握			
	3. 辅助检查及治疗要点、护理目标、护理评价	了解			
	（六）性传播疾病患者的护理				
	1. 病因、感染途径、病理、临床表现及对母儿的影响	熟悉			
	2. 护理诊断和护理措施	掌握			
	3. 辅助检查及治疗要点	了解			
十六、女性生殖系统肿瘤患者的护理	（一）外阴癌	了解	理论讲授 多媒体演示 案例分析 讨论	3	
	（二）宫颈癌、子宫肌瘤、子宫内膜癌和卵巢肿瘤				
	1. 病理特点和恶性肿瘤的转移途径	熟悉			
	2. 护理评估、护理诊断和护理措施	掌握			
	3. 护理目标和护理评价	了解			
十七、妊娠滋养细胞疾病患者的护理	（一）葡萄胎、侵蚀性葡萄胎和绒毛膜癌		理论讲授 多媒体演示 案例分析 讨论	2	
	1. 护理评估、护理诊断和护理措施	掌握			
	2. 病理特点、护理目标和护理评价	了解			
	（二）化疗患者的护理	熟悉			
十八、女性生殖内分泌疾病患者的护理	（一）功能失调性子宫出血		理论讲授 案例分析 讨论	3	
	1. 概念、常见护理诊断和护理措施	掌握			
	2. 临床表现和治疗要点	熟悉			
	3. 病因、分类、护理目标、护理评价	了解			
	（二）闭经、痛经、围绝经期综合征				
	1. 概念、常见护理诊断和护理措施	掌握			
	2. 临床表现和治疗要点	熟悉			
	3. 病因、分类	了解			
	实践11：生殖系统炎症、肿瘤、滋养细胞疾病、生殖内分泌疾病患者的护理	熟练掌握	技能实践		6
十九、妇科其他疾病患者的护理	（一）子宫内膜异位症患者的护理		理论讲授 多媒体演示 案例分析	2	1
	1. 定义、护理评估、常见护理诊断和护理措施	掌握			
	2. 病因、病理、护理目标、护理评价	了解			
	3. 防治要点	熟悉			

续表

单元	教学内容	教学要求	教学活动参考	参考学时 理论	参考学时 实践
	(二)子宫脱垂患者的护理				
	1.定义、护理评估、常见护理诊断和护理措施	掌握			
	2.防治要点	熟悉			
	3.子宫托的使用方法、护理目标、护理评价	了解			
	(三)不孕症及辅助生殖技术				
	1.不孕症				
	(1)定义、护理评估、常见护理诊断和护理措施	掌握			
	(2)辅助检查方法、治疗要点	熟悉			
	(3)病因	了解			
	2.辅助生殖技术	了解			
二十、计划生育妇女的护理	(一)常用避孕方法及护理		理论讲授 多媒体演示 案例分析 示教	2	
	1.避孕原理	了解			
	2.方法及护理措施	掌握			
	(二)女性绝育方法及护理	了解			
	(三)人工终止妊娠方法及护理				
	1.适应证、禁忌证、方法、副反应及并发症、护理措施	熟悉			
	2.操作步骤	了解			
	实践12:计划生育手术配合及护理	熟练掌握	技能实践		3
二十一、妇产科护理操作技术	(一)妇产科护理操作技术的目的和适应证、护理要点	掌握	理论讲授 多媒体演示 示教		
	(二)妇产科护理操作技术的操作流程、注意事项	熟悉			
	实践13:会阴擦洗、会阴湿热敷、阴道及宫颈上药、坐浴、阴道灌洗	熟练掌握	技能实践		2
二十二、妇女保健与生殖健康	(一)妇女保健概述		理论讲授 多媒体演示 讨论	2	1
	1.目的、意义、方法	熟悉			
	2.服务范围	掌握			
	3.组织机构	了解			
	(二)妇女保健工作任务				
	1.各期保健	掌握			
	2.妇女劳动保护法规	熟悉			
	(三)妇女保健统计方法	熟悉			

续表

单元	教学内容	教学要求	教学活动参考	参考学时	
				理论	实践
	（四）生殖健康				
	1. 定义	掌握			
	2. 主要内容、影响因素	熟悉			
	3. 护理人员在生殖健康中的作用	熟悉			

五、大 纲 说 明

（一）本教学大纲为五年制高等护理学专业《妇产科护理学》教学使用。课程总学时为90学时,其中理论教学50学时,实践教学40学时,计5学分。

（二）理论知识的教学要求分为掌握、熟悉、了解3个层次。"掌握"指对所学知识有较深刻的认识,能综合分析并解决临床护理实际问题;"熟悉"指对所学知识基本掌握;"了解"指对所学知识能理解并记忆。实践知识的教学要求为熟练掌握、学会2个层次。"熟练掌握"指能娴熟地进行操作或实践,并能运用护理程序对患者实施整体护理。"学会"指在教师的指导下,能够正确进行各项实践操作。

（三）教学建议

1. 本课程的教学应重视理论知识和实践操作相结合。在教学中,注重以学生为主体,以启发性教学为指导思想,充分调动学生的主观能动性和学习的积极性。积极采用现代化多媒体教学手段,加强直观教学,增加学生的感性认识,并及时补充临床新知识、新内容,提高学生的学习兴趣。根据实际教学情况,积极探索教学方法、方式的改革。实践教学应充分调动学生学习的主动性及积极性,训练学生人际沟通能力并进行临床护理问题处理的能力,培养人文关怀及团结协作的精神,注重专业素质和技能的培养。

2. 学生的知识水平及能力水平,应通过小组讨论表现、提问、课堂小测验、实践课表现、考试等多种形式综合考评。

3. 本大纲供护理学专业使用,在授课过程中,可根据实际情况详略、取舍教学内容。

中英文名词对照索引

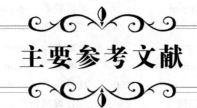

主要参考文献

1. 任新贞.妇产科护理学.北京:人民卫生出版社,2008

2. 乐杰.妇产科学.第7版.北京:人民卫生出版社,2008

3. 郑修霞.妇产科护理学.第4版.北京:人民卫生出版社,2010

4. 夏海鸥.妇产科护理学.第2版.北京:人民卫生出版社,2008

5. 魏碧蓉.高级助产学.第2版.北京:人民卫生出版社,2009

6. 刘文娜.妇产科护理学.第2版.北京:人民卫生出版社,2010

7. 薛花,程瑞峰.产科学及护理.第2版.北京:人民卫生出版社,2008

8. 全国护士执业资格考试用书编写专家委员会.2011全国护士执业资格考试指导.北京:人民卫生出版社,2011

9. 王志瑶.妇产科学.北京:人民卫生出版社,2003

10. 尤黎明.内科护理学.第4版.北京:人民卫生出版社,2006

11. 金中杰.内科护理.第2版.北京:人民卫生出版社,2008

12. 王临红.生殖健康.北京:中国协和医科大学出版社,2005